E-Book inside

Mit dem Kauf dieses Buchs erhalten Sie das zugehörige E-Book gratis. Sie können dabei aus drei Dateiformaten wählen: EPUB (gängiges Format für E-Reader und Tablets), PDF (für PC und Laptop) oder MOBI (für den Amazon Kindle). So kommen Sie an Ihr kostenloses E-Book:

Rufen Sie im Internet diese Website auf:
↗ http://www.junfermann.de/ebook-inside

Geben Sie den unten stehenden Code in das dafür vorgesehene Feld ein und klicken Sie → Code einlösen. Nach Eingabe Ihrer E-Mail-Adresse und Auswahl des E-Book-Formats erhalten Sie sofort einen Download-Link für das gewünschte E-Book an Ihre E-Mail-Adresse.

Bitte beachten Sie, dass der Code für Sie personalisiert wird und nur einmal gültig ist. Die Datei müssen Sie zunächst auf Ihrem Computer speichern, bevor Sie sie auf ein mobiles Endgerät überspielen können.

VHW73IGI

Rudolf Sanders

Die Partnerschule

Paartherapie im Integrativen Verfahren

www.junfermann.de

blogweise.junfermann.de

www.facebook.com/junfermann

twitter.com/junfermann

www.youtube.com/user/Junfermann

www.instagram.com/junfermannverlag

RUDOLF SANDERS

DIE PARTNERSCHULE

PAARTHERAPIE IM INTEGRATIVEN VERFAHREN

Mit einem Vorwort von Katharina Klees

Junfermann Verlag
Paderborn
2022

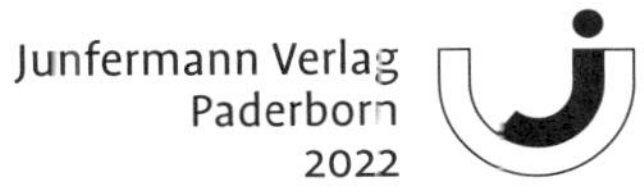

Coverfoto © Lya_Cattel – iStock

Covergestaltung / Reihenentwurf JUNFERMANN Druck & Service GmbH & Co. KG, Paderborn

Satz & Layout JUNFERMANN Druck & Service GmbH & Co. KG, Paderborn

Bibliografische Information der Deutschen Nationalbibliothek

Die Deutsche Nationalbibliothek verzeichnet diese Publikation in der Deutschen Nationalbibliografie; detaillierte bibliografische Daten sind im Internet über http://dnb.d-nb.de abrufbar.

ISBN 978-3-7495-0269-1
Dieses Buch erscheint parallel als E-Book.
ISBN 978-3-7495-0270-7 (EPUB), 978-3-7495-0272-1 (PDF),
ISBN 978-3-7495-0271-4 (EPUB für Kindle).

Inhalt

Vorwort von Katharina Klees

Dieses Buch ist die Fortführung und zugleich die Konkretisierung der Eheberatung und Paartherapie der Partnerschule, hier für die Begleitung einzelner Paare. Das zentrale Anliegen der Partnerschule ist die Verbesserung der konkreten Lebenssituation von Paaren, damit Liebende im Augenblick des Chaos wieder zueinander finden.

Dr. Rudolf Sanders ist der Begründer der Partnerschule (1990), Integrativer Paartherapeut und seit vielen Jahren aktiv tätig im Bereich der Lehre und Forschung für die Eheberatung und Paartherapie. Er ist außerdem im Vorstand der Deutschen Arbeitsgemeinschaft für Jugend- und Eheberatung e.V. (DAJEB). Seit etlichen Jahren führt er Seminare für Paare durch, ist Herausgeber von *Beratung Aktuell – Online-Zeitschrift für Theorie und Praxis der Beratung* und forscht zur Wirksamkeit und Nachhaltigkeit von Paartherapie.

Die Partnerschule, ein umfassender, komplexer und viel beachteter Ansatz zur Begleitung von Paaren in Gruppen und Seminaren, soll nun durch die hier vorliegende ausführliche Beschreibung auch für das Einzelsetting in der individuellen Paartherapie und Eheberatung anwendbar und nachvollziehbar werden.

Ich bin seit Jahren Fan der Partnerschule und habe nun die Ehre, für dieses neue Buch von Rudolf Sanders ein Vorwort zu schreiben. Es ist mir kaum möglich, einleitende Worte für ein so umfassendes Lebenswerk zu verfassen, ohne auf den Einfluss hinzuweisen, den der Ansatz der Partnerschule auf mein eigenes Werden und Wirken als Paartherapeutin und Wissenschaftlerin genommen hat. Das besonders einprägsame Motto der Partnerschule „Lieber mit dem alten Partner etwas Neues, als mit einem neuen Partner wieder das Alte“ war mir stets präsent. Ich sehe mich noch heute auf dem Teppich meines Therapiezimmers sitzen, das Buch *Beziehungsprobleme verstehen – Partnerschaft lernen. Partnerschule als Kompetenztraining* in der Hand, während mein Paartherapeutinnenherz höher schlug, da die vielen lebendigen Methoden so erfrischend anders daherkamen. Mich hat die Lektüre damals wirklich ergriffen und dazu ermutigt, ebenfalls erlebnisorientiert mit Paaren zu arbeiten. Nach meiner Kenntnis der Paartherapielandschaft, meiner jahrelangen wissenschaftlichen Fokussierung auf Paarprobleme, Interventionsmöglichkeiten und meinem nicht unwesentlichen Einblick in die verschiedenen Weiterbildungen steht die Partnerschule für einen Wendepunkt in der Begleitung von Krisenpaaren. Neben der Vielfalt der Methoden gibt es wohl kaum einen anderen wissenschaftlich fundierteren Ansatz, der auf eine solche Vielzahl von durchgeführten Seminaren und Gruppen mit Paaren zurückblicken kann.

Was Rudolf Sanders und mich eint, ist das große Interesse und die Leidenschaft für notleidende Paare, erlebnisorientierte Methoden und die wissenschaftliche Begründbarkeit des eigenen Handelns. Mich beeindrucken insbesondere der große Respekt gegenüber den verstrickten Paaren, der achtsame Umgang mit dem Paarsystem und die Ressourcenorientierung der Partnerschule. Der Theorie, die der Partnerschule zugrunde liegt, kann ich uneingeschränkt zustimmen. Rudolf Sanders bezieht sich auf die Positive Psychologie, die Salutogenese, die Erfahrungen zu Selbstwirksamkeit, die Bindungstheorie, die Integrative Therapie, die emotionsfokussierte Paartherapie, und zu meiner großen Freude auch auf meinen Ansatz zur traumasensiblen Paartherapie. Eindrücklich wird auf die Rolle der Therapeutin, des Beraters in der Partnerschule hingewiesen, als einer klügeren und weiseren Führung und Orientierung für das krisengeschüttelte Paar. Das Ziel, das Paar zu einer sozialbezogenen Autonomie und jeden Part zu einem stabilen Selbst zu befähigen, sollte oberster Maßstab für jede Paarbegleitung sein.

Emotionen im dysfunktionalen Bereich der Motivation dieser Bewegung führen zu Schemata in einer Beziehung, die in der Herkunftsfamilie das Überleben oder Anerkennung sicherten, in der aktuellen Partnerschaft jedoch zu den schlimmsten Verwirrungen und Krisen beitragen. So unterscheidet Rudolf Sanders für seinen Ansatz vier Bereiche, den der Ablehnung und Abgetrenntheit, den der Beeinträchtigung von Autonomie und Leistung, den der Beeinträchtigung im Umgang mit Begrenzungen und die übertriebene Außenorientierung und Femdbezogenheit. Hier finden wir verschiedene Bewältigungsstile: den des Erduldens oder den, sich den entwicklungsschädigenden Anforderungen an ein Kind zu unterwerfen; die Vermeidung bestimmter Situationen oder Emotionen und schließlich den der Überkompensation. Das ist eine nachvollziehbare Orientierung hinsichtlich dysfunktionaler Beziehungsstile, die sich insbesondere in Stresssituationen zeigen, und zugleich Maßstab für den Weg zur funktionalen Beziehungsfähigkeit.

Rudolf Sanders versteht die Paartherapie der Partnerschule als integrativen Ansatz, der sich auf das komplexe Verfahren der Integrativen Therapie nach Hilarion Petzold bezieht, „ein moderner, interdisziplinär orientierter, schulen- und methodenübergreifender Ansatz, der sich dem neuen Integrationsparadigma in der modernen, forschungsorientierten Psychotherapie und der klinischen Psychologie“ (↗ http://www.eag-fpi.com) verpflichtet. Hier wird der ganze Mensch in seiner Biografie, seinem Gewordensein und seiner Entwicklung, in seinem Bedürfnis nach Heilwerden und Gesundheit, nach Bildung und Bezogenheit in den Blick genommen. Klienten werden in der Partnerschule auf Augenhöhe angenommen, willkommen geheißen und in ihrem Bezugsrahmen, Erleben und Kulturumfeld gewürdigt und gesehen. Ganzheitlichkeit bedeutet auch die Einbeziehung aller Sinne, des Körpers, der Bewegung, der Kreativität und der lebensgeschichtlich erworbenen Ressourcen der Paare.

Rudolf Sanders stellt eine klare Struktur der Paarbegleitung im Beratungsalltag vor, die dem Paar sowie der Fachperson Orientierung und Überblick zur Theorie der angewandten Methoden ermöglicht. Fünf Module gliedern den Beratungsprozess in aufeinander bezogene, sich sinnvoll ergänzende und weiterführende Entwicklungschancen für das Paar. Es geht um die Diagnostik und die Vertrauensbildung zu Beginn der Paarberatung. Dann um Einblicke und die Aufarbeitung früher Bindungserfahrungen und deren Einwirkung auf die aktuelle Paarbeziehung. Das Paar übt des Weiteren kommunikative Kompetenzen und entwicklungsförderliches Verhalten. Auch die Sexualität wird unter dem Aspekt einer Beziehungsressource betrachtet, und nicht zuletzt widmet sich die Partnerschule auch der Bewegung durch körpertherapeutische Zugänge. Ein in sich sinniges, umfassendes und vollständiges Konzept, um Paaren zu helfen, wieder in einen gemeinsamen Frieden zu kommen und miteinander zu wachsen. Der Prozess der Begleitung ist aufsteigend angelegt, um den Beteiligten immer mehr ein Gefühl von Selbstwirksamkeit, Selbstwert und Selbstermächtigung zu ermöglichen.

Wahrlich beeindruckend ist die Vielfalt der in der Partnerschule zur Anwendung kommenden Methoden. Die Übungen, Trancen, Fragebögen, Anleitungen, Listen und Einführungen sind eine Schatzkiste für die Paartherapiepraxis – sicherlich gut verortet und eingefügt in die Entwicklungsherausforderungen des Paars und die Phasen der Paartherapie im Rahmen der Partnerschule. Doch zugleich kann jede Methode auch für sich stehen und lädt ein zum Ausprobieren, Testen und Umsetzen. Die Lektüre macht Spaß, motiviert, macht neugierig und sinneshungrig. Es entsteht der Wunsch, dabei zu sein, mitzuwirken, sich einzubringen und selbst auszuprobieren.

Die Partnerschule – 1990 von Rudolf Sanders gegründet – hat sich weiterentwickelt, ist zu einer Bewegung geworden, hat unzähligen Paaren geholfen und Familien gerettet. Das Konzept, der Ansatz und die Methoden haben sich bewährt, Kreise gezogen und zu neuen Wegen ermutigt. Rudolf Sanders mahnt mit seinem Lebenswerk und seinem unermüdlichen selbstlosen Einsatz zugleich auch an die Aufgabe der Gesellschaft, wirksame und nachhaltige Angebote für Paare zur Verfügung zu stellen. Hier ist er ein Vorreiter, ein Vorbild, ein Mentor und Wegbereiter. Da ich Rudolf kennenlernen durfte, bin ich sehr beeindruckt von seinem Lebensweg, der nicht immer leicht war. Es wurden ihm Steine in den Weg gelegt, die er meisterhaft zum Aufbau seiner Partnerschule zu nutzen wusste.

Ich wünsche diesem Buch viele Leserinnen und Leser, regen Austausch und eine weite Verbreitung. Zugleich wünsche ich der Paartherapie Menschen, Fachpersonen, Paarbegleiter, engagierten Zusammenhalt und wohlwollende Kooperation, um die Begleitung von notleidenden Paaren qualitätssicher und professionell zu gestalten. Die Verantwortung in der Beratung ist groß. Die Familien, betroffene Kinder und das soziale Umfeld von Paaren verdienen das Beste. Mich hat immer das Bild inspiriert, das mir vom Vorgehen der Hawaiianer zugetragen wurde. Dort legt das ganze Dorf alle Arbeiten nieder, um einem Paar in einer akuten Krise zu helfen. Das gesellschaftliche Leben und die Arbeiten werden erst dann wieder aufgenommen, wenn der Konflikt bereinigt ist. Die Idee, die dahintersteht, finde ich in der Partnerschule wieder: Wie kann eine Gemeinschaft funktionieren, wenn auch nur ein unglückliches Paar unter uns ist? So gebührt dem Helfersystem Ehre, die ich mit diesem Vorwort Rudolf Sanders voller Dank für sein Wirken erweise.

PD Dr. Katharina Klees

Traumasensible Paar- und Sexualtherapie

Aufwind-Institut

Vorwort

Zu Beginn meiner beruflichen Tätigkeit habe ich als Diplom-Pädagoge erlebnisorientiert im Rahmen der Ehevorbereitung und -begleitung Konzepte entwickelt und mit Paaren gearbeitet. Nach der Ausbildung zum Ehe- und Familienberater (Kath. BAG) und der Graduierung zum *Integrativen Paartherapeuten* (EAG / FPI) leitete ich von 1990 bis 2016 die Katholische Ehe- und Familienberatungsstelle Hagen & Iserlohn. Bis auf ganz wenige Ausnahmen suchten alle Paare Unterstützung, um ihre „Ehe zu retten", was ich immer als meinen Dienstauftrag verstanden habe. Indem ich die Erfahrungen aus der Erwachsenenbildung integrierte, entstand die *Partnerschule als Paartherapie im Integrativen Verfahren.*

Der Untertitel meiner Dissertation, *Eine pädagogische Intervention zur Förderung der Beziehung von Frau und Mann als Partner* (Sanders 1997), macht das Ziel deutlich. Den Wunsch (der meisten) Paare nach Rettung und Wiederherstellung ihrer Beziehung habe ich aufgenommen, mein Augenmerk aber auf die Stärkung künftigen Handelns in der Beziehung gelegt. Ganz im Sinne der Positiven Psychologie (Seligmann 2005, 2010) und der Salutogenese (Antonovsky 1997) werden einerseits vorhandene Ressourcen bewusst gemacht und genutzt, andererseits wird ein Rahmen zur Verfügung gestellt, in dem Paare ganz neue Erfahrungen miteinander machen können. Sie erleben Selbstermächtigung und Erfahrungen von Selbstwirksamkeit (Bandura 1977) hinsichtlich der erfolgreichen Gestaltung einer Bindungsbeziehung auf der Ebene von zwei gleichberechtigten Partnern. Sie spüren, wie sie sich im Angesicht des Anderen zu einer zunehmend autonomen, souveränen und zugleich sozial bezogenen Persönlichkeit entwickeln. Dabei beziehe ich mich auf Plessners Vorstellung der *Conditio Humanae* (Plessner 2003). Therapeutisch fundiert ist die Partnerschule im bio-psycho-sozialen und ökologischen Paradigma und findet ihre Entfaltung in der Integrativen Therapie (Petzold 2003).

Zwei Personen haben die Entwicklung der Partnerschule maßgeblich beeinflusst. Das ist zum einen Prof. Dr. Christine Kröger, die durch ihre Forschungsarbeit die Partnerschule auf ihre Wirksamkeit und Nachhaltigkeit evaluiert hat und ferner durch ihre wissenschaftliche Durchdringung gemeinsam mit mir in Veröffentlichungen diesen Ansatz in der Fachwelt publik gemacht hat (z. B. Kröger & Sanders 2018).

Zum anderen ist es Renate Lissy-Honegger (M. A.) gelungen, auf dem Hintergrund der Partnerschule einen eigenständigen Ansatz der Arbeit mit dem Körper zu entwickeln, um so existenzielle Themen eines Paars im Embodiment aufzugreifen und beiden eine leibnahe Möglichkeit der persönlichen Entwicklung und Entfaltung zu eröffnen. In Modul 5 zeigt sie, wie diese die Partnerschule durchdringt.

Als Antwort auf die große Nachfrage nach Beratung und aufgrund der Schwierigkeiten von Eltern, zu den offiziellen Sprechzeiten der Beratungsstelle ihre Kinder zu versorgen, entstand die Partnerschule vornehmlich als Beratung in einer Gruppe mit vier bis acht Paaren. Diese Gruppen fanden abends statt und vor allem auch an Wochenenden bzw. wochenweise in Bildungshäusern mit paralleler Kinderbetreuung (Sanders 2013). Aufgrund des großen Zuspruchs fanden in Kooperation mit Kolleg*innen* unter meiner Leitung von 1990 bis Ende 2020 174 Seminare statt, mit einem jeweiligen Umfang von 40 bzw. 80 Stunden. Da es aufgrund unterschiedlichster struktureller Bedingungen oftmals nicht möglich ist, eine Gruppe anzubieten, und sich Rat suchende Paare zunächst nicht leichttun, an einer Gruppe teilzunehmen, zeige ich in diesem Buch auf, wie die Partnerschule im Einzelsetting mit einem Paar durchgeführt werden kann.

Dieses Verfahren wird kontinuierlich weiterentwickelt, wobei die wissenschaftlichen Ergebnisse für eine erfolgreiche Beziehungsgestaltung in Ehe und Partnerschaft integriert werden (Sanders 1997, 2009, 2019). Die Ergebnisse der quantitativ prospektiven (Sanders 1997, Kröger & Sanders 2005, Kröger 2006) und der qualitativ retrospektiven Forschung (Lissy-Honegger 2015, Damaschke 2016, Löwen 2016) haben es ermöglicht, dass die Partnerschule seit 2016 in der *Grünen Liste Prävention* beim Justizministerium des Landes Niedersachsen geführt wird.

Einige liebe Menschen haben das Manuskript durchgeschaut und es mit ihren Anregungen aus Kultur, Beratungswissenschaft, Psychotherapie, Philosophie, Erwachsenenbildung, Theaterpädagogik und Theologie bereichert. Dafür danke ich ganz herzlich Barbara Langos, Sabine Grimm, Frank Euteneuer, Hans-Peter Schulz und Frank Honegger.

Mein besonderer Dank gilt dem Junfermann Verlag, der als ein renommierter Fachverlag für angewandte Psychologie mir diese Veröffentlichung ermöglichte. Ein guter Inhalt bringt allerdings nichts, wenn er nicht auch gut vermittelt wird. So danke ich ausdrücklich Heike Carstensen. Mit ihrer Kunst der Aufarbeitung und Präsentation als Lektorin hat sie aus meinen Vorlagen ein wirklich gutes Buch gemacht.

So wünsche ich mir, dass Rat suchende Paare, unabhängig von ihrer sexuellen Orientierung, durch diesen paartherapeutischen Ansatz erleben können, dass eine exklusive Verbundenheit mit einem Menschen ihnen ermöglicht, selbst immer mehr der

* Neben einer gendergerechten Sprache nutze ich einer besseren Lesbarkeit wegen auch unterschiedlich die männliche oder weibliche Form. Grundsätzlich sind immer alle Geschlechter, männlich, weiblich und divers, gemeint.

Mensch zu werden, der sie sind. Aber nicht nur das! Ich wünsche den Paaren, davon so zu profitieren, dass auf ihrem Lebensweg das Schwere leichter und das Schöne schöner wird.

Dr. Rudolf Sanders

1. Der Ansatz Partnerschule

Probleme in einer Partnerschaft, einer Ehe sind etwas ganz Normales. Warum also sollte man sich deshalb trennen? Wieso erscheint Scheidung in vielen Fällen als einziger Weg, die aktuellen Herausforderungen zu klären und zu bewältigen? Angesichts des objektiven Leids, das der Weg der Trennung bei den Betroffenen und insbesondere deren Kindern auslöst, habe ich mich entschieden, in meinem Beruf als Paartherapeut all das, was wissenschaftliche Forschung zum Gelingen einer Partnerschaft, einer Ehe sagt, den Rat suchenden Paaren zur Verfügung zu stellen und es kontinuierlich auch auf seine Wirksamkeit und Nachhaltigkeit hin zu überprüfen.

Ganz im Sinne von Carl Rogers begegne ich den Paaren akzeptierend und wertschätzend. Gleichzeitig lasse ich mich von dem, was sich vor meinen Augen abspielt, was beide jenseits ihrer Worte im Augenblick der Begegnung in Szene setzen, inspirieren. Mit kindlicher Neugier versuche ich zu entdecken, was sich wohl *hinter* den vorgebrachten Problemen, unter der Oberfläche verbirgt. Wo mag der *Sinn im Unsinn* liegen? Mit meiner wohlwollenden Wertschätzung auch für den „Unsinn" wird es dann möglich, ganz im Sinne der *Positiven Psychologie* die immer auch vorhandenen Schätze zu heben: den Blick auf das Gelingende zu richten, psychoedukativ Skills zu vermitteln, die für ein zufriedenes Miteinander förderlich sind. Der Macht der Probleme wird so immer mehr der Boden entzogen. Denn letztlich wünschen sich alle Paare lieber eine *Partnerschule statt einer Scheidung.*

1.1 Partei ergreifen oder Verbindendes betonen?

Stellen Sie sich folgendes Szenario vor: Ein Paar hat Stress, nicht erst seit gestern, sondern schon seit längerer Zeit; nicht etwa nur kleine Streitigkeiten, sondern manchmal sogar in Handgreiflichkeiten ausartende. Da beide „vernünftige" Menschen sind, haben sie schon vieles überlegt, wie sie miteinander wieder ins Reine kommen könnten. Sie haben Beziehungsratgeber gelesen, Freunde gefragt und auch im Internet nach Hilfe gesucht. Vielleicht haben die beiden Kinder und sehen, wie diese Auseinandersetzungen nicht spurlos an ihnen vorübergehen. Wofür sie sich zutiefst schämen, ist, nicht alleine damit klarzukommen! Vielleicht sind da auch Ideen im Kopf wie: „Wir haben uns nichts mehr zu sagen" oder „Wir haben uns auseinandergelebt". Wäre das tatsächlich so, würden sie nicht leiden, sondern wie „vernünftige" Menschen ihre Beziehung beenden, fair und gerecht die Besitztümer teilen und natürlich die Last der Erziehung und Fürsorge der Kinder gleichmäßig auf die Schultern beider verteilen. Doch in der Realität dürfte das eher die Ausnahme sein. Mehr oder weniger leiden alle unter dem Schmerz, den das Ende einer Liebesbeziehung verursacht, und nicht wenige geben sich der Illusion hin, die Trennung in gutem Einvernehmen zu schaffen.

Forschungsergebnisse zu Auswirkungen von Trennung und Scheidung, sowohl für die Betroffenen als auch für deren Kinder, sprechen zum Thema einvernehmliche Trennung eine andere Sprache. Denn: „Eine feste, stabile und glückliche Partnerschaft erweist sich als einer der besten Prädikatoren für Lebenszufriedenheit, Glück, Wohlbefinden und Gesundheit. Umgekehrt ist eine unglückliche Paarbeziehung ein relevanter Risikofaktor für psychische Störungen (Depressionen, Angststörungen, Substanzmissbrauch)“ (Bodenmann 2016, S. 23). Ferner: „Die Scheidung gehört neben chronischen destruktiven Partnerschaftskonflikten zu einem der bedeutendsten Risikofaktoren für die Entwicklung psychischer Störungen beim Kind und Jugendlichen und stellt eine lebenslange Vulnerabilisierung dar“ (Bodenmann 2016, S. 167). Diese Aussagen werden durch eine aktuelle bevölkerungsrepräsentative Studie für Deutschland (Witt et al. 2019) untermauert.

Ebenfalls nicht unerheblich sind die Kosten in finanzieller Hinsicht, für die Betroffenen selbst wie für die Solidargemeinschaft. So schätzt Wilbertz (2003) die Scheidefolgekosten für die Gesellschaft auf vier Milliarden Euro. Bei einem Drittel der Scheidungspartner wird einer von beiden zum Sozialhilfeempfänger, das Armutsrisiko für Frauen verdoppelt sich, die Betreuungsqualität der Kinder leidet, und Geschiedene nehmen das Gesundheitswesen deutlich stärker in Anspruch (Borgloh et al. 2003). Diese Befundlage macht deutlich, dass eine zielorientierte Paartherapie, die die Klärung der Störungen und deren Bewältigung im Blick hat, auch gesellschaftlich von großer Relevanz ist. Deshalb gilt es in höchstem Maße wertzuschätzen, *dass* beide Partner um Hilfe nachsuchen. Als Paartherapeut*innen haben wir die ethische Verpflichtung, unser Handeln an dem auszurichten, was wissenschaftliche Forschung zum Gelingen von Paarbeziehungen bisher schon beigetragen hat.

So kommt Bauer (2008, S. 37) aufgrund neurobiologischer Studien zu der Feststellung: „Nichts aktiviert die Motivationssysteme so sehr wie der Wunsch, von anderen gesehen zu werden, die Aussicht auf soziale Anerkennung, das Erleben positiver Zuwendung und – erst recht – die Erfahrung von Liebe.“ Trotz allem: Um für den Veränderungsprozess zu einer Triebfeder zu werden, bedarf jeder Druck von außen, jede Bewertung von richtig oder falsch (auch die Lehrmeinung der katholischen Kirche „Eine Ehe ist unauflöslich, bis dass der Tod sie scheidet“), das Registrieren des Leids der Kinder und auch jeder persönliche Leidensdruck einer *Transformation* in eine persönliche Motivation und in Annäherungsziele, im Sinne von: „So stelle ich mir eine Ehe oder Partnerschaft vor. So wäre sie für mich attraktiv!“ Eine solche intrinsische Veränderungsmotivation ist, vor allem anderen, für den Therapieerfolg entscheidend (Grawe 1995, 2000).

Mit dieser Motivation, das Ruder herumzureißen, raffen sich Paare auf, um Hilfe zu suchen. Nicht selten ist das für sie nach vielen Jahren einer latenten Unzufriedenheit ein letzter Versuch. Und so sieht dann die Ausgangslage vieler Paare aus, die bei uns in der Ehe- und Familienberatung oder in der Paartherapie landen. In ihrem Miteinander sind sie aufgeregt und voller Anspannung, der Adrenalinspiegel ist bei den Einzelnen extrem hoch. Fachlich sprechen wir hier von einer typischen Bindungssituation. Menschen in großer innerer Not – hier das System Paar – suchen nach jemand „Klügerem", „Weisem", der in der Lage ist, mit seiner fachlichen Kompetenz und seiner menschlichen Zugewandtheit Ruhe in der Situation zu behalten, damit das System auch zur Ruhe findet, um die anstehenden Herausforderungen angemessen zu klären und zu bewältigen. Ist es dann vonseiten der Therapeutin eigentlich zu verantworten, von „Ergebnisoffenheit" oder von „Neutralität" zu sprechen? Grawe (2000, S.21) weist eindrücklich darauf hin, dass es unsere Aufgabe sei, den Menschen, die sich in einem Zustand der Hoffnungslosigkeit und Demoralisierung befinden, wieder Hoffnung, das heißt positive Erwartung auf eine Besserung zu induzieren, ihnen wieder Glauben an eine bessere Zukunft zu vermitteln. Deshalb müssen wir ihnen zunächst bewusst machen, dass sie zusammen etwas kreieren, nämlich *das System Paar,* und dass alles, was der Einzelne tut, Auswirkung auf diese gemeinsame Identität hat.

Was wäre nun der Anker, um wieder Hoffnung zu vermitteln? Das könnte ein Anknüpfen an die im Unbewussten vorhandenen Erinnerungen an die guten Zeiten sein; an den tiefen Wunsch, doch wieder im Miteinander ins Reine zu kommen. Deshalb soll im Folgenden *das Dazwischen* explizit in den Fokus genommen werden, das Band, das zwischen beiden besteht und das zu zerreißen droht. Dieses Buch ist auch ein Plädoyer, sich als Therapeut für das Verbindende, für ihre Liebe einzusetzen. Unter Liebe ist hier nicht die katholische Unauflöslichkeitslehre zu verstehen oder die falsche Idee der „gütlichen Trennung". Es geht auch nicht um die „technische" Frage nach den Kompetenzen für eine „Vernunftehe". Im Fokus steht das *hohe Gut* des leiblich erlebten Miteinanders. Liebe ist zweifellos der motivierende Mechanismus der Paarbildung, die fast immer mit Sex verbunden ist. Letzterer stärkt das Liebesband, aber die Liebe wurzelt nicht in der Sexualität, wie der Verhaltensforscher Eibl-Eibesfeldt (1970, S. 148) belegte. Man muss sich ganz im Gegenteil von der Idee befreien, Liebe auf Sex zurückführen zu wollen. Ihr evolutionärer Ursprung liegt ganz woanders, nämlich im Brutverhalten, genauer in der Mutter-Kind-Bindung der Säugetiere. Diese ist eine biologische Voranpassung (Präadaption) für die spätere biologische Entwicklung zur Liebesbindung zwischen Erwachsenen (Müller-Schneider 2019, S. 86). Was diese Liebe auszeichnet, ist das beiderseitige Bedürfnis, viel Zeit miteinander zu verbringen. Manchmal verfallen beide auch in eine Kindersprache, tauschen Zärtlichkeit aus und empfinden Trennungsstress, umarmen sich nach längerer Trennung und suchen häufig körperliche Nähe. Zudem gehen Liebende gegenseitig auf ihre Bedürfnisse ein, vermitteln Zuversicht und Vertrauen und bieten einander Schutz (Fletcher et al. 2015, S. 24).

Mit beiden gemeinsam ist zu klären, warum sie aktuell keinen Zugang zu dieser Liebe haben (Ryba 2018), wo die Ursachen maladaptiver Interaktionen und Kommunikation liegen (Young & Klosko 2006, Roediger 2016) und wie diese durch Erfahrungen der Selbstwirksamkeit (Bandura 1997) verändert werden können. Und last, but not least gilt es, die Entwicklung einer souveränen Persönlichkeit mit einer sozial bezogenen Autonomie zu fördern. Darum soll es nachfolgend gehen.

1.2 Welche therapeutischen Ansätze eignen sich für die Arbeit mit Paaren?

Ende der 1980er-Jahre nahm ich meine Beratungsarbeit mit Paaren auf. Diese berichteten oft von heftigen, immer wiederkehrenden Streitigkeiten mit intensiver emotionaler Ladung, an deren Ursachen sie sich nur selten erinnern konnten. Mache spürten auch, dass die Anlässe eines Streits häufig in keiner Weise dessen Heftigkeit rechtfertigten. In einer ersten Exploration wurde die Kindheit in der Regel als „ganz normal" beschrieben. Ließ ich diese jedoch nach einer Induktionshypnose (siehe 4.1.13) malen, zeigte sich ein ganz anderes Bild. Vielfältige Bindungstraumatisierungen in den ersten Lebensjahren kamen in unterschiedlichsten Ausprägungen zum Vorschein. Besonders eindrücklich wurde dies, als ich anfing, mit Paaren in Gruppen zu arbeiten. Ich war froh, wenn es unter sechs teilnehmenden Paaren vielleicht ein oder zwei Teilnehmer*innen gab, die eine Kindheit erlebt hatten, aus der sie als sicher gebunden hervorgegangen waren.

Sehr berührend war es zu erleben, wenn die Partner sich gegenseitig ihre Bilder vorstellten. Oftmals entstanden dann zwischen beiden eine ganz besondere Nähe und Intimität. Diese wurden zur Basis, die *aktuell* im Miteinander des Paars störenden, destruktiven Formen der Interaktion und Kommunikation in Verbindung mit *früh* gelernten Verhaltensweisen aus Kindertagen zu bringen. Den Betroffenen fiel nicht selten „ein Stein vom Herzen", als sie erfuhren: Sie waren lediglich Auslöser, aber nicht Ursache für die Verstrickungen und die damit verbundenen heftigen emotionalen Reaktionen.

1.2.1 *Wirksamkeit therapeutischer Ansätze*

In der Theorie der Emotionsfokussierten Therapie (EFT) gilt die Unfähigkeit zur Emotionsregulierung als eine übliche Form der Dysfunktion. Menschen, die nicht in der Lage sind, ihre Emotionen zu regulieren, werden möglicherweise von intensiven, schmerzlichen Emotionen überwältigt oder betäubt und distanzieren sich von diesen. Der Aufbau von Fertigkeiten einer gesunden Emotionsregulierung ist deshalb ein wichtiger Teil der emotionalen Entwicklung. Als optimale Methode hierfür versteht die EFT den Zugang und die Akzeptanz bisher vermiedener Emotionen und die Fähigkeit, sie zuzulassen, zu akzeptieren, zu validieren und zu verstehen, denn Emotionen zeigen auf, was wichtig für das Wohlbefinden ist, und bereiten Menschen darauf vor, adaptiv zu handeln. Im Sinne einer Klärung besteht für ein Paar also der grundlegende Prozess darin, sich im Angesicht des Anderen seiner Emotionen gewahr zu werden und unterscheiden zu lernen, welche emotionalen Reaktionen gesund sind und als Richtschnur benutzt werden können, und welche maladaptiv sind und verändert werden müssen (Greenberg 2011). Dies wird dann zur Grundlage der *Bewältigung*.

Etwa zeitgleich mit Beginn meiner Arbeit mit Paaren erschien eine Metastudie zur Wirksamkeit von Psychotherapie: *Psychotherapie im Wandel. Von der Konfession zur Profession* (Grawe et al. 1994). Seinerzeit löste sie gesellschaftlich und unter den Fachvertretern viel Wirbel aus. Diese Studie enthält auch ein Kapitel zur Paartherapie, in dem auf den weltweiten Mangel an kontrollierten Studien (damals insgesamt nur 35) über Paartherapie hingewiesen wird. Die meisten dieser Studien wurden von VT-orientierten Psychologen in den USA durchgeführt, die mit Techniken arbeiteten wie Kontingenzverträge, Problemlösungstrainings, Selbstbeobachtung, Verhaltensübungen etc. Bechter (1993) überprüfte die Studien der nachfolgenden Jahre und konnte die Angaben Grawes et al. (1994) bestätigen. Aus den Studien ergab sich hinsichtlich der Wirksamkeit der Methoden ein positives Bild. Doch trotz wirksamer Therapie gelang es nicht, die Klientenpaare so zufrieden zu machen wie normale Paare (Hahlweg & Markmann 1988). Und wie sieht es aktuell aus? In der bislang größten Untersuchung zur Paartherapie in Deutschland, *Evaluation der Paarberatung in katholischer Trägerschaft in Deutschland* mit 554 Paaren zur Wirksamkeit von Paartherapie unter den realen Praxisbedingungen von Ehe, Partnerschafts- und Familienberatungsstellen, zeigt sich durchgängig, dass hier nur 40 % der Paare in einem klinisch bedeutsamen Sinne von der Intervention profitieren. Insbesondere Paare mit anfänglich hoher Belastung können sich nicht verbessern, brechen oftmals vorzeitig ab und trennen sich in der Folge (Roessler 2019).

Grawe et al. (1994, S. 555 f.) weisen in diesem Zusammenhang auf eine „sehr gute Untersuchung von Synder und Wills (1989)" hin, in der eine herkömmliche Verhaltenstherapie mit einer „Insight Oriented Marital Therapy" verglichen worden war. In der Letzteren geht es darum, dass die Partner mehr Verständnis füreinander gewinnen, indem sie kennenlernen, wie jede*r von ihnen aufgrund seiner Herkunftsfamilie und seiner Lebensgeschichte *so* geworden ist. Im Gegensatz zur *bewältigungsorientierten* Verhaltenstherapie (eine bessere Kommunikation und Problemlösungsstrategien erlernen etc.) handelt es sich um eine *einsichtsorientierte* Therapie. Die Wirksamkeit war bei beiden Methoden, mit leichter Überlegenheit der VT, auch bei der Katamnese nach sechs Monaten etwa gleich gut. Völlig überraschend war allerdings für Snyder et al. (1991) die Vierjahreskatamnese. 38 % der mit VT behandelten Paare waren geschieden, aber lediglich 3 % der Paare, deren Therapie auf ein größeres gegenseitiges Verständnis ausgerichtet war. Damit hatte die verständnisorientierte Therapie langfristig den Paaren zu größerer Zufriedenheit verholfen als die problemlösungsorientierte Therapie. Grawe et al. schlossen daraus: „Die Studien … deuten an, dass klärungsorientierte Vorgehensweisen der Paartherapie Wirkungen erzielen können, die mit bewältigungsorientierten Vorgehensweisen nicht zu erzielen sind. Dies könnte auch in der Paartherapie dafür sprechen, die Vorzüge beider Vorgehensweisen miteinander zu verbinden. Dafür bestehen aber bisher weder ausgearbeitete Konzepte, noch liegen dazu Untersuchungen vor ... [Es] wäre ... wünschenswert, auch in der Paartherapie durch die Verbindung bewältigungs- und klärungsorientierter Vorgehensweisen neue Wege zu erproben, die bisher noch gar nicht zu gehen versucht wurden“ (1994, S. 556).

1.2.2 Konsequenzen für die Partnerschule: Emotionsfokussiert und schematherapeutisch

Mich hat das motiviert, an dieser Spur weiterzuarbeiten und die Klärung der Ursachen *und* deren Bewältigung durch Vermittlung von Beziehungskompetenzen zu verbinden. Eine Bestätigung fand ich in einem späteren Aufsatz von Grawe (1996), in welchem er die *Klärungs- und Bewältigungsperspektive* als wichtigstes therapeutisches Wirkprinzip definierte.

Ebenfalls Anfang der 1990er-Jahre wurden auf Initiative von Notker Klann, dem damaligen Geschäftsführer der Katholischen Bundesarbeitsgemeinschaft für Beratung, unter der wissenschaftlichen Leitung von Professor Kurt Hahlweg, Braunschweig, alle deutschsprachigen Eheberater*innen eingeladen, sich an einer prospektiven Studie zur Wirksamkeit von Paarberatung zu beteiligen (Klann & Hahlweg 1994). Bei dieser lagen mir die Prae-Post-Daten von 14 Paaren sowie von jeweils einem Mann und einer Frau vor, die die Paarberatung in Form der Partnerschule durchlaufen hatten.

Diese Daten nutzte ich für eine Überprüfung der Wirksamkeit und Nachhaltigkeit und stellte diese mit einer theoretischen und praktischen Darlegung dieses Ansatzes der Eheberatung im institutionellen Kontext einer Beratungsstelle zum ersten Mal im Rahmen meiner Dissertation vor (Sanders 1997). Sehr aufschlussreich waren dabei die Ergebnisse einer Drei-Faktoren-Analyse (S. 300), bezogen auf die Problemlage der Paare. In dieser wurden drei Themen deutlich.

- Der erste Faktor beschrieb die *Qualität des Binnenklimas in der Beziehung*,
- der zweite die *Ehezufriedenheit der Eltern* und
- der dritte die *Beziehung zwischen Eltern und Kindern*.

Diese drei Faktoren legten die Vermutung nahe, dass die Ursachen der Partnerschaftsprobleme in einer transgenerationalen Weitergabe von maladaptiven Interaktions- und Kommunikationsmustern liegen könnten.

War das Familienklima eher entspannt oder führte es häufig zu Stress? Die sich daraus entwickelnden Beziehungsschemata wurden im familiären Kontext implizit wie die Syntax und Grammatik einer Sprache gelernt (Grawe 2000). Später, wenn man wieder in einer nahen Beziehung lebt, kommen diese Schemata automatisch zur Anwendung. Weil sie aber für Situationen in Kindertagen gelernt wurden und nicht selten dem „Überleben“ dienten, eignen sie sich in keiner Weise als Grundlage der Interaktion und Kommunikation zweier Erwachsener auf Augenhöhe und führen somit zu Unzufriedenheit mit dem Binnenklima in der aktuellen Partnerschaft. Dieses Binnenklima wirkt sich auch auf das Miteinander mit den eigenen Kindern aus und bildet sich in Unzufriedenheit ab.

Was sehr spannend zu erleben war: Wenn den Partnern in der Klärungsphase deutlich wurde, worin *eigentlich* die Ursachen der Störungen der Interaktion und Kommunikation lagen, waren sie leichter bereit und motiviert, adaptive Verhaltensweisen zu lernen. Zu Beginn der 1990er-Jahre wurde also der Baustein dafür gelegt, die Partnerschule emotionsfokussiert und schematherapeutisch zu konzipieren (Sanders & Kröger 2013).

1.3 Warum ist es so schwierig, sich als Paar Hilfe zu suchen?

Der Grund, warum viele Paare Hilfsangebote lange Zeit meiden, lässt sich an einer tief sitzenden Scham festmachen, es nicht miteinander „hinzukriegen". „Alle anderen Paare schaffen es doch auch!" So könnte sich der wohlgemeinte Ratschlag der (Schwieger-)Mutter oder des Pfarrers anhören. Außerdem ist das Label „geschieden" immer noch mit einem gewissen Makel versehen.

Die Ursachen des „offensichtlichen Scheiterns" lassen sich in frühen Bindungstraumatisierungen verorten, welche sich im heutigen Paargeschehen wieder aktualisieren (Klees 2018). Als Kind hat man doch alles für Vater und Mutter getan, um in diesem System zu überleben. Aber ein Kind ist noch nicht zu der Erkenntnis fähig: „Meine Eltern lieben mich nicht, sie hassen mich, sie lehnen mich ab, und sie vernachlässigen mich", auch wenn es dies im ganzen Leib spürt. Um mit diesem innerlich Gespürten und äußerlich nicht Erkannten leben zu können, igelt man sich geradezu in der Familie ein. Hilfe oder Unterstützung kommen nicht infrage, denn sie würden nur zur Enttäuschung führen. Schon früh entsteht deshalb der Gedanke: „Ich muss alles selbst tun, weil mir niemand hilft." Das immerhin hilft, das Grundbedürfnis nach (Selbst-)Kontrolle aufrechtzuerhalten.

1.3.1 *Scham*

Tief sitzende Kognitionen, die im Leibgeschehen einen Ausdruck finden, aktualisieren sich später in nahen Beziehungen (Bauer 2002, Trautmann-Voigt & Voigt 2020). Eigentlich müsste da die Erkenntnis sein: „Ich weiß noch gar nicht, wie ich richtig meine Wünsche äußern kann" oder: „Wie geht das eigentlich, sich in meine Partnerin einzufühlen?" Doch die (noch) mangelnde Kompetenz schlägt sich negativ auf den eigenen Selbstwert nieder. Verstärkt wird dies durch eine gesellschaftliche Erwartungshaltung, es doch mit der Ehe „hinzukriegen"; andere schaffen das ja. Dieser innere und äußere Druck führt zu einer Selbststigmatisierung und -beschämung (Rüsch et. al. 2005). Und wer präsentiert sich damit freiwillig anderen? Also macht man lange gute Miene zum bösen Spiel, bis es ohne Hilfe von außen überhaupt nicht mehr geht. Und noch etwas führt zu Scham: Die Diskrepanz zwischen der Idealvorstellung, auch zwischen den Hoffnungen und Träumen aus der Phase der Verliebtheit und dem tatsächlichen Erleben der Beziehung (Wurmser 2017).

Nicht wenige Klienten kennen Scham als lebensbegleitendes Gefühl. Sie erzählen, wie sie sich dafür geschämt haben, dass es im Elternhaus Gewalt gab oder dass man als Neunjähriger im Auftrag der Mutter den Vater aus der Kneipe abholen musste.

Für die eigene Not, zwischen dem Auftrag der Mutter und der Beharrungstendenz des Vaters in der Kneipe („Junge, trink noch eine Cola!") zerrieben zu werden, gab es keinen Ansprechpartner. Nicht selten kamen in der Schule noch Rügen der Lehrerin hinzu, nicht genug aufzupassen.

Die Emotion Scham signalisiert, dass die eigenen inneren Grenzen missachtet und überschritten wurden. Es ist eine anerzogene menschliche Unlustreaktion, die sich auf die Verletzung der Intimsphäre, aber auch auf andere Bereiche wie Ansehen oder Wertschätzung beziehen kann. Die Grundlage ist ein leibliches Spüren, Erwartungen nicht zu entsprechen oder gegen wichtige Normen und Wertvorstellungen zu verstoßen. Da die Schaminhalte häufig ein Tabu darstellen, ist Scham ein schwer zu ertragendes Gefühl. Sie ist die Folge der Verletzung elementarer Bedürfnisse, wie z. B.:

- *Anerkennung:* „Du bist ein wertvoller Mensch!"
- *Schutz:* „Wir achten deine Intimsphäre!"
- *Zugehörigkeit:* „Du bist ein Teil von uns!"
- *Integrität:* „Wir achten deine Wertvorstellungen und Normen!" (Fleckenstein et al. 2020).

Was lehrt uns das als Paartherapeut*innen? Ist es nicht einfach eine unglaublich großartige Leistung, wenn sich Menschen, trotz aller Scham, dazu durchringen, Hilfe in einer Beratungsstelle oder Paartherapie zu suchen? Das anerkennend zu sagen ist das eine. Aber wichtig ist es vor allem, den Blick auf Folgendes zu lenken: Was ist diesem Paar, trotz aller (Selbst-)Stigmatisierung und Widrigkeiten, trotz aller in der Kindheit geprägten maladaptiven Beziehungsmustern, bisher gelungen? Da werden Kinder versorgt, da läuft der Alltag, psychische Beeinträchtigungen des Einzelnen werden aufgefangen. Und das Ganze vielleicht schon seit 10, 15 oder 30 Jahren! Im ersten Kontakt mit uns spüren Menschen, wenn wir das wertschätzen. Für uns gilt, dass wir ihnen explizit und vor allem implizit durch unsere Haltung vermitteln, dass sie auf diese Leistung stolz sein können!

1.3.2 Stolz

Die Emotion Stolz hat mehrere Funktionen (Tagney 1999). Zum einen wirbt sie um einen hohen Status und sozialen Wert, zum anderen stärkt sie das Zusammengehörigkeitsgefühl und die Gruppenzugehörigkeit. Im Rahmen der Selbsttheorie wird unterschieden zwischen authentischem und überheblichem Stolz. Letzterer ist nicht an konkrete Handlungen gebunden, sondern betrifft die gesamte Person. Seine Wurzeln liegen in verzerrten und auf Überschätzung basierenden Selbstbildern. Diese

Art des Stolzes dient häufig der Schamabwehr. Authentischer Stolz dagegen ist das Ergebnis spezifischer Verhaltensweisen, z. B. dass man sich anstrengen und Erfolge selbst erarbeiten kann.

Für ein Paar – sie hatte ihm zur Silberhochzeit eine Todesanzeige ihrer Ehe geschickt – war es der zentrale Motivationsschub, sich auf die weitere Arbeit mit mir einzulassen, als ich im Erstgespräch positiv hervorhob, wie gut sie doch ihren Alltag mit zwei Kindern, einem Adoptivsohn und einer psychisch kranken Mutter zur Zufriedenheit aller bewältigen würden. Ein Jahr später holten beide am Abschlussabend eines paartherapeutischen Seminars ihre Silberhochzeit nach – mit den anderen Teilnehmer*innen der Partnerschule-Gruppe als „Gästen". Vor zwei Jahren schickten sie mir ein Bild von ihrer Goldhochzeit.

Es braucht einen langen Atem, um eine verstrickte unglückliche Partnerschaft zu einer Beziehung auf Augenhöhe zu entwickeln, in der Geben und Nehmen ausgeglichen sind. Die Emotionen Stolz und Scham sind hier die wichtigsten positiven bzw. negativen Anreize (Heckhausen 1989). Williams & DeSteno (2008) gehen davon aus, dass sich die Emotion Stolz evolutionär entwickelt hat. Sie soll Menschen unterstützen, ausdauernd auf ein Ziel hin zu arbeiten, auch wenn sie das kurzfristig etwas kostet. Wie es aussieht, wird Ausdauer durch Stolz erhöht, indem erfolgreiche Anstrengungen verstärkt und belohnt werden, und mit größerer Wahrscheinlichkeit werden Menschen, die das erfahren haben, auch künftig solche Mühen auf sich nehmen. Es sind also positive Emotionen, es ist der Stolz auf das, was man bisher in seiner Partnerschaft schon alles geschafft hat, die helfen, sich auf den paartherapeutischen Prozess einzulassen. Kann man sich außerdem auf die therapeutische Allianz verlassen und sich mit den Zielen der Therapie identifizieren, wirkt dies sehr unterstützend.

Die Emotion Stolz ermöglicht eine geistige Freiheit, die größere Handlungsspielräume eröffnet und die Motivation stärkt, neues Verhalten (learning by doing) auszuprobieren. Ergeben sich daraus Evidenzerfahrungen, werden sie dem persönlichen Repertoire hinzugefügt. Hinter diese neuen und guten Erfahrungen kann man nicht mehr zurückfallen. Laut der „Broaden-and-Build-Theorie" (Frederikson 1998) vergrößern („broaden") positive Emotionen das Repertoire an Gedanken und Handlungen, die einem Menschen im Augenblick bewusst zur Verfügung stehen. Sie motivieren ihn, sich mutig auf Neues einzulassen. So weiten sich die Möglichkeiten zu spüren, zu fühlen, zu denken und zu handeln, was auf eine Vermehrung („build") der Ressourcen hinausläuft.

Damit unseren Klient*innen dieser Stolz möglich wird und sie so auch zu ihrer Würde (Hüther 2018) gelangen, haben wir Therapeut*innen eine zentrale Funktion. Laut Susan Johnson (2011) existiert in unserer Gesellschaft die Idee, dass wir als reife erwachsene Menschen unabhängig und auf niemanden angewiesen sein sollten. Doch welcher gesunde Erwachsene würde einem traurigen Kind zu verstehen geben, es möge allein mit seinen Gefühlen fertigwerden? Auch Ratsuchende, die zu uns in die Paartherapie kommen, brauchen ein wohlwollendes Verständnis dafür, dass persönliche Entwicklungsprozesse Zeit in Anspruch nehmen und sie dafür auf ein mitfühlendes, verständnisvolles Gegenüber angewiesen sind. Denn gerade in schwierigen Situationen ist es unglaublich heilsam, von einem zugewandten Menschen verstanden und gehalten zu werden.

Exkurs: Paar*therapie*, Paar*beratung*, Paar*coaching* oder Beziehungskompetenzen*training*?

Was genau ist die Partnerschule? Eine *Paartherapie*, eine *Paarberatung*, ein *Paarcoaching* oder ein *Beziehungskompetenzentraining*?

Nähern wir uns einer Antwort über einen der Begriffe. Das Wort *Therapie* kommt aus dem Griechischen (therapeía) und bedeutet: Pflege, Förderung, Hege, Heilung und auch Dienen. In diesem Begriff zeigt sich die umfassende Perspektive der antiken Medizin im Sinne des Heilens und Förderns des Menschen. Zum Handeln des Arztes gehörte, über eine „reparative Wiederherstellung" – bezogen auf den aktuellen Anlass – hinaus, die Entwicklung von Fähigkeiten und Fertigkeiten des Einzelnen. Apollon war nicht nur der Gott der Heilkunst, sondern auch ein Erzieher der Menschen, und die Ärzte verstanden ihr Tun als umfassende Menschenbildung. Durch pädagogische Führung erreichten sie die rechte Lebensweise.

Hippokrates, dessen Eid noch heute die Ärzte sprechen, gab als Richtschnur: „Es ist wohlgetan, die Gesunden zu führen" und: „Man muss das philosophische Wissen in die Heilkunst, und die Heilkunst in die Lebenskunst einführen" (zitiert nach Petzold 1990, S. 216). In diesem Sinne ist der Arzt immer auch Pädagoge, und der Therapeut ist immer auch Lehrer (Schipperges 1986). Als solcher bringt er den Menschen auf den Weg zur „rechten Lebensführung", begleitet den Kranken auf dem Weg zur Besserung und stellt sich dem unaufhaltbaren Niedergang entgegen. Er wirkt darauf hin, dass, ganz im Sinne Apollons (Paracelsus), die Krankheit wie der Lebensweg einen guten Verlauf nehmen (Petzold 1990). Damit wird die Nähe zu Konzepten der Gesundheitsförderung, also der Salutogenese im Sinne der Theorie von Aaron Antonovsky (Magistretti 2019), deutlich. Dem Pathologischen wird nur begrenzt Aufmerksamkeit geschenkt. In dem Moment, wo die Ratsuchenden nicht mehr ihre Kraft in die Aufrechterhaltung ihrer Störungen setzen müssen – sie konnten integrieren, dass diese Kraft einmal *in Kindertagen* überlebenswichtig war (Klees 2018) –, steht sie jetzt für die Entwicklung des Einzelnen zur Verfügung. Statt vor sich „hin zu welken" erhält der Mensch die Möglichkeit, aufzublühen („Flourishing") zu einem erfüllten Leben (Keyes 2007). Dadurch verändert sich auch die therapeutische Haltung: Der Therapeut wird zum Schatzsucher, der anstrebt, verschüttete Ressourcen zu heben und zu stärken.

Zu einer Paartherapie kommen nicht nur zwei Einzelpersonen, sondern zwei Menschen, die miteinander verbunden sind. Da ist etwas spezifisch „zwischen ihnen", das sie zum Paar macht. „Jenseits des Subjektiven, diesseits des Objektiven, auf dem schmalen Grat, darauf Ich und Du sich begegnen, ist das Reich des Zwischen" (Buber 1962, S. 406). „Wenn sich zwei Einzelwesen begegnen, entsteht etwas Neues, das beiden gemeinsam ist, jedoch über die besondere Sphäre beider hinausreicht. Dieses Neue ist die grundlegende Wirklichkeit, die Sphäre des Zwischen, die wirkliche tatsächliche Beziehung" (Helg 1992, S. 216). Und so wird dieses „Zwischen-ihnen", ihre Zwischenleiblichkeit, zum eigentlichen Thema der Therapie. Diese gilt es im oben genannten Sinne einer umfassenden Gesundheitsförderung, einer Salutogenese (Antonovsky 1997), zu erreichen. Deshalb – und damit zurück zur Eingangsfrage dieses Abschnitts – verwende ich im Folgenden den Begriff Paar*therapie* und spreche von (Paar-)Therapeut*innen.

Den Namen „Partnerschule" gibt es seit 2000. Klient*innen fällt es leichter, sich als Lernende in Sachen Beziehung, Ehe und Partnerschaft zu sehen anstatt als „Therapiebedürftige". Immer noch fällt es nicht gerade wenigen Menschen schwer, im Bekannten- oder Freundeskreis davon zu erzählen, sie hätten eine Eheberatung „nötig". Wie anders wirkt im Vergleich der Begriff *Partnerschule*! Die Partner*innen erzählen bereitwillig im Freundeskreis oder am Arbeitsplatz von ihren Erfahrungen, lassen sich auf der Website abbilden, und vor allen Dingen machen sie Freunde und Bekannte, die Unterstützung brauchen, gerne auf diese Möglichkeit aufmerksam.

Doch wie verhält es sich mit den anderen eingangs genannten Begriffen, z. B. mit Coaching? Laut Roth & Ryba (2016, S. 79) sind beide Dienstleistungen, Psychotherapie und Coaching, zwei Pole eines Kontinuums, mit einem Überschneidungsbereich, der viel größer ist, als bisher angenommen. Oder pointiert gesagt: „Wer Psychotherapie macht, hat ein Defizit, wer sich coachen lässt, verbessert seine Kompetenzen" (Grimmer & Neukom 2010, S. 46). Die Partnerschule kann in unterschiedlichsten Settings zum Einsatz kommen, etwa in dem einer Ehe- und Familienberatungsstelle oder als Paarcoaching; mit ausgewählten Elementen auch als Erwachsenenbildungsmaßnahme im Rahmen der Ehebegleitung, präventiv in einem Familienzentrum als „Partnerschule for Beginners" oder als Ehevorbereitung (Slowik 2018). Deshalb wählen die Anwender*innen die jeweils für sie passende Bezeichnung ihres Berufsstandes.

1.4 Was brauchen Paare? Was suchen sie? Was fehlt ihnen?

1.4.1 „Ich bin dir ein Anderer"

Die Auseinandersetzung mit frühen traumatischen Kindheitsgeschichten, mit Verletzungen, die die Partner sich gegenseitig ohne böse Absicht zugefügt haben, und das Ausprobieren ganz neuer Wege des Miteinanders beinhalten immer auch Rückfälle und Rückschläge. Von der Therapeutin sind deshalb Wohlwollen und Präsenz gefragt, vor allem aber auch ermutigende Hinweise, was beide gerade miteinander hinbekommen. Die Partner*innen werden so in die Lage versetzt, die Scham zunehmend hinter sich zu lassen und Stolz auf das zu entwickeln, was sie aus ihrem Leben bereits gemacht haben (Fleckenstein 2020). Zudem werden beide immer mehr Lust entwickeln, diesen persönlichen Entwicklungsweg im Angesicht des Anderen weiterzugehen. Durch dessen Anderssein wird es immer mehr möglich, das Eigene zu entdecken, zu entwickeln, zu pflegen und in Konsequenz sich mit berechtigtem Stolz selbst wahrzunehmen.

Der Andere wird immer zu einer Bereicherung – für jeden von uns. Damit ist die systemische Integration des Fremden als Erweiterung unserer Fühl-, Denk- und Handlungsmuster gemeint. Dieses geschieht in einem reflektierten Miteinander- und Andersseins (Shotter 2015, Sanders 2019). Dem Anderen kommt so (deshalb wird das Wort in diesem Buch weitgehend großgeschrieben) eine ganz besondere Bedeutung zu, denn er ist weit mehr als nur der andere Partner. Um diese Einmaligkeit des Anderen immer wieder zu unterstreichen, spielt eine sich wiederholende leibhaftige Erfahrung eine ganz besondere Rolle, die Standübung (siehe 4.1.11).

Jedes Paar hat die Sehnsucht nach Verschmelzung, danach „ein Leib" zu werden, ganz ineinander aufzugehen. Doch das ist eine Illusion. Denn erst das Wahrnehmen und Anerkennen der Andersheit und Einmaligkeit des Anderen, das Wahrnehmen und Anerkennen der Differenzen, konstituiert den Ort der Grenze, an dem Begegnung möglich wird. Erst Grenzen ermöglichen ein Aufeinandertreffen, ein leibhaftiges Spüren, ohne die Grenze im Letzten jemals aufheben zu können. Das Du bietet eine letzte Grenze, deren Widerständigkeit und dessen Widerhall ein Ich erst ermöglichen. Und nach jedem Verschmelzungserlebnis ist man immer wieder bei sich. Seinen Tod stirbt jeder allein (Sternberger 1981). „Niemand kann mich ersetzen in meinem Tod" (Lévinas 2012). So bleibt der Andere im Letzten unerreichbar, genauso, wie die eigene Tiefe unauslotbar bleibt. Die Erfüllung liegt in der Bescheidung, sowohl in dem Wunsch, sich des Anderen zu bemächtigen, als auch in dem Hunger nach sich selbst. Das Glück liegt in der Möglichkeit der Annäherung und Nähe. Ohne Beschränkung und Selbstbeschränkung werden diese nicht möglich (Petzold 1996).

Das Anderssein des Anderen stellt (oft) eine große Herausforderung dar. Jemand musste vielleicht in der Kindheit lernen, sich möglichst anzupassen (in der Hoffnung, dafür geliebt zu werden) und auf eine eigene Meinung, einen eigenen Standpunkt besser zu verzichten. Jetzt, in einer nahen Beziehung, wiederholt sich die alte Szene (Lorenzer 1983). Vielleicht spürt er: So nett ich auch zu ihr bin, so sehr ich mich darum bemühe, sie glücklich zu machen, das alles führt nicht dazu, dass sie zufrieden ist und mich liebt. Sie ist einfach „irgendwie" unzufrieden und unglücklich, und ich weiß nicht, warum eigentlich.

Die Andere braucht den Anderen, um Grenzerfahrungen zu machen, um sich selbst spüren zu können. Wenn Sie, liebe Leserin, beim Lesen dieser Zeilen einmal die Sitzfläche spüren, auf der Sie sitzen, oder die Lehne im Rücken, dann spüren Sie nicht nur die Sitzfläche oder die Lehne, sondern Sie spüren auch immer sich selbst, etwa Ihre Schulterblätter oder die beiden Sitzhöcker. Und das Gleiche gilt für jede authentische Beziehung auf Augenhöhe. Erst an der Grenze des Anderen – Schellenbaum (2006) spricht vom „Nein in der Liebe" – hat man die Möglichkeit, sich selbst zu erfahren und weiterzuentwickeln. Selbstverwirklichung braucht den Wunsch nach Abgrenzung; nur so wird ein offenes und ehrliches Ja zum Partner möglich.

1.4.2 *Nähe, Sicherheit, Verbindung und Entwicklung*

Beobachten wir die Entwicklung kleiner Kinder, so fällt auf: Immer wieder suchen sie Kontakt zur Mutter bzw. zum Vater, um sich zu vergewissern „Bist du da, wenn ich dich brauche, wenn ich mich vielleicht verletze, wenn ich bei der Lösung eines Problems nicht weiterweiß oder wenn ich einfach zum Ausruhen deine Wärme und Nähe spüren will?" Die Versicherung, dass das so ist, geschieht durch Blickkontakt, durch den Klang einer ermutigenden Stimme und durch Präsenz, die nicht immer wieder durch einen Blick aufs Smartphone blockiert ist (Spitzer 2018). Diese Gewissheit, Mutter oder Vater immer als sicheren Hafen zu haben (und wenn wir älter werden, auch andere Menschen), brauchen wir für unsere Entwicklung (Becker-Stoll et al. 2018). Die Sicherheit einer zuverlässigen Bindungsbeziehung ermöglicht die Exploration, die Erkundung dieser Welt, um die Potenziale zu entdecken und zu entfalten, die in jedem Menschen stecken.

Bereits in den Monaten der Schwangerschaft, in denen sich jeder Mensch sicher durch eine Nabelschnur verbunden weiß, wird diese Sicherheit angelegt. Im Leibgedächtnis speichert sich das Eingebundensein in eine berechenbare und zuverlässige Umwelt innerhalb des Mutterleibs als eine tief verankerte Erfahrung ein: Die Verbindung zur Mutter über die Nabelschnur ermöglicht es, nach und nach zu wachsen und sich zu entwickeln. Diese Erfahrung des Wachstums durch Verbundenheit zu einem anderen Menschen ist in uns verleiblicht, sodass sie auch unser weiteres Leben bestimmt. Sie ist die Voraussetzung für jede Entwicklung im weiteren Leben.

Wir brauchen die Bindung an einen Menschen, um Vertrauen in unsere (Selbst-) Entwicklung zu gewinnen. Dieser Entwicklungsprozess geht bis zum Lebensende und findet seine Vollendung im Tod. Martin Buber, der große jüdische Philosoph, drückt dieses folgendermaßen aus: *Am Du zum Ich werden*. Deshalb erweist sich eine feste, stabile und glückliche Partnerschaft als einer der besten Prädikatoren für Lebenszufriedenheit, Glück, Wohlbefinden und Gesundheit. Der Wunsch, dass nahe Beziehungen gelingen, ist tief verleiblicht, und die meisten Menschen wünschen sich deshalb eine glückliche, harmonische und vor allem langfristige Partnerschaft (Bodenmann 2016).

Zu diesem Ergebnis kommt auch der Soziologe Müller-Schneider (2019). In einer biokulturellen Analyse der spätmodernen Paargesellschaft weist er nach, dass in einer Welt von nahezu unbegrenzten Möglichkeiten nach wie vor und mit großem Abstand die exklusive und dauerhafte Paarbeziehung zwischen Mann und Frau überwiegt. „Zusammenfassend lässt sich sagen, dass die empirischen Befunde in ihrer Eindeutigkeit kaum zu überbieten sind. Das alltägliche Liebesleben folgt in westlichen Gesellschaften – so irritierend das in unseren spätmodernen Zeiten wirken mag – klar dem konventionellen Muster. Das heißt nicht, dass es keine Neuerungen gegeben hätte, sie verändern aber nicht das Gesamtbild, sondern bekräftigen es zum Teil sogar. Das heutige Liebesleben findet ganz überwiegend in einer festen und sexuell exklusiven Beziehung statt. Die meisten Menschen streben diese als ideale Beziehungsform an. Untreue ist nicht nur recht selten, sie wird heute sogar noch strenger bewertet als vor wenigen Jahrzehnten" (Müller-Scheider 2019, S. 33).

Menschen, die sich mit einer existenziellen Bedrohung ihrer Partnerschaft konfrontiert sehen, reagieren sehr häufig mit Aggressivität (Beer 2006). Betrachtet man unter diesem Gesichtspunkt „hochstrittige Paare", so lässt sich vielleicht ein ganz anderer Ansatzpunkt der Arbeit mit ihnen finden, indem man Aggression immer als in den Diensten des Strebens nach Anerkennung, Beziehung, Kooperation und sozialer Zugehörigkeit stehend betrachtet (Bauer 2009). Dieser Ansatz bedeutet: Paaren wird die Möglichkeit eröffnet, anstelle von Kampf und Rosenkrieg in einem gemeinsamen Entwicklungsweg genau die Erfahrungen zu machen, die sie sich eigentlich wünschen. Der Schlüssel dazu ist Vertrauen, zunächst zum Therapeuten und dann immer mehr zum Partner / zur Partnerin.

John Gottman, einer der bedeutendsten Forscher zum Thema Interaktion von Paaren in Langzeitbeziehungen, bezeichnet Vertrauen als Gegenmittel zu Destruktion (Gottman & Silver 2014). Für Gottman ist Vertrauen nichts Undefinierbares, sondern etwas, das zwischen zwei Menschen wächst. „Es ist ein ganz bestimmter Zustand, in dem beide Seiten bereit sind, zum Wohl des Partners das eigene Verhalten zu ändern. Je mehr Vertrauen in einer Beziehung vorhanden ist, umso mehr achtet man aufeinander und findet Rückhalt im Partner. In einer vertrauensvollen Beziehung freut man sich über den Erfolg des anderen und macht sich Sorgen, wenn er in Schwierigkeiten steckt“ (a. a. O., S. 26). Vertrauenswürdige Partner geben einander zu verstehen, dass sie und die Beziehung einzigartig und nicht ersetzbar sind.

1.4.3 *Wie sich Paare daran hindern, das zu bekommen, was sie suchen und brauchen*

Wer eine Beratung aufsucht und dort von der Therapeutin kein herzliches Willkommen *spürt* (im Unterschied zu *fühlen* bedeutet spüren, eine leiblich prägnante Erfahrung zu machen), wird kaum persönliche Entwicklungsprozesse durchlaufen. Das hängt mit unserem Autonomen Nervensystem (ANS) zusammen, dessen Rolle für die psychische Verfasstheit und wie wir diese erleben von der Polyvagal-Theorie beschrieben wird (Porges 2010).

Das ANS ist die grundlegende neuronale Plattform für alles, was wir erleben. Ob wir uns jemandem zuwenden oder ob wir uns abwenden, wird substanziell vom ANS beeinflusst. In jeder unserer Beziehungen lernt das ANS etwas über die Welt, und infolgedessen entwickelt es Gewohnheiten der Verbundenheit oder der Schutzsuche. Die Reaktion des ANS auf Signale für Sicherheit, Gefahr und Lebensgefahr bezeichnet man als **Neurozeption**. Das sind Signale, die aus dem eigenen Körper kommen, aus der Umgebung oder die durch Kontakte mit anderen Menschen hervorgerufen werden. Wir haben es hier mit einem „Erkennen ohne Gewahrsein“ zu tun, das unterhalb der Bewusstseinsschwelle stattfindet, und es äußert sich ein Bedürfnis, das zwingend erfüllt sein muss, um das Leben zu erhalten. Hier wird deutlich, dass mit dem Begriff Ökologie weit mehr verbunden ist als umweltschonendes Verhalten. Wir Menschen sind eingebunden in eine Mitwelt von Menschen und Tieren, von Natur und allem Unbelebten. Wir können gar nicht anders, als permanent zu spüren, ob es uns hier in diesem Kontext gut geht oder nicht. Je nachdem, wie ein Mensch mit sich selbst im Kontakt ist, kann er spüren und die Signale richtig interpretieren sowie sein bewusstes Handeln danach ausrichten. Im Sinne des eigenen Überlebens, sozusagen als biologischer Imperativ, können wir *eigentlich* gar nicht anders, was mit dem Begriff der **Co-Regulation** bezeichnet wird. Angesichts der Umweltzerstörung durch den Menschen kommen einem allerdings auch Zweifel.

Eine zentrale Rolle für Vertrauen, Wohlgefühl und Beruhigung spielt der Vagusnerv (Breit, Kupferberg et al. 2018), der sich in zahlreichen Windungen durch den gesamten Körper zieht. Er löst Reaktionen aus, die uns zeigen, wie es uns wirklich geht, auch wenn wir das selbst gar nicht wollen. Für den Speichel z. B., der uns vor Appetit im Mund zusammenläuft oder für den vor Schreck trockenen Mund ist der Vagusnerv verantwortlich (Hassler 2019, S. 18).

Aufgrund der reziproken Regulation unserer autonomen Zustände *spüren* wir, ob wir sicher genug sind, um uns auf Verbundenheit, auf eine vertrauensvolle Beziehung zu einem anderen Menschen einzulassen. Wird diese Sicherheit nicht *gespürt*, reagiert das ANS mit Kampf, Flucht oder Immobilisation (Dana 2019). Jeder Mensch hat seine ganz eigene Fähigkeit zu spüren. Im Miteinander entsteht daraus das Dazwischen zweier Persönlichkeiten, die **Zwischenleiblichkeit**. Diese generiert sich immer wieder neu durch die aktuelle Verfasstheit des Einzelnen.

Gottman & Silver (2014, S. 54) bezeichnen solche Situationen als „Mausefalle für Liebende“: Mindestens einer von beiden Partnern nimmt einen (tatsächlichen oder vermeintlichen) Angriff wahr oder verharrt in negativen Gedanken und Gefühlen. Auch wenn es de facto keinen Angriff gab, kommt es zu einer Überflutung mit einem wirkmächtigen Cocktail von Hormonen. Unterhalb der Bewusstseinsebene führt er dazu, dass die Pulsfrequenz und der Blutdruck steigen. Es kommt zu weiteren körperlichen Reaktionen wie Schweißbildung und spürbarem Stress. Das ANS versetzt damit den Betroffenen in die Lage, einen Angriff abzuwehren oder selbst anzugreifen. Gleichzeitig setzt das rationale Denken aus, und die visuelle und akustische Sinnesleistung steigern sich in der Suche nach potenziellen Warnsignalen und Fluchtwegen. Verbunden mit dem sogenannten Tunnelblick befindet sich der Mensch auf einer archaischen Verhaltensstufe. Seine Fähigkeit zuzuhören, Probleme zu lösen oder die Emotionen des Anderen überhaupt zu verstehen ist nicht mehr vorhanden. Keine noch so liebevolle Botschaft erreicht ihn.

Im Folgenden möchte ich Impulse betrachten, die Partner*innen daran hindern können, sich Nähe, Geborgenheit, persönliche Weiterentwicklung und Exploration in ihrer Zwischenleiblichkeit zu ermöglichen. Alle Paare haben bereits die Erfahrung ihrer Verbundenheit gemacht, sonst hätten sie nicht zueinander gefunden. Wie jeder einzelne Organismus ist auch ein Paarsystem in einem permanenten Wachstums- und Entwicklungsprozess. Manchmal ist dieser so heftig, dass es zu Kampf-, Flucht- oder Immobilisationsreaktionen kommt und es anscheinend keinen Zugang zur Co-Regulation mehr gibt (s. o.). Nicht selten wird dann die Beziehung beendet, es wird aber nicht der *Sinn* des Chaos ergründet. Eine Trennung wird so zur „Lösung erster Ordnung“, mit der großen Wahrscheinlichkeit, dass in einer neuen Beziehung alte Muster wiederholt werden.

In einem therapeutischen Prozess hingegen lassen sich Rahmenbedingungen schaffen, die beiden solche Entwicklungs- bzw. Reifungsschritte ermöglichen und sie befähigen, „Lösungen zweiter Ordnung" zu generieren (Schiepek et al. 2013, Haken 2014). Nach einem solchen Prozess erreichen sie als System eine neue Komplexität sowie eine höhere Bewusstheit. Sie können sich *dann* entscheiden, ihre Beziehung fortzusetzen oder nicht. Hat ein Paar Kinder, werden beide infolge dieser erweiterten Komplexität ihre Elternschaft verantwortlich gestalten.

Bleibt die Frage: Wenn die Sehnsucht nach Verbundenheit so groß ist, warum trennen sich Paare überhaupt?

Psychoedukation

Mithilfe einer psychoedukativen Arbeit, in der die Funktionsweise des ANS erklärt wird, lassen sich scheinbar völlig aussichtslose Pattsituationen für die Partner*innen in Richtung Hoffnung und Perspektive entwickeln. Die entspannte Situation mit der Therapeutin lässt sich dahingehend deuten, dass man einander im Modus des *ventralen Vagus,* also in Sicherheit und Verbundenheit, begegnen und deshalb offen sein kann für neue Informationen. In Streitsituationen hingegen aktiviert das *Sympathische Nervensystem* hormonelle Botenstoffe für Kampf oder Flucht. Und wenn jemand gar nicht mehr erreichbar ist, befindet er sich im Zustand der Immobilisation, hervorgerufen durch den *dorsalen Vagus.*

Fallbeispiel:

Ein Mann befindet sich in einer „inneren Emigration" und ist trotz aller Bemühungen über Wochen und Monate für seine Partnerin emotional nicht erreichbar. Das gemeinsame Leben wird zur Hölle. Der Alltag mit zwei schulpflichtigen Kindern, die Berufstätigkeit, all das funktioniert zwar gut, aber der „Friedhofsfrieden" im Paar bringt beide in eine krankmachende Pattsituation. Irgendwann werden auch die Kinder mit ihren je eigenen Überlebensstrategien auffällig. Verschärft durch das Kontaktverbot der Corona-Krise wird die Situation für die Partnerin so unerträglich, dass sie sich am liebsten am *Überlebensast* des Anderen aufhängen möchte. Damit greift sie ein Bild aus der allerersten Sitzung auf, in der maladaptive Verhaltensweisen als „Überlebensast" gedeutet werden, auf den sich jemand in Kindertagen retten konnte.

In der psychoedukativen Aufarbeitung mithilfe der Polyvagal-Theorie wird deutlich: Das „Verstummen" des Mannes in Stresssituationen war in der Herkunftsfamilie mit einem gewalttätigen alkoholkranken Vater eine von vielen „Heldentaten" (siehe dazu Kap. 1.5.2). Die Frau, ein vom Naturell lebenslustiger und aktiver Mensch, musste früh lernen, diese Impulse bei einer stark kontrollierenden, in einem religiösen Zwangskorsett steckenden Mutter zu unterdrücken. So verinnerlichte sie: „In einer nahen Beziehung muss ich für meine Bedürfnisse kämpfen“, und das ohne die Kognition, dass sie dadurch auch erfüllt werden. Sie wusste nicht, wie es ist, für sich selbst Verantwortung zu übernehmen. Immer wieder fragte sie den Anderen deshalb um Erlaubnis, war sich aber trotzdem unsicher, diese auch zu erhalten, und wenn es sie gab, ob sie dann auch ernst gemeint war.

Intellektuell zu verstehen, warum sie immer wieder in dieser „Nummer“ des wochenlangen emotionalen Kontaktabbruchs steckten, war für beide eine Erlösung; sie sprachen von einem „Wunder“. Er, gesteuert durch den dorsalen Vagus als Reaktion auf die Erwartung seiner Frau, Verantwortung für ihr Tun übernehmen zu sollen, und sie, aktiviert durch das sympathische Nervensystem, wie ein Motor auf hohen Touren immer wieder zu versuchen, ihn aus der Immobilisation herauszuholen, ohne auch nur ein Stück vom Fleck wegzukommen.

Diese skizzenhafte Falldarstellung lässt sich konzeptionell durch zwei Studien aus dem Bereich der Ehe- und Partnerschaftsberatung untermauern. Beide weisen auf die Folgen falscher oder mangelnder Mentalisierung hin und dass insbesondere das *Wie* der Beziehungsgestaltung zu Konflikten führt. Dieses Wie des Miteinanders wird in der Herkunftsfamilie gelernt und kommt später, in einer neuen nahen Beziehung, völlig ungefragt ich-synton wieder zur Anwendung. Bei den o. g. Studien handelt es sich um eine prospektive Untersuchung von Klann (2002) und um die Auswertung einer EMNID-Studie von Saßmann & Klann (2004). Im Folgenden werden ausgewählte Ergebnisse dieser beiden wichtigen empirischen Erhebungen vorgestellt.

Die *Problemliste* (PL) (Hahlweg 2016) erfasst typische Partnerschaftsprobleme bzw. Problemkonstellationen bei Paaren. Die Ratsuchenden bewerten insgesamt 23 Bereiche des Zusammenlebens danach, ob hier Konflikte vorliegen und wie sie damit umgehen. Hervorzuheben ist: Über einen Zeitraum von fast 25 Jahren seit Einsatz der PL sind keine Änderungen in der Rangreihe der einzelnen Konfliktbereiche festzustellen! Nach wie vor sind:

- Zuwendung des Partners (65 %),
- Sexualität (64 %),
- Kommunikation / gemeinsame Gespräche (59 %),
- Forderungen des Partners (57 %),
- fehlende Akzeptanz / Unterstützung des Partners (54 %)

die Hauptthemen, die Paare eine Beratung aufsuchen lassen. Der Bereich „außereheliche Beziehungen“ wird erst an 19. Stelle genannt (Klann 2002, S. 98).

Es sind nicht die „harten Fakten“, wie Haushaltsführung (32 %), Berufstätigkeit (29 %), Finanzen (19 %) oder außereheliche Beziehungen (18 %), sondern es sind implizite, unterhalb der Bewusstseinsschwelle liegende Faktoren der Binnenbeziehung eines Paares, die zu unlösbaren Konflikten und damit zu Unzufriedenheit in der Partnerschaft führen.

1.5 Partnerschaft auf Augenhöhe: Ideal oder Möglichkeit?

Im Folgenden wollen wir uns mit einigen wesentlichen Faktoren beschäftigen, die eine Partnerschaft auf Augenhöhe behindern bzw. sie überhaupt möglich machen. Augenhöhe impliziert Gleichberechtigung, auch zwischen Mann und Frau. Der lange Kampf für deren gesetzliche Verankerung begann nach dem Zweiten Weltkrieg. Auf den schlichten Grundsatz *„Männer und Frauen sind gleichberechtigt“* (GG Art. 3 Abs. 2) folgte eine Phase der Umsetzung des Verfassungsauftrags ins bürgerliche Recht, die bis 1957 dauerte. Die gesellschaftliche Auseinandersetzung um eine reale Gleichbehandlung hatte damit aber erst begonnen und hält bis heute an (Witt 2020).

1.5.1 Das Selbst: Stabil oder instabil?

Für eine Beziehung auf Augenhöhe brauchen Menschen ein hinreichend stabiles Selbst, das sich durch eine sozialbezogene Autonomie auszeichnet (Fiedler 2007, S. 399). Letztere ermöglicht einem Menschen, Realitäten eigenständig wahrzunehmen, persönliche Urteile zu entwickeln und zu wissen, woran er glaubt. Er kann ferner klar mitteilen, was er erlebt und fühlt, und für seine stabilen Grundüberzeugungen nötigenfalls auch streiten.

Im Miteinander empfindet er Wertschätzung, Freude und Dankbarkeit und kann das auch benennen und äußern. In einer exklusiven, intimen Partnerschaft kann er klar zwischen sich und seinen eigenen Bedürfnissen und dem Anderen und dessen Bedürfnissen unterscheiden. Er kann auch intuitiv und sicher unterscheiden, ob bestimmte Gefühle, Gedanken, Ideen, Grundsätze und Handlungsabsichten ihm selbst zu eigen sind, von ihm selbst stammen oder ob sie vom Anderen abgeleitet sind. Die Bedürfnisse und Perspektiven des Anderen kann er als autonom und als zum Anderen gehörig würdigen. Die persönliche Entwicklung des Anderen erfüllt ihn mit Freude.

Eine Liebesbeziehung, die auf solchen Grundsätzen beruht, gibt beiden Partner*innen die Freiheit, den ganz eigenen Entwicklungsweg zu gehen.

Ein instabiles Selbst hingegen ist ein erhebliches Hindernis für eine Beziehung auf Augenhöhe. Hier gilt es, Ursachen für die mangelnde Kompetenzen zu dechiffrieren und gleichzeitig Entwicklungsmöglichkeiten durch Erfahrungen der Selbstwirksamkeit aufzuzeigen. Denn laut Bandura (1977) mangelt es Menschen mit einem instabilen Selbst an relevanten Erfahrungen der Selbstwirksamkeit hinsichtlich der Befriedigung ihrer Grundbedürfnisse. Wenig fähig, den eigenen Selbstwert zu spüren, haben sie kaum Kontakt zu eigenen Bedürfnissen und Wünschen. Auch die

Fähigkeit zur Selbstberuhigung ist nur gering ausgeprägt, es mangelt ihnen an Kontrolle über eigene Impulse und Emotionen. Außerdem fällt es ihnen schwer, sich empathisch in den Andern einzufühlen, und es gelingt ihnen kaum, eigene Wünsche für ein gemeinsames Größeres zurückzustellen (Fiedler 2007, S. 300).

In einer Beziehung prägen diese Eigenschaften den Umgang miteinander und damit das emotionale Binnenklima. Sie werden zum zentralen Auslöser für Unzufriedenheit und weitreichendere Beziehungsstörungen. Ein Mensch mit einem instabilen Selbst ist kaum in der Lage, die Verantwortung für die eigene Unzufriedenheit oder das eigene Glück zu übernehmen. Stattdessen wird der Partner dafür verantwortlich gemacht.

1.5.2 *Innere Modelle und Schemata*

Die ersten drei Lebensjahre gelten nach den Bindungsforschern Klaus und Karin Grossmann (2012, S. 61) als Grundlage für das Gefüge psychischer Sicherheit. Menschen entwickeln dann ein „inneres Arbeitsmodell", bezogen auf:

1. Vertrauen in andere Mitmenschen,
2. Selbstkontrolle, die ein Zusammenleben mit anderen überhaupt erst möglich macht,
3. die Motivation, Herausforderungen zu bewältigen, und
4. emotionale Grundlagen für intellektuelles Lernen.

Beziehungsschemata

Um die innerpsychischen Prozesse und die daraus folgenden Handlungs- und Erlebensweisen im zwischenmenschlichen Miteinander zu beschreiben, spricht Grawe von Beziehungsschemata (2000). Er betont damit den *relationalen* Aspekt von Schemata – für ihn die wichtigste Grundlage der menschlichen Beziehungsgestaltung. Schemata sind darauf ausgerichtet, dass Menschen immer wieder ganz bestimmte Arten zwischenmenschlicher Beziehungen eingehen. Bei einem aktivierten Schema ist die psychische Aktivität darauf ausgerichtet, Wahrnehmungen im Sinne der Zielkomponente des Schemas herzustellen.

Menschen suchen für ihre Schemata relevante Situationen auf oder stellen sie her. Lernt man als Paartherapeutin beispielsweise nach einer Trennung eines Paars den neuen Partner einer Klientin kennen, so ist oft verblüffend, wie sehr er dem ersten Partner ähnelt. Nicht wenige Partner*innen machen die schmerzliche Erfahrung, dass sie durch die Trennung „das Problem" meist noch nicht gelöst haben, sondern dass es sich auch in der neuen Beziehung wiedereinstellt. Mit dieser Tatsache lässt sich gut begründen, dass es sinnvoll ist,

Probleme nicht sofort durch eine „Scheidungsberatung“ zu lösen, sondern im Sinne einer persönlichen Entwicklung der Beteiligten dahingehend zu arbeiten, dass die tatsächlichen Probleme im Angesicht des auslösenden Partners geklärt und bewältigt werden.

Aus zahlreichen Interaktionen entwickelt sich im Lauf der Entwicklung – mit beeinflusst vom Temperament des Kindes (Pauli-Pott & Bade, 2002) – das innere Modell des Erlebens und Verhaltens und der damit verbundenen Gefühle. Diese Grunderfahrungen führen im Lauf der Kindheit und Jugend zur Entwicklung weiterer Modelle, die als „Schemata“ (Roediger 2018) bezeichnet werden. Sie lassen Menschen auch im späteren Leben im Sinne früherer Beziehungserfahrungen handeln.

In der immer wieder aufkeimenden Diskussion, inwieweit Verhalten nicht doch wesentlich anlagebedingt ist, machen Grossmann & Grossmann (2004) darauf aufmerksam: Während der Entwicklung des Gehirns sind die entstehenden Hirnstrukturen hauptsächlich die Folge und weniger die Ursachen sozialer Erfahrungen. Denn „eigene Hirnopiate (Endorphine) festigen den Bindungsprozess physiologisch“ (a. a. O., S. 44). Auch laut Bauer (2008, S. 68) hinterlassen diese Erfahrungen eine Art biologischen Fingerabdruck, indem sie das Muster verändern, nach dem „Gene in späterer Zeit auf Umweltreize reagieren“. Dabei können wir von einem lebenslangen Lernprozess ausgehen, in dem sich internale Arbeitsmodelle entwickeln und in ständiger Interaktion des Individuums mit seinem Umfeld zu stabilen, aber *nicht unveränderbaren* „Bindungsrepräsentationen“ werden.

Auch der Paartherapeut kann zu einer Bindungsrepräsentation werden, und zwar zu einer, die sämtlichen bisherigen Erwartungen widerspricht. Bei der Partnerschule beispielsweise handelt es sich um eine *Entwicklungstherapie* des Einzelnen in Verbundenheit mit der Partnerin, gerahmt durch den Therapeuten. Widerfahrnisse wie eine Ehekrise, die nicht auf Anhieb bewältigt werden können, lösen auch im mittleren und hohen Alter noch „den Wunsch nach Schutz und Fürsorge, d. h. Bindungsverhalten, aus“ (Grossmann 2002, S. 55). Deshalb stellt „die kleinkindliche Bindung also kein unveränderbares Schicksal dar“ (Bierhoff & Roman 2010, S. 75), wenn sie in einem heilenden Rahmen gehalten und so als Chance zur persönlichen Reifung und Entwicklung genutzt wird. „Neue feinfühlige und emotional verfügbare Interaktionserfahrungen … helfen im Gehirn vermutlich, sich neu zu strukturieren, und es besteht nochmals eine neue Chance … für Entwicklung“ (Brisch 2006, S. 44).

Alte Verletzungen des Bindungsbedürfnisses können immer wieder reaktiviert werden, beispielsweise durch Äußerungen der Partnerin, die beim Partner vielleicht tief verwurzelte Erfahrungen der Verwundbarkeit und Unsicherheit bestätigen. Plötzlich steht die Zukunft der Beziehung infrage, weil die Partnerin „offensichtlich“ den impliziten Vertrag zwischen beiden zerstört hat, der lautet: füreinander da zu sein, auf den Anderen zu achten und ihm ein Gefühl von Sicherheit zu geben. Der, dem man eigentlich vertraut, ist nicht in der Lage, auf ein tief sitzendes Bedürfnis einzugehen. Wenn Erfahrungen in der Zwischenleiblichkeit so interpretiert werden, sind Wut, Panik und ein überwältigendes Gefühl von Einsamkeit die Folge. Zum Thema Einsamkeit konnte Spitzer (2018) anhand von Metastudien übrigens nachweisen, dass sie eine noch völlig unterschätzte Krankheit ist und zu den häufigsten Todesursachen in der westlichen Welt zählt. Sie begünstigt andere Krankheiten wie Erkältungen, Schlaganfälle, Herzinfarkte und Krebs.

Definition von Arbeitsmodellen

Es wird unterschieden zwischen adaptiven und maladaptiven Schemata. Ein adaptives Schema beispielsweise lässt einen Menschen später im Leben als verantwortlichen, sich seiner selbst bewussten, reifen Erwachsenen planen und handeln. Ein maladaptives dagegen lässt ihn handeln wie ein verletzbares, wütendes oder impulsiv-undiszipliniertes Kind.

Schemata haben die Eigenschaft, die Wahrnehmung, die Konstruktion der Wirklichkeit einschließlich der dazugehörigen Gefühle und körperlichen Reaktionen zu bestimmen bzw. zu versklaven (Young & Klosko 2006).

Innerpsychische Trennung von Handlung und Trauma

Es gibt noch eine andere Möglichkeit, traumatisierende (Kindheits-)Erfahrungen zu betrachten: Der traumatisierte Mensch ist kein „Opfer“, sondern ein „Held“, der Schweres überlebt hat und stolz auf diese Leistung sein kann (Fleckenstein et. al. 2020). Für Betroffene heißt das: Statt sich für das, was ihnen angetan wurde, zu schämen, können sie ihre im Überlebenskampf entwickelten Kompetenzen jetzt nutzen – *abgekoppelt vom Trauma* (Fritzsche & Hartman 2019), z.B. in einem Helferberuf. Das Helfersein *als solches* wird zu einer den eigenen Selbstwert erhöhende Erfahrung (Grawe 2004, S. 250). Wer mit diesem persönlichen Hintergrund Menschen kompetent in ihrem Genesungsprozess begleitet, kann deren Erfahrungen häufig im wahrsten Sinn des Wortes nachspüren. Er kennt den Weg zur Heilung, er ist ihn selbst gegangen.

Anders sieht es aus, wenn der Helfer in der Erwartung handelt, von Vater oder Mutter (auch wenn diese schon lange tot sind) endlich anerkannt und geliebt zu werden. In diesem Fall ist sein Handeln noch vom Trauma der unerfüllten Liebe gesteuert, er ist in der Dynamik der „doppelten Handlungsstrategie“ (Sachse 2019, S. 14) gefangen.

Das Modell der doppelten Handlungsstrategie

Nach diesem Modell gibt es immer zwei Handlungsebenen:

1. Die Motivebene bzw. die Ebene der authentischen Handlungsregulation. Das Motiv könnte z.B. der Wunsch nach Anerkennung oder positivem Feedback von einer relevanten Person sein, um sich als o.k. und liebenswert zu empfinden oder als Person geschätzt zu sehen.
2. Die unbewusste „Spielebene" oder die Ebene der manipulativen oder intransparenten Handlungsregulation. Auf dieser verfolgen Personen interaktionelle Ziele, die nicht wirklich Motive abbilden, sondern häufig explizite, fremdmotivierte Ziele im Sinne von Vermeidungszielen. Das bedeutet, dass die Normen und Regeln meist gar nicht abbilden, was die Person selbst möchte oder was sie tatsächlich zufriedenstellt. Die Person handelt in diesem Sinne nicht authentisch.

Zwischen diesen beiden Ebenen liegt die Ebene der dysfunktionalen Schemata, die i.d.R. aus Überlebensstrategien in der Kindheit resultieren. Sie verhindern, dass auf der Spielebene die Beziehungsmotive oder interaktionellen Ziele befriedigt werden. Wer etwa als Kind durch die Eltern Vernachlässigung, Kälte und Ablehnung erfahren hat, entwickelt die Kognition, wertlos zu sein.

- Auf der Spielebene versucht er, dieses maladaptive Schema der emotionalen Vernachlässigung durch Aufopferung für andere als ständiger Kümmerer oder Helfer zu kompensieren (Roediger 2018, S. 40).
- Auf der Motivebene wird er jedoch nie Befriedigung erfahren, solange er erwartet, durch seine „Aufopferung" von anderen Menschen als Gegenleistung die früh entbehrte elterliche Zuneigung und Fürsorge zu bekommen.

Was bedeutet die innerpsychische Trennung von Handlung und Trauma für die Partnerschaft? Die Kompetenz, Helfer sein zu können, findet ihren Ort im beruflichen Kontext und muss zu Hause nicht mehr zum „Dauerprogramm" in der Zwischenleiblichkeit werden. Der Betreffende lernt immer mehr: Er kann von der Partnerin etwas annehmen, ohne eine Gegenleistung zu erbringen. Und vor allen Dingen lernt er, wie es sich anfühlt, sich in der Beziehung zu entspannen, einfach miteinander zu sein und sich wohlzufühlen.

Mentalisierung

Die Polyvagal-Theorie hilft bei der Entschlüsselung bzw. der Mentalisierung neurobiologischer Mechanismen psychischer Störungen (Porges 2010), wobei die Mentalisierung zur Basis menschlichen Wollens und Handelns wird. Diese Fähigkeit wird in den ersten Lebensjahren angelegt, indem die Handlungen des Säuglings von

Bezugspersonen mit emotionalen und sprachlichen Reaktionen begleitet bzw. gespiegelt werden. Dadurch entstehen miteinander verbundene Repräsentanzen. Bleibt dieser Lern- bzw. Bahnungsprozess aus, bilden sich nur isolierte Repräsentanzen, es können ihnen keine adäquaten Gefühle oder Begrifflichkeiten zugeordnet werden. Diese werden im limbischen System gespeichert und haben keine Verbindung zum präfrontalen Cortex (Hantke & Görges 2012). Für das Überleben bietet das Mentalisierungssystem einen wichtigen evolutionären Vorteil: Das Verhalten anderer Menschen lässt sich, ebenso wie das eigene, verstehen, deuten und voraussagen. Insofern ist es ein Eckstein sozialer Intelligenz und für die verschiedensten Formen von Arbeit, Spiel und Kooperation entscheidend (Wallin 2016, S. 66).

Für Plitt (2020) ist die Förderung der Mentalisierungskompetenz fundamental für die Erweiterung des intersubjektiven Feldes in einer Paarbeziehung und für das Gelingen einer Partnerschaft. Sie hat Einfluss darauf, was die Partner*innen über den jeweils Anderen denken und welches Selbstbild jeder einzelne von sich als Partner*in entwickelt. Denn in einer Partnerschaft ist das Bindungssystem in besonderem Maße bedeutsam, da die Selbstkongruenz an wichtige Beziehungspersonen gekoppelt ist.

1.5.3 Vom Sinn der Vermeidungsschemata

Für die meisten Menschen hat eine Ehe bzw. eine Paarbeziehung eine sehr hohe Bedeutung. Warum verhalten sie sich dann nicht so, dass sie in dieser Beziehung zufrieden und glücklich sind? Die Ursachen dafür liegen u. a. in den Vermeidungsschemata.

Menschen, die in ihrer Herkunftsfamilie vor allem Strategien zum Überleben entwickeln mussten, um sich vor sexueller, physischer, emotionaler Gewalt oder Missbrauch zu schützen bzw. das Erlebte zu bewältigen, sind im Hinblick auf nahe Beziehungen wie Ehe und Partnerschaft in vielfältiger Weise beeinträchtigt. Es gelingt ihnen kaum, in Kontakt mit eigenen Bedürfnissen und Wünschen zu kommen, sie haben geringe Fähigkeiten zur Selbstberuhigung, mangelnde Kontrolle über eigene Impulse und Emotionen und wenig Empathie. Es fällt ihnen schwer, eigene Wünsche zugunsten eines gemeinsamen Größeren zurückzustellen, und nur selten gelingt es ihnen, Erfahrungen zu machen, die den eigenen Selbstwert erhöhen. Als Kind sehnten sie sich nach echter Nähe, mussten sich aber vor verletzender Nähe schützen. Das bringt sie in das Dilemma, sich einerseits nach Zuwendung, Aufmerksamkeit und körperlicher Nähe zu sehnen und andererseits unterhalb der Bewusstseinsschwelle zu signalisieren: „Komm mir bloß nicht zu nahe!“

Etliche Ratsuchende in der institutionellen Ehe- und Familienberatung geben an, in vielfältiger Hinsicht durch den erlebten Erziehungsstil belastet zu sein. 49 % bezeichneten die Erziehung durch ihre Eltern als sehr streng (im Vergleich zu 18 % in der Normalbevölkerung [NB]). 43 % wurden von ihren Eltern nur dann geliebt, wenn sie sich so verhielten, wie ihre Eltern es wollten (13 % in der NB), und 33 % berichteten davon, dass, egal was sie machten, für ihre Eltern irgendetwas falsch war (13 % in der NB) (Saßmann & Klann 2002).

Aufgrund früher Beziehungserfahrungen machten viele Ratsuchende offensichtlich kaum die Erfahrung, in der Lage zu sein, ihre Bedürfnisse und Wünsche zu erfüllen und erlebten nur selten Selbstwirksamkeit. Stattdessen waren sie damit beschäftigt, Stress und Angst zu bewältigen. Dass solche früheren Lernerfahrungen Auswirkungen auf das konkrete Gestalten von nahen Beziehungen im Heute haben, liegt auf der Hand.

Ein Kind, das viel Angst und Stress erlebt, speichert die Erfahrungen im Umgang mit diesen Zuständen und nutzt diesen „Fundus“ bis auf Weiteres, um sein Wohlbefinden zu sichern, so gut es geht. „Je früher sich diese prägenden Erfahrungen im Umgang mit der Angst in das Gehirn eingraben können, je verformbarer die Verschaltungen des Gehirns also zu dem Zeitpunkt sind, zu dem diese Erfahrungen gemacht werden, desto besser sitzen sie für den Rest des Lebens. Sie sehen dann aus wie angeborene Instinkte, lassen sich auslösen wie angeborene Instinkte, sind aber keine angeborenen Instinkte, sondern in das Gehirn eingegrabene, während der frühen Kindheit gemachte Erfahrungen mit der Bewältigung von Angst und Stress“ (Hüther 2001, S. 51).

Es ist naheliegend, dass diese frühen Erfahrungen Auswirkungen auf die *aktuelle* gefühlsmäßige und körperliche Befindlichkeit haben und sich im nahen Miteinander einer Partnerschaft wieder aktualisieren. So berichteten in der EMNID-Studie 82 % der Ratsuchenden davon, in Gefühlsdingen sehr verletzlich zu sein; 78 % meinten, sich zu viele Sorgen machen zu müssen; 71 % sprachen davon, angespannt oder aufgeregt zu sein; 63 % hatten den Eindruck, andere nicht zu verstehen und 60 % berichteten davon, dass es ihnen schwerfalle, etwas anzufangen. Die Unterschiede zu den Normwerten waren hochsignifikant (Saßmann & Klann 2002, S. 94). Viele Befunde zeigen, dass frühere emotionale Vernachlässigung und Missbrauch zu Schwierigkeiten in der Emotionsregulation, sowie zu bindungsvermeidenden oder bindungsängstlichen Beziehungsstilen führen, die das Funktionieren in der Partnerschaft und die Beziehungsqualität einschränken (z. B. Cao et al. 2020).

So wird das WIE in der Herkunftsfamilie zum Arbeitsmodell für eine nahe Beziehung heute. Unsicherheit und Angst in frühen nahen Beziehungen führen als „Überlebensstrategie“ zu Vermeidungsschemata (z. B. echte und tiefe Nähe zu meiden).

Diese schützen zwar vor weiteren Verletzungen der Grundbedürfnisse, verhindern aber gleichzeitig bedürfnisbefriedigende Erfahrungen. Der Mensch steht sich so selbst im Wege, er hat eine sich selbst schädigende Betriebsanleitung für das Miteinander in einer nahen Beziehung entwickelt.

Doch auch Paare, die eine Therapie oder Beratung aufsuchen, haben schon einmal die Erfahrung gemacht, haben eine Ahnung davon: Sie sind in der Lage, Nähe und Geborgenheit zu spüren, mit *diesem* Menschen neben ihnen – in der ersten Zeit des Verliebtseins. Als Therapeut*in sollte man dann hervorheben, dass Nähe und Vertrauen möglich waren und gelebt wurden und dass solche Intimität als ein Teil zu ihrem Miteinander gehört. Ferner, dass beide schon viel *miteinander* geschafft haben: einen funktionierenden Alltag, hinreichend gut gedeihende Kinder, Fürsorge für alte Eltern etc. An diesem Punkt nun, an dem sie miteinander schon viel in puncto Existenzsicherung erreicht haben, könnte doch „Luft" sein, alte, bisher gut verpackte Themen im Sinne der persönlichen Weiterentwicklung zu klären und zu bewältigen. Auf dieser Ressource ihres Miteinanders aufbauend könnte das ein Schritt hin zu einer ganz neuen Intimität sein. Verletzungen aus der Kindheit werden nicht mehr ausgeblendet, sondern sie werden integriert, als zur Lebensgeschichte gehörend liebevoll angenommen. Das eröffnet völlig neue Möglichkeiten, den Anderen zu spüren und zu fühlen. Die Ideen und inneren Bilder über den Partner verändern sich und beeinflussen den Umgang miteinander positiv. Durch die therapeutische Arbeit machen sie dann Erfahrungen von Selbstwirksamkeit. Sie lernen, dass sie in der Lage sind, Berührung zu schenken und sich schenken zu lassen sowie aufrichtige Nähe und Tiefe zu spüren.

Bisher schämten sie sich für das, was ihnen als Kind angetan wurde. Sie hielten eine „gute Kindheit" hoch und waren völlig blockiert, sich mit dem erfahrenen Leid, den Traumatisierungen auseinanderzusetzen. Häufig ist es ihnen sogar gelungen, früh gelernte Überlebensmechanismen wie das der *Aufopferung für Andere* in caritativen Berufen oder im ehrenamtlichen Engagement, z. B. bei der Feuerwehr, für andere Menschen zum Segen werden zu lassen. Für eine persönliche Entwicklung und Reifung ist es allerdings wichtig, die Quelle dieses Verhaltens, die erfahrene Vernachlässigung, Kälte und Ablehnung im Elternhaus, zu dechiffrieren. Denn diese führte zur Kognition, wertlos zu sein, und zu der folgenden möglichen Kompensation: „Wenn ich mich nur aufopfere, mich selbst zurücknehme und den Eltern damit signalisiere, dass ich lieb bin und liebenswert, dann werden sie mir irgendwann die Liebe schenken, die ich verdiene." Wird in einer Ehe diese Art der Aufopferung für den Partner zum Selbstzweck, dann wird Hingabe zu Selbstaufgabe. Noch kann die betreffende Person sich nicht abgrenzen, sie ist noch nicht in der Lage, Stopp oder Nein zu sagen.

„Gerade Krisenpaare neigen dazu, die eigenen Eltern zu schonen, wie schrecklich sie in der Kindheit auch gewesen sein mögen. Eher wird der Partner oder die Partnerin mit all der Wut und Verzweiflung konfrontiert, die sich im Inneren angestaut hat. Trotz oder sogar wegen ihrer entsetzlichen Kindheit stehen Menschen, die eine Paartherapie aufsuchen, im Beruf, ziehen ihre Kinder verantwortungsvoll groß und engagieren sich sozial. Zumindest hätte niemand auf Anhieb den Eindruck, hinter einem Paar mit Sexualstörungen, Krisen, einem ‚Friedhofsfrieden' oder Trennungsabsichten könnte eine traumatisierte Kindheit stehen" (Klees 2018, S. 36).

Paare in der Krise perpetuieren Bewältigungsstrategien traumatisierter Kindheitserfahrungen als Beziehungskonzept. Sie leiden darunter, sind aber nicht in der Lage, die Art und Weise ihres Miteinanders konkret zu benennen, sie spüren sie vor allen Dingen in ihrer Zwischenleiblichkeit. Eine große Hilfe, diesen maladaptiven Beziehungsschemata und deren Ursachen auf die Spur zu kommen, bietet eine Übersicht über 18 verschiedene Schemata (siehe Kap. 4.2.2). Dadurch wächst das Wissen umeinander und das Verständnis füreinander. Hiermit eröffnet sich ein Zugang zu den Auswirkungen des in der Kindheit Erlebten und den dadurch entstandenen Kognitionen und deren Bewältigungsmechanismen: Erduldung, Vermeidung oder Kompensation.

Beispiel: Entstehung und Bewältigung des Schemas *Emotionale Vernachlässigung* (Roediger 2018)

- **Elternverhalten:** Kälte und Ablehnung
- **Kognitionen:** Ich bin wertlos, überflüssig. Ich muss alles selbst tun, weil mir niemand hilft.
- **Erduldung:** Mangel an Selbstfürsorge, Selbstschutz und Selbstorganisation
- **Vermeidung:** Rückzug, „einsamer Wolf", Tagträume
- **Kompensation:** Ausbeutung anderer, Promiskuität oder Helfersyndrom, Aufopferung, stark anklammerndes Verhalten

1.6 Maladaptive Emotionen oder: Tun wir eigentlich das, was wir wollen?

In der Arbeit mit Paaren ist eine der spannendsten und zentralen Fragen: „Wovon hängen selbstschädigende emotionale Verhaltensmuster in Paarbeziehungen ab?" Nicht selten zeigt sich bei der Schilderung eines Konflikts, dass die Partner einander völlig unterschiedliche Intentionen unterstellen, nach dem Motto: *„Ich höre was, das du nicht sagst"* (Pásztor & Gens 2004). Grawe (2000, S. 143) betont, dass das Sich-besser-Verstehen langfristig für eine gute Paarbeziehung wichtiger ist als Know-how in Sachen guter Kommunikation und Problemlösung. Werden die eigenen und die Motive des Anderen geklärt („Was meinst du eigentlich damit, wenn du das sagst?"), führt das nicht selten zu veränderten Intentionen und damit zu einem dauerhaft veränderten Erleben und Verhalten in der Paarbeziehung. Das gemeinsam erarbeitete Wissen und Verstehen dessen, wie es durch die beiden Lebensgeschichten zu dem aktuellen Problem in der Beziehung kommt, hilft, sich aufeinander zuzubewegen, statt sich voneinander abzugrenzen.

Um diese Ursachen nachzuvollziehen, ist es hilfreich, sich mit der Entstehung und Wirkung maladaptiver Emotionen zu beschäftigen. Mir ist bewusst, dass es sich bei dem folgenden Hemisphärenmodell (Grawe 2004, Roth & Strüber 2017) um eine eher naturalistische Betrachtungsweise handelt. Auch wenn sich der Eindruck eines materialistischen Reduktionismus und einer Simplifizierung ergeben könnte, habe ich mich trotzdem für ein solch „anschauliches" Modell entschieden. Von dieser neurobiologischen Beschreibungsebene profitiere ich selbst, und es profitieren auch meine Klient*innen. Jungen Eltern empfehle ich ausdrücklich das Buch von Nicole Strüber (2016): *Die erste Bindung. Wie Eltern die Entwicklung des kindlichen Gehirns prägen.* Eine ergänzende Sichtweise, die meinen eigenen Horizont geweitet hat, war ein Workshop mit Hans Jürgen Scheuerle (2016): *Das Gehirn ist nicht einsam. Resonanzen zwischen Gehirn, Leib und Umwelt* und Thomas Fuchs (2021): *Das Gehirn ist ein Beziehungsorgan.*

Maladaptive Schemata lassen sich in fünf Domänen (Roediger 2018) unterteilen, die sich an den vier Grundbedürfnissen psychischer Gesundheit (Grawe 2000) orientieren. Das Wissen um diese Kategorien und die damit verbundenen Verletzungen der persönlichen Würde eines Menschen hilft, Reinszenierungen alter Szenen im Heute der Zwischenleiblichkeit des Paars zu verstehen und zu dechiffrieren. Alltagspsychologisch wird davon ausgegangen, dass unser Selbst unser Handeln steuert.

Aber was ist eigentlich unser Selbst? Unterschieden wird zwischen einem *expliziten* und einem *impliziten Selbst.* Das explizite Selbst wird in der linken Gehirnhemisphäre verortet, die für unsere dem Bewusstsein zugänglichen Prozesse zuständig ist. Sie ist verbal explizit, in der Welt der Objekte und sachlichen Beziehungen zu Hause, zudem sequenziell, logisch und analytisch. Dieser Teil des Gehirns ist in der Lage, Vergangenheit und Zukunft zu vergegenwärtigen, und ist vor allen Dingen langsam. Die Ergänzung dazu, die rechte Gehirnhemisphäre, repräsentiert das *implizite Selbst.* Sie zeichnet sich durch große Schnelligkeit aus. Beim Autofahren etwa wählen wir automatisch den richtigen Gang oder bremsen schnell bei Gefahr. Dies geschieht nicht bewusst, nonverbal, implizit, prozedural. Die rechte Gehirnhemisphäre steuert unsere Welt als handelndes Subjekt und unsere Affekte. Sie ist holistisch, führt die vielen Informationen, die wir über die verschiedensten Sinneskanäle aufnehmen, zu einer Synthese zusammen und macht eine „Gestalt" daraus. Es ist die Welt der Gegenwart, des Vollzugs und Handelns (Neumann & Naumann-Lenzen 2017, S. 137 ff.).

Der Großteil der Interaktionen eines Paars findet im impliziten Modus statt. Da er nicht dem Bewusstsein zugänglich ist, führen maladaptive Schemata häufig zu Verwicklungen in der Zwischenleiblichkeit. Einer von beiden (oder auch beide) handelt nicht mehr wie eine erwachsene Person, sondern wie ein trotziges, wütendes oder still angepasstes Kind. Aus der Wahrnehmung dieses „verletzten Kindes" werden solche Situationen bewertet und daraus eine Aussage über den Zustand der Ehe oder der Partnerschaft entwickelt. „Flucht", also die Trennung vom Anderen, angetrieben durch ein nicht zur Ruhe kommendes sympathisches Nervensystem, erscheint dann oft als einziger Lösungsweg. Auf die Nachfrage, was sie mit einer Trennung beabsichtigten, was anders sein solle als vorher, wissen die wenigsten eine Antwort, außer: „Hauptsache erst einmal weg!" Natürlich ist häusliche Gewalt oder exzessiver Genussmittel- bzw. Drogenkonsum immer ein triftiger, notwendiger Grund, eine zumindest vorläufige Trennung herbeizuführen.

Adaptive Schemata

Haben die Partner*innen in ihren Herkunftsfamilien adaptive Schemata für das Miteinander gelernt, so werden sie diese implizit auch nutzen, um eine zufriedenstellende Ehe bzw. Partnerschaft zu führen. Adaptive Schemata zeichnen sich etwa durch ein Vertrauen in die Bindung zum Partner aus, d. h. die Sicherheit, im Bedarfsfall verlässliche Unterstützung und emotionale Zuwendung zu bekommen. Sie sind mit einem guten Selbstwertgefühl verbunden und mit der Fähigkeit, sich sozial zu integrieren. Aus der Sicherheit einer autonomen und selbstwirksamen Persönlichkeit heraus ist es möglich, flexibler zwischen der Rückbindung an die Herkunftsfamilie und der Gestaltung des eigenen Lebenswegs mit einem Partner / einer Partnerin zu wechseln. Mit Selbstvertrauen kann man auch Eltern und Schwiegereltern gesunde Grenzen setzen.

Ein klares Identitätserleben ermöglicht in der Partnerschaft eine Balance zwischen Geben und Nehmen, zwischen Zurückstehen und Fordern. Das Miteinander ist durch Respekt für den Anderen gekennzeichnet, und man ist in der Lage, empathisch Rücksicht zu nehmen auf dessen Bedürfnisse, die sich von den eigenen Bedürfnissen unterscheiden. Wenn es um den eigenen Selbstwert erhöhende Erfahrungen geht, ist man in der Lage, ggf. Kompromisse zu schließen und Ambivalenzen auszuhalten. Das macht es möglich, selbst eine völlig andere Perspektive einzunehmen. Ein nicht zu unterschätzendes, wichtiges positiv adaptives Schema ist die Fähigkeit zu Lust, Spiel, Spaß und Spontanität durch das freie Wahrnehmen und einen angemessenen Ausdruck von Empfindungen und Impulsen. Der Blick ist eher darauf gerichtet, Positives hervorzuheben und für das, was man erfährt, Dankbarkeit zu empfinden und zu zeigen (Brüderl 2020).

Maladaptive Schemata

Maladaptive Schemata hingegen bewirken genau das Gegenteil dessen, was Paare sich von einer exklusiven intimen Beziehung wünschen. Trotzdem können die Betreffenden nicht ihre Verhaltensweisen ändern, da sie in ihrem Spüren, Fühlen, Denken und Handeln versklavt sind (Roth 2019). Schon im ersten Gespräch können Äußerungen auf solche unbewussten Abläufe verweisen:

- „Ich kann machen, was ich will, meine Partnerin ist nie zufrieden."
- „Ich finde es total wichtig, gewissenhaft seine Pflicht zu erfüllen. Wie soll denn sonst eine Partnerschaft gelingen?"
- „Ich kann es einfach nicht aushalten, wenn ich nach Hause komme und die Wohnung nicht aufgeräumt ist. Ich arbeite schließlich auch den ganzen Tag."
- „Immer wieder kommt es zum Streit, weil z. B. meine Frau die Spülmaschine nicht richtig einräumt."

Auf keinen Fall darf man sich als Therapeut*in verführen lassen, in diese Themen einzusteigen. Ganz im Gegenteil geht es darum, sich innerlich ein wenig zurückzulehnen, um mit voller Präsenz ein Gespür dafür zu entwickeln, *wie* beide mit solchen Themen ihr Miteinander gestalten und so eine Zwischenleiblichkeit generieren, die sie schließlich in die Beratung geführt hat. Solche „Statements" werden also als Phänomene an der Oberfläche gewürdigt. Eine wertschätzend gestellte Nachfrage: „Woher kennen Sie das aus Ihrem Leben, doch nichts richtig machen zu können?" oder „Woher wissen Sie, dass Pflichterfüllung das Wichtigste ist für das Gelingen einer Partnerschaft?" können zu einem Evidenzerlebnis werden und den Anstoß geben, zu den Zeiten vor Beginn der Partnerschaft vorzudringen. So wird ein erster Zusammenhang zwischen früh gelernten Arbeitsmodellen in der Kindheit und zu manchmal lange zurückliegenden Erlebnissen hergestellt. Ein wichtiges Ziel ist es, den Partnern Wege aufzuzeigen, den verborgen Sinn zu entschlüsseln, warum sie sich genau in *solche* Szenen verstricken, und den damit verbundenen Übertragungsszenen zu entwachsen.

1.6.1 Domäne I: Abgetrenntheit und Ablehnung

Diese Domäne entsteht durch die Frustration des Bindungsbedürfnisses. Ein Säugling ist darauf angewiesen, dass Vater und Mutter seine Signale empfangen und darauf reagieren – z. B. sein Bedürfnis nach Nahrung oder einer trockenen Windel möglichst schnell stillen, ihn hinlegen, wenn er müde ist oder bei innerer Unruhe ihm durch die Wärme eines Körpers Geborgenheit vermitteln. Wird dieses Bedürfnis nur widerwillig oder unregelmäßig erfüllt, gibt es häufige Wechsel zwischen Fürsorge und Alleinlassen, entwickeln sich beim Kind vielleicht Gedanken wie: „Ich bin wertlos und überflüssig“ oder „Alles, was ich habe, werde ich wieder verlieren“. Manchmal missbraucht ein Elternteil das Kind schon früh für seine ganz persönlichen emotionalen Bedürfnisse, macht es zum Objekt und verhindert als „Türsteher“ den Kontakt zum anderen Elternteil (Lang 2011). Dann wird Nähe zu etwas Verschlingendem, vor dem ein Kind sich intuitiv zu schützen lernt, um seine Autonomie zu wahren. Ein Kind, das gedemütigt oder dem vermittelt wird, nicht liebenswert zu sein, fühlt sich leicht für alles verantwortlich und entwickelt dauerhaft Schuldgefühle.

Gegenpol: Reagieren Vater und Mutter hingegen feinfühlig auf das Kind, erlebt es Selbstwirksamkeit. Wenn es um Hilfe, Nähe oder Fürsorge bittet, so macht es die Erfahrung, all das auch zu bekommen. Als erwachsener Mensch wird es in einer Liebesbeziehung in der Lage sein, dies ganz selbstverständlich dem Partner zur Verfügung zu stellen und es im Gegenzug auch anzunehmen.

1.6.2 Domäne II: Beeinträchtigung von Autonomie und Leistung

Jeder Mensch hat das Bedürfnis, eine von anderen unabhängige, eigenständige und lebenstüchtige Person zu sein. Wird in der frühen Kindheit dieses Kontroll- und Sicherheitsbedürfnis frustriert, hat dieser Mensch später Schwierigkeiten, sich anderen gegenüber abzugrenzen. Abgrenzung, sich als ein eigener Mensch mit einem eigenen Raum wahrnehmen zu können, ist die Grundlage von Autonomie.

Ein Kind, dem es bei seinen ersten Gehversuchen in vielfältigster Hinsicht an Unterstützung oder Ermutigung mangelt, wird folgende Gedanken entwickeln: „Ich werde es nie schaffen" oder „Alle anderen können es eh besser". Sogenannte Helikopter-Eltern, die Kinder nichts ausprobieren lassen, die übervorsichtig und ängstlich reagieren, vermitteln ihnen: Die Welt ist gefährlich, unberechenbar und feindlich. Sie machen die Kinder von sich abhängig und so am Ende völlig unselbstständig. Eine derartige systematisch erzeugte Abhängigkeit führt aufseiten der Kinder zu Schuldgefühlen und einer ungesunden Verstrickung mit ihren Eltern. „Dich bringt sowieso jeder Mann zurück!" Das sagte eine Mutter, nachdem ihre 45-jährige Tochter sie in einer Ehekrise um Rat gefragt hatte.

Gegenpol: Eine Familie, in der Vater und Mutter sich auf Augenhöhe begegnen und trotz Schwangerschaft, Geburt und Herausforderungen durch ein kleines Kind weiterhin ihre emotionalen Bedürfnisse und ihre Sexualität miteinander leben, bietet einem Kind die beste Voraussetzung, sich als eigenständiger Mensch zu entwickeln. Schon sehr früh erlebt es Vater und Mutter als Einheit, als Gegenüber. Gleichzeitig macht es die Erfahrung, dass es mit jedem Elternteil eine ganz eigenständige Beziehung und Verbundenheit hat – unabhängig vom jeweils anderen. „Die Triade ist die erste Gruppe im Leben eines Menschen, Vorläufer aller späteren Gruppen. Die psychische und soziale Geburt des Menschen gehen Hand in Hand. Was wir Gemeinschaftsgefühl nennen können, wurzelt in der Triade. Es beinhaltet die Fähigkeit, gleichzeitig zu mehreren Personen unterschiedliche Beziehungen zu haben und alle zusammen als Gemeinschaft wahrnehmen und erleben zu können" (Müller-Pozzi 1995, S. 129).

1.6.3 Domäne III: Beeinträchtigung im Umgang mit Begrenzungen

Ein einfühlsam-kooperativer Mensch ist in der Lage, seine Impulse zu kontrollieren und zu steuern. Mangelnde Selbstkontrolle und Selbstberuhigung hingegen entziehen einer Partnerschaft die Basis und setzen eine Abwärtsspirale in Gang. Bedürfnisse des Anderen werden nicht wahrgenommen, sich selbst stellt man jedoch kaum infrage oder man empfindet es als selbstverständlich, für sich selbst Ausnahmen von allgemein gültigen Regeln beanspruchen zu können. „Natürlich darf ich Geschwindigkeitsbegrenzungen ignorieren und riskant überholen, selbst wenn mein Partner dabei immer wieder Schweißausbrüche bekommt. Ich bin schließlich eine geübte Fahrerin, und noch nie ist *mir* etwas dabei passiert."

Eltern haben die wichtige Aufgabe, ihren Kindern Grenzen zu setzen und auch mal „Nein" zu sagen. Das kann ihnen schwerfallen, wenn sie in der Falle der eigenen Bedürftigkeit stecken. Sie fühlen sich vom Partner nicht genug geliebt, also müssen die Kinder sie auf jeden Fall lieb haben. Die Ursachen für die eigene Bedürftigkeit liegen in der Regel in einer Kindheit, in der es an emotionaler Zuwendung mangelte. Äußerungen der eigenen Kinder wie: „Ich habe dich nicht mehr lieb, Mama!" „Du bist nicht mehr mein Freund, Papa!" machen Angst, weshalb sie versuchen, den Kindern alle erdenklichen Wünsche zu erfüllen. Ihre Absicht: Sie wollen nicht wiederholen, was sie selbst erfahren haben. Deshalb neigen sie zum anderen Extrem und merken nicht, dass sie damit ihren Kindern wichtige Lernerfahrung vorenthalten. Dann wird „Verwöhnung zum Allroundkiller von Selbstkompetenz" (Wunsch 2013, S. 13).

Gegenpol: Eine deutliche Grenzsetzung durch die Eltern und der Widerstand des Kindes sind wichtige Entwicklungsschritte zu einer autonomen Persönlichkeit. Gelassenheit aufseiten der Eltern und eine angemessene Verbalisierung legen Spuren für die Mentalisierung, auch später im Leben eigene Grenzen und die Grenzen anderer zu spüren und zu akzeptieren. „Du bist jetzt sauer, Peter, dass du mit dem Spielen aufhören musst. Dein Feuerwehrauto wartet auf dich, bis du wiederkommst. Du musst dir jetzt sofort die Schuhe anziehen, weil Papa dich in den Kindergarten bringt, und der muss pünktlich zur Arbeit. Dein Freund Kalle wartet sicherlich schon auf dich, und im Kindergarten fangt ihr gleich mit dem Morgenkreis an." Erfährt ein Kind keine Begrenzungen, entwickelt es Gedanken wie: „Ich bin etwas ganz Besonderes"; „Mir steht das zu"; „Ich darf das, und für mich gelten anderen Regeln".

Grenzen sind deshalb so wichtig, weil die Grenze der Ort des Kontakts ist. An der Grenze spürt man den Anderen. Ein Mensch, der früh Grenzen erfahren hat, wird auf sich selbst zurückgeworfen und spürt sich dadurch. Er macht die Erfahrung, dass Freiheit sich nur in Grenzen und Begrenzungen realisieren lässt. Das Spüren der eigenen Grenzen, das Wissen auch um die eigene Begrenztheit ermöglichen es, auch die Grenzen des Anderen und dessen Begrenztheiten wahrzunehmen und zu respektieren.

1.6.4 Domäne IV: Übertriebene Außenorientierung und Fremdbezogenheit

Wenn die Bedürfnisse eines Kindes nicht gesehen oder sogar systematisch übergangen werden, bildet das Kind die Bereitschaft aus, eigene Bedürfnisse und Emotionen zurückzuhalten. Im Interesse des Überlebens unterwirft es sich der Kontrolle der Eltern, um Ärger, Verlassenwerden oder Nachteile zu vermeiden. Genährt durch diese Erfahrungen bilden sich die Kognitionen aus, dass eigene Wünsche und Bedürfnisse keine Bedeutung haben und dass man es anderen recht machen muss, um etwas wert zu sein. Längerfristig unterdrückte Gefühle können sich in einem passivaggressiven Verhalten, in unkontrollierten Wutausbrüchen oder psychosomatischen Symptomen Luft verschaffen.

Manchmal nutzen Bezugspersonen Kinder zur Bewältigung eigener Probleme auch als „Seelentröster". Diese Kinder lernen, sich für die bedürftige Mutter oder den bedürftigen Vater einzusetzen, und meinen, in einem „vorauseilenden Gehorsam" die Wünsche der Eltern erfüllen zu müssen. Die Folge ist eine zu große Identifikation mit den Emotionen anderer und eine entsprechend große Rücksichtnahme. Stehen vor allem sozial erwünschte Verhaltensweisen bei den Eltern im Vordergrund, so kann ein Kind als Erwachsener eine Tendenz entwickeln, die primären eigenen Bedürfnisse aus dem Auge zu verlieren und sie durch Attribute zu ersetzen, wie sie etwa in Lifestyle-Magazinen angepriesen werden.

Gegenpol: Erfahren Kinder dagegen sehr früh, dass sie um ihrer selbst willen geliebt werden, dass Vater und Mutter und andere wichtige Bezugspersonen wie Großeltern und Geschwister Freude an ihnen haben, so ist das die beste Grundlage, sich zu einer stabilen Persönlichkeit zu entwickeln, die ihr Fühlen, Denken und Handeln aus der eigenen Würde heraus als einmaliges Subjekt (Hüther 2018) speist.

1.6.5 Domäne V: Übertriebene Wachsamkeit und Gehemmtheit

Kinder kalter und gefühlsarmer Eltern, die spontanes und lebendiges Verhalten bestrafen, verinnerlichen früh, dass sie solche Impulse besser unterdrücken. Drehen sich Gespräche am Küchentisch hauptsächlich um die eigene Firma und die Maximierung der Gewinne, lernen Kinder daraus: Leistung und die Menge des verdienten Geldes machen den Wert eines Menschen aus. Um geliebt zu werden, muss ich Leistung bringen.

Wenn Lust und Freude als Teufelswerk abgetan und unterdrückt werden, wird ein Kind vielleicht das Gefühl entwickeln, im Kern böse zu sein. Es trägt die Last einer so verstandenen „Erbsünde" und ist auf der Suche nach Fehlern, die bestraft werden müssen. Für Menschen, die so aufgewachsen sind, wird die Ehe zum „Jammertal". Geduldig tragen sie ihr Kreuz, in der Hoffnung, einmal im Jenseits dafür belohnt zu werden.

Wer auf eine der eben beschriebenen Weisen von der eigenen Lebendigkeit abgespalten ist, wird vieles als bedrohlich wahrnehmen. Statt Freude und Lust miteinander und mit den Kindern zu leben gilt es, einen Berg an Arbeit und Verpflichtungen abzutragen. Diese Menschen spüren nicht die Freude des Miteinanders, sondern sind ständig auf der Suche nach mehr. Doch dieses Mehr macht sie nicht glücklich, führt nicht zu einer satten Lebensfreude. Sind die Kinder einmal groß, werden Besuche bei den Eltern zu Pflichtveranstaltungen, denen die Leichtigkeit des Miteinanders fehlt.

Gegenpol: Erleben Kinder dagegen, dass ihre Eltern Freude am Leben haben, miteinander lachen, scherzen und Zärtlichkeiten austauschen, dann spüren sie, dass auch sie hier so sein können, wie sie sind. Sie erfahren, dass Leistung nicht alles im Leben ist, denn für die Eltern sind glänzende Kinderaugen wichtiger als glänzende Fußböden. Sie entwickeln Mut, die Welt zu entdecken und neue Dinge auszuprobieren. Sie wissen sich von ihren Eltern unterstützt und beteiligen sich gerne und selbstverständlich an den vielen großen und kleinen Dingen, die es in einem gemeinsamen Haushalt zu tun gibt. Wenn Eltern fünfe gerade sein lassen können, über sich selbst und die eigenen Fehler lachen, dann lernen die Kinder: Fehler zu machen gehört zum Leben dazu, und sie werden Fehler künftig bei sich und anderen tolerieren. Und vor allen Dingen lernen sie, dankbar zu sein für die vielen großen und kleinen Dinge des Lebens.

1.7 Bindungsstile im Erwachsenenalter

Wenn die Verbundenheit zu einem Partner zur Voraussetzung für die persönliche Entwicklung, die Bindung zum Schlüssel für die Freiheit wird, ist es wichtig, neben den Schemata ein Augenmerk auf die Bindungsstile im Erwachsenenalter zu richten. Denn es sind ja gerade maladaptive Bindungserfahrungen, die Kinder daran hindern, sich aus der Sicherheit der Bindung heraus auszuprobieren und die Welt zu erkunden (Becker-Stoll 2018).

Ursprünglich diente das Konstrukt Bindung als Theorie zur kindlichen Entwicklung, doch Bowlby sah das Potenzial, die gesamte Lebensspanne und die damit zusammenhängenden menschlichen Verhaltensweisen und Beziehungen abzudecken. „Indem man das Bindungsverhalten im Erwachsenenalter als regressiv betrachtet, übersieht man die wichtige Rolle, die es im Leben des Menschen von der Wiege bis zum Grabe spielt" (Bowlby 1997, S. 208). Sicher gebundene Menschen sind z. B. in der Lage, sich in Partnerschaftskrisen auf positive Elemente ihres inneren Arbeitsmodells zu beziehen. „Sie sind davon überzeugt, dass andere Menschen ihnen in Zeiten der Not mit Schutz, Hilfe, Trost, Unterstützung und Rat zur Seite stehen werden. Da sie in der Vergangenheit beschützt, getröstet und geliebt worden sind, halten sie sich selbst auch in der Gegenwart für wertgeschätzt und wertvoll. Ihr starkes Selbstwertgefühl verleiht ihnen zusätzliche Widerstandsfähigkeit, um mit dem Stress und den Belastungen des Lebens fertigzuwerden. Unsicher gebundene Menschen reagieren entgegengesetzt. Werden ihre Bindungssysteme durch Bedrohung oder Herausforderungen aktiviert, überschwemmen negative Erinnerungen ihre Gedanken und Emotionen. Ein gefürchtetes Gefühl der Hilflosigkeit tritt zum Vorschein. Eine Verletzung oder Zurückweisung aus der Vergangenheit erwacht zum Leben. Herausfordernde Situationen werden daher nicht nur als gefährlich und belastend empfunden, sie lösen auch die Angst aus, mit dem Problem alleine dazustehen. Unsicher gebundene Menschen können nicht darauf vertrauen, von anderen in Notsituationen Unterstützung, Trost oder Schutz zu erhalten" (Howe 2015, S. 73).

Für Kinder werden Bindungsstile beschrieben, und ganz ähnlich gibt es sie auch für Erwachsene. Jeder Bindungsstil hat Einfluss darauf, wie Menschen eine emotional wichtige Beziehung führen, sei es zum Lebenspartner, zu den Eltern, Freunden, Kindern oder Kolleg*innen. Da Bindungsstile ich-synton sind, lassen sie sich nur durch Beobachtung von außen diagnostizieren. Wie die Schemata haben sie einen bedeutenden Einfluss auf das Erleben der Zwischenleiblichkeit. Paartherapeut*innen bieten sie einen wichtigen Zugang, um die Organisation des Miteinanders des Paars zu verstehen.

Zur Differenzierung von Erwachsenen-Bindungsstilen wurde das Adult Attachment Interview (AAI, dt.: Erwachsenen-Bindungs-Interview) entwickelt (Main & Goldwyn 1996). Dabei handelt es sich um ein halb standardisiertes Interview zur retrospektiven Erfassung von Bindungserfahrungen und zu aktuellen Einstellungen zur Bindung. In Modul 2 (siehe 4.2.2) wird auf dieses Interview verwiesen, damit die Partner*innen mehr voneinander und ihrem Geworden-Sein erfahren. Gleichzeitig bietet es der Therapeutin die Möglichkeit, Hypothesen zu den Bindungsstilen zu bilden. Im weiteren Lauf der Prozessentwicklung, am ehesten im dritten Modul, wenn hinreichend persönliche Stabilität zur Selbstreflexion erreicht wurde, wird es möglich, gemeinsam mit den Partner*innen ihre Hypothesen zu verifizieren. Verbunden damit werden Informationen, wie sich diese über den Niederschlag früherer Bindungserfahrungen in Bindungsstilen formiert haben. Vor allem kann die Therapeutin Mut machen, denn durch die Art der Erfahrungen im Rahmen der Partnerschule können die Partner*innen einen sicheren Bindungsstil entwickeln. Nicht selten kann man feststellen: Die Partner*innen haben sich die „Trainingspartner“ ausgesucht, die sie jetzt brauchen. Da ist z. B. eine Frau, die in ihrer Herkunftsfamilie keinen Trost und keine Nähe erfahren hat und alles mit sich selbst ausmachen musste. Intuitiv hat sie mit ihrem Partner den „richtigen Griff“ gemacht. Mit ihm kann sie in diesem paartherapeutischen Prozess lernen, dass sie es wert ist, in einer Bindungssituation Trost und Unterstützung zu bekommen. So kommt sie auf Dauer in ein neues Spüren, Fühlen, Denken und Handeln.

In einer Paartherapie treffen wir in der Regel auf folgende Bindungsmuster (Howe 2015, S. 76 ff.), die ihrerseits Auswirkungen auf die Psychodynamik eines Paars haben:

1. Menschen mit einer *autonomen Bindungseinstellung* sind sicher und können sich frei bewegen. Ähnlich wie sicher gebundene Kleinkinder schätzen sie aber auch die Bindung zu Anderen. Wenn sie aus ihrer Kindheit erzählen, sind ihre Aussagen beständig, klar relevant und prägnant. Als Erwachsene können sie ihre emotionalen Erlebnisse reflektieren und realistisch bewerten. Autonome Individuen schätzen ihre Bindungsbeziehungen und -erfahrungen, sind aber objektiv, wenn es um deren Qualität und Eigenschaften geht. In Gesprächen sind sie in der Lage, Fragen zu beantworten und ihre Antworten zu reflektieren. Sie machen deutlich, dass sie auf zugewandte, bedachte und objektive Weise aktiv über das Gesagte nachdenken und es abschätzen.
2. Menschen mit einer *distanziert-beziehungsabweisenden Bindungseinstellung*, ähnlich dem unsicher vermeidenden Bindungsmuster bei Kindern, bagatellisieren alle beziehungsbezogenen und gefühlsgeladenen Erinnerungen. Jede Andeutung, dass Beziehungserfahrungen aus der Kindheit ihre heutige Persönlichkeit beeinflussen könnten, weisen sie weit von sich, das Bedürfnis nach Trost und Unterstützung spielen sie herunter. Ihre Eltern beschreiben sie tendenziell eher positiv, teils idealisieren sie sie sogar. Ebenso verfahren sie mit der Beschreibung elterlicher Fürsorge oder durch die Eltern erfahrene Abwertung. Sie tendieren dazu, das eigene Selbst generell als stark darzustellen, als ein von negativen Erlebnissen unberührtes Selbst.

3. Die *präokkupiert-verstrickte Bindungseinstellung* zeigt Gemeinsamkeiten mit dem unsicher-ambivalenten Bindungsmuster bei Kleinkindern. Betroffene erzählen z. T. wütend von ihren Eltern und deren Erziehungsmethoden. Oft sind diese Erzählungen widersprüchlich, verwirrend und ausschweifend. In der Gegenübertragung ist man als Therapeut leicht genervt, spürt aber auch das dahinter liegende Bedürfnis der Klientin, die Aufmerksamkeit des Gegenübers durch Fragen und Diskussion an sich zu binden und dabei gleichzeitig die Kognition zu haben, von diesem keine Hilfe zu erfahren. Beim „thinking under fire" (Grünewald-Zemsch 2019) ist es wichtig, sich der verleiblichten Szene bewusst zu werden, in der dieser Mensch gerade gefangen ist: Da ist ein Kind, das dringend den Kontakt sucht, um Hilfe zu bekommen. Es muss aber die Erfahrung machen, dass nicht geholfen wird. Aber über das Hin und Her, das sich auch in den Gesprächssequenzen widerspiegeln kann, wird zumindest Kontakt hergestellt und das Gefühl von Einsamkeit und im Stich gelassen zu werden überspielt.

Die beiden letzten Bindungsstile (2 und 3) werden zum Schutz vor einer (erneuten) physischen oder psychischen Traumatisierung entwickelt. Gefühle müssen dafür anästhesiert werden. Zu deren Klärung und Bewusstmachung bedarf es einer ganzen Reihe von den eigenen Selbstwert stabilisierenden Erfahrungen (Module 2 und 3). Erst ein Verständnis der Ursachen ermöglicht es, die bisherigen intimitätsblockierenden Verhaltensweisen liebevoll zu akzeptieren und sie langsam aus der Enge in eine noch unbekannte Weite zu überführen. Jemand, der z. B. aus einer distanziert-beziehungsabweisenden Bindungseinstellung sein Leben gestaltet, spielt sein Bedürfnis nach Trost und Unterstützung herunter, denn es entspricht seinen frühen Erfahrungen als Kind, beides in Bindungssituationen nicht zu bekommen. Als Erwachsener wird er sich im Fall einer lebensbedrohlichen Krankheit eher vom Partner zurückziehen, statt seine Nähe zu suchen und seine Zuwendung anzunehmen. Über genau solche Mechanismen müssen Partner*innen Bescheid wissen, um solche Interaktionen angemessen einordnen zu können und sie nicht als gegen sich persönlich gerichtet misszuverstehen.

Eine besondere Bedeutung gewinnen die Bindungsstile in der Zwischenleiblichkeit der Sexualität eines Paars. Erst wenn jemand eine Ahnung davon hat, warum es für ihn als Kind höchst sinnvoll war, sich vor Nähe und Berührungen zu schützen, kann er jetzt einen Zusammenhang zwischen frühen kindlichen Erfahrungen und seinen spontanen Zurückweisungen der Partnerin herstellen. Ihm wird bewusst: *Jetzt* ist er erwachsen und kann autonom handeln. Folglich kann er auch langsam beginnen, mit Nähe und Intimität in der Sexualität zu „experimentieren" und so in ein neues Spüren zu kommen. Unterstützt wird dieses selbstbestimmte Handeln durch Übungen aus dem fünften Modul, wie etwa „Öffnen und Schließen" (4.5.10).

1.8 Die Bedeutung der impliziten Beziehungsgestaltung für die Emotionsregulierung in nahen Beziehungen und ihre Veränderung

In Stresssituationen, die in jeder Beziehung dazugehören, greifen Menschen unbewusst auf ihre ersten Bindungs- und Beziehungserfahrungen zurück. Diese frühen Erfahrungen prägen einen Menschen hinsichtlich seiner Gestaltung von „nahen Beziehungen" – wie intime Beziehungen, Familie, Nachbarschaft etc. –, und ihr Niederschlag aktualisiert sich in den Interaktions- und Kommunikationsabläufen seiner Erwachsenenbeziehungen, z. B. in einer Partnerschaft. Diese „alten Filme", früh erlebte Szenen im „Schoß der Familie", mit Eltern und Großeltern, Geschwistern, Nachbarn, Geistlichen …, sind im Leibgedächtnis gespeichert und reinszenieren sich. „Verletzungen des Bindungs- und Kontrollbedürfnisses in den Beziehungen mit den ersten Bezugspersonen hinterlassen tiefe Spuren im neuronalen System. Die wichtigsten sind überschießende Stressreaktionen schon bei relativ geringen emotionalen Belastungen, eine dysfunktionale Regulation autonomer Erregung und eine sehr leichte Aktivierung des Vermeidungssystems. Das wirkt sich später in allen möglichen Lebenslagen negativ aus und macht den Bereich positiver Erfahrungen lebenslang kleiner, als er sonst sein könnte. In der Psychotherapie kommt es darauf an, diese früh erworbenen problematischen neuronalen Erregungsbereitschaften aktiv zu hemmen durch damit unvereinbare, neu zu bahnende neuronale Erregungsbereitschaften, und statt ihrer andere, bedürfnisbefriedigendere neuronale Erregungsmuster für die Gestaltung zwischenmenschlicher Beziehungen aufzubauen" (Grawe 2004, S. 442).

Deshalb werden frühe Erfahrungen dechiffriert, um zu verstehen, wie sie sich im Miteinander wiederholen, welche Bedeutung sie haben, und um herauszufinden, inwiefern sie einem wohlwollenden und zufriedenen Miteinander im Weg stehen. Dann lässt sich nachvollziehen: Eigentlich konnte man gar nicht anders, als sich immer wieder so miteinander zu verstricken. Das Grundbedürfnis nach Orientierung und Kontrolle wird so befriedigt, und die sich daraus ergebende Entspannung wird in der Folge zum Motor, sich auf die nächsten Herausforderungen einzulassen, nämlich in ein neues Spüren, Fühlen, Denken und Handeln zu kommen. Das Verständnis aber ist die Basis, sich überhaupt auf die Anstrengungen, den emotionalen Schmerz und das Üben eines ganz anderen Miteinanders einzulassen.

Jede Therapiesituation ist immer auch gekennzeichnet von der impliziten Beziehungsgestaltung des Therapeuten. Deshalb fordert Grawe (2004, S. 436) in seinen Leitregeln für die Gestaltung einer Therapiesitzung dazu auf, immer wieder ein Augenmerk darauf zu richten, welche impliziten Wahrnehmungen die Klienten im

Moment machen. Welche Bedeutung hat das, was sie gerade erleben, für ihre motivationalen Ziele und ihre Grundbedürfnisse? Denn alles, was im impliziten Funktionsmodus abläuft, wird nicht thematisiert, hat aber entscheidenden Einfluss auf die psychischen Prozesse der Klienten, denn hier werden sowohl Schemata als auch Bindungsstile aktiviert. Wann immer hilfsbedürftige Menschen, hier das Paar, sich an einen „Stärkeren", „Klügeren", „Weisen" (den Therapeuten) wenden, sprechen wir von einer Bindungssituation. Eine *Willkommenskultur wird zum Türöffner für gelungene Beratungsprozesse* (Sanders 2020). Eine akzeptierende, wohlwollende Atmosphäre ermöglicht es zu hören, was *zwischen* den Zeilen gesagt wird sowie körperliche Reaktionen zu registrieren, um eine Ahnung davon zu bekommen, welche Arbeitsmodelle sich *hinter dem Gesagten* verbergen. Denn: Ein Schema (Arbeitsmodell) ist nicht direkt zu beobachten, sondern wird nur als Modus (bedürftiges Kind) in seinem Aktivierungszustand erlebbar. Gleichzeitig kann aus der Art der Erzählung deutlich werden, welchen Bindungsstil der Einzelne bevorzugt. Dazu einige Beispiele aus Sitzungsprotokollen:

Beispiel 1:

„Das Paar berichtete während der ersten Beratungssitzung freundlich-höflich-respektvoll, langsam und bedacht über Gründe, sich Hilfe zu suchen. Je vertrauensvoller sich die Gesprächsatmosphäre gestaltete, desto mehr gaben beide ihre vorsichtige Zurückhaltung auf und vermochten immer besser von Einzelheiten und ihren Empfindungen zu berichten."

In Paarbeziehungen hat häufig derjenige, bei dem es „läutet", den Eindruck (meist sogar die feste Überzeugung): Der, der das Klingeln auslöst, ist der Verursacher. Die Folge sind Streit, Vorwürfe, Feindseligkeiten, Beleidigungen oder andere für den Partner unbegreifliche Verhaltensweisen. Das zu klären gelingt Paaren in der Krise nicht mehr. Einer oder beide verhalten sich wie ein verletztes, wütendes oder undiszipliniertes Kind. So werden im Verlauf einer Therapiesitzung nicht selten spezifische Handlungsweisen bestimmter maladaptiver Schemata, sei es als Überkompensation, Vermeidung oder Erdulden, in aller Deutlichkeit beschrieben. Beziehungen bewegen sich deshalb oft in einem „Feld", das durch erlernte Schemata bestimmt ist.

Beispiel 2:

Im Folgenden wird deutlich, dass ein Partner durch das *Schema der Unterwerfung* in seiner Wahrnehmung und seinem Verhalten seiner Partnerin gegenüber gesteuert wird. Da die anwesende Partnerin dieses auch hört, wird es ihr möglich, die Schwierigkeit ihres Mannes, eine eigene Meinung ihr gegenüber zu vertreten, in einen neuen Bedeutungszusammenhang zu stellen.

> „Meine Oma wohnte im Erdgeschoss und hatte im Sommer immer die Fenster offen, und wehe, sie bekam mit, dass man mal ein unanständiges Wort sagte oder sich mit anderen stritt. Dann wurde nicht gefragt, wieso das so war, dann hieß es sofort: ‚Ab nach Hause!' Da gab es dann Stubenarrest, und man kam nicht mehr raus. Das war natürlich sehr unschön, also habe ich sehr früh gelernt, brav und folgsam zu sein, damit es keinen Stress gibt."
>
> „Wenn es später in meiner Kindheit, als wir wieder bei den Eltern wohnten und ich zur Hauptschule ging, sehr unangenehme Situationen gab, schluckte ich die Dinge einfach runter und versuchte, das irgendwie mit mir selbst abzumachen. Auf jeden Fall habe ich nicht aufgemuckt, sondern habe mich eher untergeordnet. Konflikte habe ich eigentlich eher als bedrohlich empfunden und bin ihnen aus dem Weg gegangen."

So werden aktive maladaptive Schemata durch damit einhergehende Verhaltensweisen, etwa Unterwerfung, zu Ursachen für Interaktions- und Kommunikationsstörungen. Und das macht Stress!

Stress hängt nicht von objektiven Fakten ab, sondern davon, wie jemand das Ausmaß seiner Kontrolle über die jeweilige Situation erlebt. Nicht die unangenehmen Erfahrungen in einer Beziehung bewirken Stress, sondern das Gefühl, ihnen machtlos ausgeliefert zu sein. Weiß man als Partner nicht, was der Andere im nächsten Moment tut, löst das Stress aus. Dieser Stress ist höchst ungesund, denn er führt zu Bluthochdruck, Magengeschwüren, Impotenz, Libidoverlust, Infektionskrankheiten und zu einer Verkürzung der Lebensdauer.

1.9 Selbstwirksamkeit – der Schlüssel zur Selbstwerterhöhung und zum Selbstwertschutz

Viele höher entwickelte Säugetierarten, z. B. Ratten oder Affen, haben ein Bedürfnis nach Bindung, Kontrolle und Orientierung sowie nach Lustgewinn und Unlustvermeidung. Ein spezifisch menschliches Bedürfnis dagegen ist das nach Selbstwerterhöhung und -schutz. So sieht Alfred Adler (1920, 1927) das Streben nach Überwindung eines Minderwertigkeitsgefühls als wichtigste Motivationsquelle des Menschen an. Negative Erfahrungen eines Kindes hinsichtlich seiner Bindungs- und Kontrollbedürfnisse haben einen starken Einfluss auf das sich entwickelnde Selbst und führen dazu, dass sich diese negativen Kognitionen über sich selbst zu einem abwertenden Selbstbild und einem mangelnden Selbstwertgefühl entwickeln. Beides ist schwer zu verändern, weil die Betroffenen nichts anderes erlebt haben, es ist ich-synton.

Diesen schweren schmerzlichen Weg der Erkenntnis und Veränderung beschreibt Ernst-Marcus Thomas (2020). Er konnte sein Psychologiestudium mit dem Schwerpunkt Persönlichkeitspsychologie erfolgreich abschließen, ohne sich bis dahin auf die Schliche gekommen zu sein, warum seine Liebesbeziehungen immer wieder scheiterten.

Jemand, der seitens der Eltern Vernachlässigung, Kälte und Ablehnung erfahren hat, wird das Schema *Emotionale Vernachlässigung* generieren. Für sein Selbstbild heißt das, dass er die Kognitionen entwickelt, wertlos und überflüssig zu sein. In der Bewältigung dieses Schemas vermeidet er vielleicht soziale Kontakte oder in der Kompensation opfert er sich für den Anderen auf und zeigt stark anklammerndes Verhalten (Roediger 2016, S. 86). In seinem Bindungsmuster ist er vielleicht unsicher verstrickt, tut aber alles Mögliche, um dem Anderen zu gefallen. Gleichzeitig wird er emotional nicht satt, weil aufrichtig gemeinte Zuschreibungen wie: „Du bist schön! Du gefällst mir! Ich liebe dich!“ ihn nicht erreichen. So löst er bei dem Anderen den Eindruck eines „Fasses ohne Boden“ aus. Er klagt über mangelnde Liebesbeweise, kann diesen aber nur schwer Glauben schenken.

Auch hier handelt es sich eine doppelten Handlungsregulation (Sachse 2019; siehe Kap. 1.5.3). Auf der „Spielebene“ verhindern dysfunktionalen Schemata, dass die Beziehungsmotive befriedigt werden. Konkret bedeutet das: Trotz aller Mühen kann die Partnerin nie die Wunde heilen oder stillen, die in Kindertagen geschlagen wurde. „Menschen mit Beziehungstraumata und traumatischen Erfahrungen psychischer oder sexualisierter Gewalt suchen in der Welt (…) aktiv nach einer guten, idealen Beziehung, die ihnen immer gefehlt hat, in der sie Sicherheit und maximale Achtsamkeit finden ohne Eigeninteresse des anderen. Sie suchen wie ein Kind nach einer Beziehung, in der sie nie verlassen, nie enttäuscht oder gar traumatisiert werden" (Sachsse 2009, S. 190).

Schema und Modus

Der Schlüssel, diese Wunden zu heilen und vernarben zu lassen, ist, ganz im Sinne des Grundbedürfnisses nach Orientierung und Kontrolle, zunächst einmal die Psychoedukation, um die Zusammenhänge und Unterschiede von Schema und Modus zu verstehen.

Während ein Schema das Verhalten z. B. in einem bestimmten Persönlichkeitsbereich steuert, zeigt sich diese Steuerung in unterschiedlichen Modi. Das Schema bleibt lebenslang, die Modi aber, also die Art und Weise, damit umzugehen, sind veränderbar.

Für ein Paar bedeutet das: Wegen der Modi müssten die beiden sich nicht trennen. Wie alle Systeme hat auch ihr System die Tendenz, sich selbst zu erhalten (Haken 2014), ein Prozess der Selbsterhaltung, der als Autopoiese bezeichnet wird. Nicht selten versteckt sich z. B. hinter einem Wutausbruch die Angst, die Partnerin zu verlieren. Lernt der Partner im Rahmen der Therapie, diese Angst zu benennen, setzt sofort eine Veränderung des Systems ein. Ganz plötzlich ist dichte Nähe zu verspüren (Johnson 2009). In Kontakt mit seinen eigenen Gefühlen zu kommen und der Partnerin daran Anteil zu geben wäre eine „Lösung zweiter Ordnung", die dem Systemerhalt dient. Die Paartherapie hat demnach die Aufgabe, durch Erfahrungen der *Selbstwirksamkeit* Paare nicht eine „Lösung erster Ordnung" (= die Trennung vom Partner) ansteuern zu lassen, sondern durch Autopoiese Lösungen zweiter Ordnung zu generieren, die ein befriedigendes Miteinander ermöglichen (Schiepek et al. 2013).

Es gilt, einen Rahmen zu schaffen, in welchem die einzelnen Partner in Anwesenheit des Anderen Neues erleben, nämlich sich ihren Grundbedürfnissen anzunähern, die entsprechenden Erfahrungen zu machen zu können und damit den Anderen als sichere Konstante auf dem eigenen Lebensweg zu erfahren. Die zentrale These zur Veränderung maladaptiver Emotionen lautet demnach: Macht ein Partner *Erfahrungen* der Selbstwirksamkeit, indem er sich seiner Partnerin so mitteilt, dass er hinsichtlich seiner intimen Bedürfnisse Zuwendung, Aufmerksamkeit, Berührung und Unterstützung bekommt, und ist er auch in der Lage, das zu erwidern, verändert sich die Beziehung hin zur Zufriedenheit.

1.10 In der Therapie Erfahrungen ermöglichen

„Erzähl mir etwas, und ich werde es vergessen.
Lass mich zuschauen, und ich werde es erinnern.
Lass es mich selber machen, und ich werde es können."

Konfuzius (551 v. Chr.)

Anders als Wissen sind Erfahrungen nicht lehrbar; sie müssen aufgrund ihrer leiblichen Erlebensdimension in Übungen strukturiert eingesetzt werden. Diese grundlegende Erkenntnis stelle ich hier voran. Oder, anders ausgedrückt: „Reden ist Silber, real erfahren ist Gold" (Grawe 1995, S. 136).

Erfahrungen gehen unter die Haut, und ähnliche Erfahrungen werden zu einer *Haltung.* Dieser Satz von Konfuzius betrifft nicht nur Ratsuchende, sondern vor allem auch alle Kolleg*innen, die die Partnerschule als Paartherapie einsetzen wollen. Bevor man eine Übung mit einem Paar macht, z. B. mit Plastiziermasse eine Figur zur impliziten Diagnostik formt, sollte man selber die Erfahrung gemacht haben, wie das ist, mit geschlossenen Augen die Gestalt der eigenen Paarbeziehung mit dieser Masse auszudrücken und sich durch expressives Schreiben davon beeindrucken lassen. Vielleicht ist es auch möglich, eine Kollegin oder die eigene Partnerin darum zu bitten, z. B. die Induktionshypnose (4.1.13) vorzulesen, und es dann selbst auszuprobieren. Eine weitere Möglichkeit wäre die Teilnahme an einer Kompaktfortbildung zur *Paartherapeut*in der Partnerschule.*

Erst eigene Erfahrungen helfen, Paare zu motivieren, sich auf diese ganz andere Art therapeutischen Arbeitens einzulassen. Darüber hinaus bedarf es weiterer wichtiger Rahmenbedingungen.

Jede Partnerin empfindet ihre eigenen Verhaltensweisen meist als „ganz normal". Wenn nur der Andere aufmerksamer, netter, einfühlsamer etc. wäre, hätte man nicht die Probleme. „Ich wünsche mir Nähe von dir und bekomme sie nicht." „Ich weiß nicht, wo ich mit dir dran bin, ob du mich überhaupt noch lieb hast." „Du hast gar nicht im Blick, was ich alles für dich und für die Beziehung tue." „Ich fühle mich überhaupt nicht mehr wohl mit dir und frage mich, ob es nicht besser ist, dass wir uns trennen." Hinter diesen Vorwürfen bzw. Statements steckt ein Spüren, dass man nicht bekommt, was man sich im Sinne der psychischen Gesundheit in einer nahen Beziehung wünscht. Das sind laut Grawe (2000) die Bedürfnisse nach Bindung, Orientierung und Kontrolle, den eigenen Selbstwert erhöhenden Erfahrungen und zuletzt das Bedürfnis, Unlust zu vermeiden. Weil sich die Verletzung dieser Grundbedürfnisse in der Art und Weise des Miteinanders aktualisiert, entsteht Leid. Und erst dieses Leid motiviert Paare, eine Paartherapie aufzusuchen.

Therapeutische Allianz

Die Art und Weise, wie ein Mensch mit körperlichen Widerfahrnissen wie Krankheit und Schmerz sowie mit psychischen Belastungen wie Bedrohung, Herausforderungen, Enttäuschungen und Niederlagen, Beschämung und Ausgrenzung umgeht, macht den Kern seiner Persönlichkeit aus. Dieser Kern bildet sich sehr früh heraus und hängt mit der vor- und nachgeburtlichen Entwicklung des Cortisolsystems zusammen.

Die therapeutische Allianz zwischen Ratsuchendem und Therapeuten sowie der Glaube, helfen zu können bzw. Hilfe zu erhalten, führt bereits zu einer schnell einsetzenden Linderung psychischen Leidens. Diese Bindungssituation bewirkt eine massive Erhöhung des Oxytocinspiegels und dadurch eine erhöhte Ausschüttung endogener Opioide und Serotonin sowie eine Senkung des Stresshormonspiegels (Cortisol). So kann es sein, dass Klient*innen bereits nach wenigen Gesprächen den Eindruck haben: „Jetzt geht's besser, es reicht." Bei Fällen leichterer psychischer Störungen, besonders bei solchen, die nicht mit einer frühkindlichen Traumatisierung zusammenhängen, liegt hier vermutlich der Grund für einen wesentlichen Therapieerfolg. Bei Ursachen und Folgen einer tiefgreifenden Traumatisierung jedoch, hier sind z. B. Bindungstraumatisierungen (Brisch 2017a, b, Riggs 2017) zu nennen, stellen sich nach kurzer Zeit die Beschwerden wieder ein (Roth & Strüber 2017).

Die entscheidende Herausforderung für uns Therapeut*innen besteht darin, aufbauend auf diesem wichtigen Prozess der ersten Phase, für eine zweite, oft langwierige Phase der Therapie zu motivieren und diese einzuleiten. Hier geht es vor allem um ein implizites Umlernen tief eingegrabener Gewohnheiten des Spürens, Fühlens, Denkens und Handelns, wobei die Neubildung von Nervenzellen in limbischen Strukturen eine wichtige Rolle zu spielen scheint. Die reine Einsicht in die Ursachen der Störung hilft nur sehr wenig. Viel wichtiger sind das fortbestehende Vertrauensverhältnis zwischen Therapeut*innen und Ratsuchenden sowie eine ständige Ermutigung und Richtungsgebung. Heilung können wir niemals „machen", denn Heilung ist immer Selbstheilung. Als Therapeut*innen können wir lediglich einen Rahmen zur Verfügung stellen, in dem die Partner diese Arbeit selber leisten (Roth & Strüber 2017).

Die therapeutische Allianz zeichnet sich durch ein Beziehungsangebot aus, das man als begrenzte und begrenzende feinfühlige, elterliche Zuwendung beschreiben kann (Grawe 2010, Roediger 2016). Vor uns sitzen tatsächlich „verletzte und bedürftige Kinder", da Paarkonflikte häufig aktualisierte Schemata sind, die auf der Modus-Ebene ausgetragen werden. In der Begegnung *mit uns* Therapeut*innen machen sie Erfahrungen von Bindung, wenn wir ihnen z. B. anbieten, uns jederzeit eine E-Mail schreiben zu können, die wir verlässlich innerhalb von zwei Tagen beantworten. Sie entdecken für sich die Welt als einen berechenbaren Ort, weil wir das, was wir tun, erklären – soweit es möglich ist. Sie machen den eigenen Selbstwert erhöhende Erfahrungen, da wir mit ihnen gemeinsam nach Gelingendem in ihrem Leben suchen und vor allen Dingen auf Positives hinweisen, das sich gerade im Moment vor unseren Augen abspielt, etwa ein zugewandter wohlwollender Blick zur Partnerin. Wenn zum Ende einer Sitzung Worte wie „Hoffnung" oder „Perspektive" fallen, die Ratsuchenden irgendwie spüren, dass sie hier zur richtigen Zeit am richtigen Ort sind, haben sich unsere autonomen Nervensysteme unterhalb der Bewusstseinsschwelle getroffen und unser gemeinsames Bedürfnis nach Co-Regulation befriedigt. So entsteht eine Verbundenheit, eine vertrauensvolle Beziehung zwischen dem Paar, und sie wird zur Grundlage für den therapeutischen Prozess (Grawe 2000, 2004, Porges 2010, Rahm & Meggyesy 2019).

Neben dem Aufbau eines Vertrauensverhältnisses sind wir als Paartherapeut*innen auch für die Richtungsgebung verantwortlich. Eine subjektive Zufriedenheit mit der Partnerschaft etwa ist kein Ziel, das man direkt ansteuern könnte, vielmehr sie ist immer das Resultat lebendiger Erfahrungen, und diese hören eigentlich nie auf, bis sie ihre Vollendung im Tod finden. Neben dem aktuellen Leid in der Beziehungsgestaltung bedarf es eines höchst attraktiven Ziels, das den Einzelnen motiviert, sich auf diesen persönlichen Entwicklungsprozess im Angesicht des Partners einzulassen. Jeder Mensch hat das Ziel, sich immer mehr zu dem Menschen zu entwickeln, der in ihm angelegt ist; in sich seine eigene Würde zu entfalten (Hüther 2018). Das Besondere dieses Ziels in einer Partnerschaft hat Martin Buber (1983) aufgegriffen, wenn er davon spricht, am „Du zum Ich zu werden".

Zusammenfassung: Die Partnerschule: Bindungsorientiert – haltend – zielorientiert!

Paartherapie hat die Aufgabe, emotionale Blockaden, die in den tiefen Schichten des limbischen Systems (Roth 2019) durch frühe Lebenserfahrungen abgespeichert sind und sich in maladaptiven Emotionen einen Weg nach oben bahnen, in einem gemeinsamen Entwicklungsprozess mit dem Einzelnen im Angesicht der Partnerin zu adaptiven Verhaltensweisen zu verändern. Der Aufbau einer *sozial bezogenen Autonomie* wird dabei zum Leitgedanken (Fiedler 2007). Diese ermöglicht dann im Miteinander neues Spüren, Fühlen, Denken und Handeln (Reinelt 1996). Ein Schlüssel für diese Entwicklungsprozesse ist das Verstehen der Funktionsweise des Autonomen Nervensystems (ANS), wie sie durch die Polyvagal-Theorie (Porges 2010) nahegelegt wird. Da ein „Darüber-Reden" nur die oberen Bereiche des limbischen Systems erreicht, bedarf es eines Rahmens, in dem Paare miteinander Erfahrungen der Selbstwirksamkeit machen und in dem sie das, was sie sich an Nähe, Zuwendung und Geborgenheit wünschen, auch tatsächlich einander zu Verfügung stellen können. Die Integrative Therapie (Petzold 2003) mit ihren unterschiedlichen Zugängen zum Menschen bietet einen Rahmen, dieses Ziel zu erreichen.

Legt man ein Ziel im Rahmen einer Paartherapie fest, ist man herausgefordert zu beschreiben, wie man genau dieses Ziel erreichen will. Es wird so aber auch möglich, die Zielerreichung zu evaluieren und zu überprüfen. Seit den Anfängen (Sanders 1997) wurde und wird die Partnerschule kontinuierlich weiterentwickelt, um Elemente zu integrieren, die diesem Ziel nützlich sind. Das wurde auch begleitend durch prospektive quantitative Studien (Sanders 1997, Kröger & Sanders 2002, 2005, Kröger 2006) und retrospektive qualitative Studien (Lissy-Honegger 2015, Damaschke 2016, Löwen 2016) geleistet. Deshalb wird die Partnerschule in der *Grünen Liste Prävention* (2016) geführt, der Datenbank empfohlener Präventionsprogramme beim Justizministerium in Niedersachsen.

Die o. g. Studien beziehen sich vor allem auf solche Paare, die neben der Einzelberatung auch an Gruppen teilgenommen haben. Da aus den unterschiedlichsten Gründen manche Paare nicht an einer Gruppe teilnehmen wollen bzw. können und auch Kolleg*innen diese nur begrenzt zu Verfügung stellen, ist der Schwerpunkt dieser Veröffentlichung, die Durchführung der Partnerschule im Setting mit einem Paar zu beschreiben. Eine prospektive Wirksamkeitsstudie dazu ist in Arbeit.

2. Die Partnerschule als Paartherapie im Integrativen Verfahren

2.1 Besonderheiten der Integrativen Therapie (IT)

Was bedeutet der Zusatz „im Integrativen Verfahren"? Mit „integrativ" ist ein grundlegendes Verständnis der therapeutischen Beziehung und des therapeutischen Prozesses gemeint: Die leibliche Orientierung im Menschenbild weist dem Prozess das Ziel zu, dass die zwischenmenschliche und zwischenleibliche Dimension wächst. Das Paar arbeitet (konzeptionell auch als Ziel zu verstehen) an seiner leiblich und mental repräsentierten und erfahrbaren Grenze zwischen Ich und Du in der triadischen Beziehung zum Therapeuten. Dabei spielen neben der Sprache die Arbeit mit dem Körper (Tafler 2008, Hofmann 2010, Lissy-Honegger 2015) und kreative Ausdruckmöglichkeiten, die ich hier als „musischen Raum" bezeichne, eine zentrale Rolle. Das Wort „integrativ" wird in der Therapieszene immer häufiger verwendet. Deshalb möchte ich im Folgenden einiges zum Thema *Integratives Verfahren* sagen.

Die Anfänge integrativer Theorie, Praxeologie und Praxis datieren Mitte der 1960er-Jahre. Die Begründer*innen dieses Ansatzes, Hilarion Petzold und Johanna Sieper (1940–2020), seit 1974 auch Ilse Orth und Hildegund Heinl (1919–2005), haben dieses komplexe Verfahren und seine vielfältigen Methoden und Anwendungsformen als einen „bio-psycho-sozial-ökologischen Ansatz in der Lebensspanne" mit einer klaren entwicklungspsychologischen Orientierung erarbeitet (Sieper 1971). Ausgehend von der „anthropologischen Grundformel" der Integrativen Therapie (Petzold 1993) werden Menschen als „Körper-Seele-Geist-Wesen im sozialen und ökologischen Kontext und Kontinuum" gesehen. Aus dieser Sichtweise entstand eine „Integrative Humantherapie". Ein wichtiges Anliegen der Begründer*innen ist, den Menschen nicht auf einen Teilbereich (wie im medizinischen Paradigma: für Kopfschmerzen gibt es eine Tablette) zu reduzieren, sondern ihn in all seinen Dimensionen zu erfassen. Letztere haben nicht nur eine grundlegende Relevanz für Gesundheit, Wohlbefinden und Persönlichkeitsentwicklung, sondern im besonderen Maße auch für Störungen, Erkrankungen und Lebensprobleme. – Ein Bogenschütze würde seine Bewusstheit auch nicht allein auf die Hand richten, die die Sehne des Bogens spannt (Herrigel 1983).

Das Leibkonzept

Die Besonderheit der Integrativen Therapie (IT): Sie ist eine leibgebundene Therapie. Damit reicht sie natürlich über eine herkömmliche Arbeit in der Paartherapie hinaus, etwa wenn dort der Schwerpunkt auf der Vermittlung von Kommunikationsregeln liegt. Wahrnehmung, Geist, Gefühl und Wollen sind „verkörpert", sind an ein „Embodiment" gebunden; sie sind Leiblichkeit, im Leibsubjekt integriert (Pauls 2013). Und Letzteres wiederum ist nicht zu trennen vom sozialen und ökologischen Zusammenhang. Jeder erlebt in jedem Moment seines Lebens genau dieses Zusammenspiel zum größten Teil außerhalb seiner bewussten Wahrnehmung (Ryba 2018).

Engagement: Beispiel Netzwerk Partnerschule e. V.

Unser wachsendes Wissen über leibliche Außen- und Innenwahrnehmungen (Porges 2010) und über unsere Gedächtnissysteme (Roth & Strüber 2017), über Ökologien, Umweltbelastungen und über die Heilwirkungen der Natur (Petzold et al. 2019) ermöglicht ganz neue Zugangsweisen für die Arbeit mit Menschen. Diese Sicht auf das Menschsein und sein Eingebettet-Sein in die Welt hat seit den 1960er-Jahren viele Kolleg*innen nicht nur angesprochen, sondern ausgesprochen begeistert; hat sie mit Geist erfüllt sein und engagiert vielfältige Wege in der Arbeit mit Menschen gehen lassen. Damit andere von ihren Erfahrungen profitieren können, bieten sie zahlreiche Veröffentlichungen zum kostenfreien Download an (↗ https://www.fpi-publikation.de/polyloge).

Ein solches Verfahren und seine Methoden leben mit den Menschen und durch die Menschen, die sie repräsentieren, die sie lehren und in ihren therapeutischen und agogischen Arbeitsbereichen überzeugend und glaubwürdig vertreten. Und die in ihrer Lebenspraxis integrative Leitideen umsetzen – als Einzelpersonen und als Gemeinschaften.

Das gilt auch für Klient*innen, die durch den Integrativen Ansatz Hilfe und Förderung erfuhren. Ein Beispiel sind die Ratsuchenden, die sich 2000 im *Netzwerk Partnerschule e. V.* zusammenschlossen, um durch Mitgliedsbeiträge und Spenden allen Paaren, unabhängig von ihren finanziellen Möglichkeiten, eine Teilnahme an Gruppen zu ermöglichen (Sanders 2018).

„Patient*innen und Therapeut*innen sind Partner*innen in kritischer Kulturarbeit" (Petzold 2000). Dass es etwas wie das *Netzwerk Partnerschule e. V.* gibt, zeigt: Diese Vorgehensweise, eine Paartherapie im Integrativen Verfahren, wird als engagierte Arbeit für Menschen, die menschliche Gesellschaft und die Natur erkannt und wertgeschätzt. Die Chance von Netzwerken und die in ihnen wirkenden gemeinsamen Gedanken, Gefühle und Willensentschlüsse – „kollektive Repräsentationen", wie Serge Moscovici sagt – liegt darin, dass ihre Anliegen durchtragen und Verbreitung finden und damit vielen Menschen zugute kommen.

Dass wir Menschen einen Körper haben, dass Klärung und Bewältigung von Interaktions- und Kommunikationsstörungen nicht allein über eine „Redekur" zu verändern sind, setzt sich erst langsam in der Therapieszene durch. Wir *haben* einen Körper, aber wir *sind* Leib.

Das zentrale Konzept ist hier das Leibkonzept der Integrativen Therapie (Hofer-Moser 2018). Dabei handelt es sich einerseits um ein vertieftes philosophisch-erkenntnistheoretisches Verständnis der menschlichen Existenz und des Wesens des Menschseins als Körper-Seele-Geist-Ganzheit und seines zur und in der Welt-Seins. Andererseits fundiert es so grundsätzliche Konzepte der IT wie Intersubjektivität, Zwischenleiblichkeit und Lebenswelt. Das Leibkonzept ist für die IT wesentlich, sowohl im Verständnis der therapeutischen Beziehung als auch in der Begründung ganz konkreter leiborientierter Interventionen. Und somit unterscheidet das Leibkonzept die IT von den meisten anderen Psychologieschulen.

Dass das Messer auf dem Tisch liegt, heißt nicht, dass ich nach ihm greifen kann. Auch der Leib ist stets gegenwärtig, in jedem Vorhaben und in jeder Wahrnehmung. Er ist unser Stand- und Ausgangspunkt, kurz unser totales Bezugszentrum. Er lässt sich aber nicht losgelöst als solcher erkunden, um ihn dann in seinem Weltbezug zu untersuchen. Der Leib ist keine Scheibe zwischen mir und der Welt; er ist mein primäres In-der-Welt-Sein (Heidegger 1927). Dank seiner sind wir jeweils schon draußen bei den Dingen. In der IT spielt deshalb das Prinzip komplexer Achtsamkeit eine zentrale Rolle. Wir können unsere Gedanken, Gefühle, Willensregungen, Körperempfindungen und Handlungsimpulse beobachten. Wir sind weit mehr als unsere Gedanken und Gefühle und können mithilfe von Achtsamkeit leichter aus Denk-, Fühl-, Wollens- und Verhaltensautomatismen aussteigen.

Achtsamkeit spielt in der IT von Anbeginn eine zentrale Rolle. Deshalb hat sich, im Gegensatz zu anderen Psychotherapieschulen, die Achtsamkeitswelle bisher kaum explizit in ausführlichen Publikationen niedergeschlagen. Petzold und Orth sprechen sogar von komplexer Achtsamkeit, die auf den Leib *und* die Lebenswelt gerichtet ist. Für sie ist das eine nicht ohne das andere zu haben, zu begreifen oder interventiv zu beeinflussen. Zielrichtung ist die Entwicklung einer ausgeglichenen Achtsamkeit zwischen einer Sensibilität für das eigene Wohl und für das Wohl des Anderen.

Um was geht es in einer Leibtherapie, so, wie sie in der IT konzipiert ist? Kurz zusammengefasst um zweierlei:

1. Äußeren sinnlichen Erfahrungen gilt es in einer als hektisch und besinnungslos erlebten Zeit wieder mehr Aufmerksamkeit zu schenken. Dadurch bekommen sie Bedeutung.
2. Die Fähigkeit zum eigen leiblichen Spüren wird vertieft. So kultiviert sich ein Gefühl der Verbundenheit mit sich selbst als Leib und mit der sozialen und ökologischen Mitwelt.

Mit dieser „Integrativen Humantherapie" waren Petzold, Sieper, Orth und Heinl ihrer Zeit sicherlich weit voraus. In ihrem Buch *Embodiment, die Wechselwirkung von Körper und Psyche verstehen und nutzen* (Storch et al. 2006) bezeichnen es die Autor*innen als ein *Wagnis,* Kognitionswissenschaften, Psychologie, Neurobiologie und die Körperarbeit in einem transdisziplinären Projekt zu vereinen: „Bis auf wenige Ausnahmen [hat] der Mensch als Gegenstand der akademisch wissenschaftlichen Psychologie in der heutigen Zeit keinen Körper [...]. Er verfügt über Denkprozesse, Intelligenz und Informationsverarbeitungskapazität. Ihm widerfahren Affekte, Emotionen und Stimmungen. Er hat sogar unbewusste Motivlagen und Bedürfnisse – aber einen Körper hat er nicht ... Die Empörung über diese Sachlage war es, die uns vier zusammenbrachte" (Storch et al. 2006, S. 7).

Fazit: Die leib- und achtsamkeitsgebundene theoretische Perspektive hat konzeptionelle und methodische Folgen, z. B. die Arbeit an der Körper- und Leibgrenze, durch Bewegung, durch den Zugang zum Menschen, durch kreative Medien und last, but not least durch das Zusammenführen von Menschen, um Empowerment-Erfahrungen zu ermöglichen (Pauls 2013b).

2.2 Wege der Selbstermächtigung durch Inbesitznahme des musischen Raums

Auch jenseits von Worten verfügt jeder Mensch über musische Sprachen. Er kann seinen Ausdruck finden, etwa durch Musik, durch die Arbeit mit kreativen Materialien wie Farben oder Tonerde, oder die Bewegung des Leibes. Wenn er sich dann dem Ausdruck eines Bildes, einer Tonfigur oder dem Spüren freier Bewegungen des Leibes wieder durch die Erfahrung und die anschließende Inbesitznahme durch eine Beschreibung mit Worten nähert, fördert dies seine Mentalisierungsfähigkeit. Es ist ein Spezifikum der Integrativen Therapie, Menschen über die Arbeit mit kreativen Medien nicht nur zu verstehen und zu erreichen, sondern ihnen auch Möglichkeiten zu eröffnen, durch Kreativität auf alte Fragen neue Antworten zu finden (Petzold & Orth 1990).

Mittlerweile machen sich Kolleg*innen aus Disziplinen wie der Philosophie, Soziologie, Kunstgeschichte, Psychoanalyse, Psychoimmunologie, Kunst und Medizin auf den Weg, um zu erforschen, was zu großen Teilen immer noch unerforscht und somit „terra incognita" ist: die therapeutische Wirkung von Kunst. Für den Bereich der Psychoimmunologie etwa wird untersucht, wie sich das Immunsystem durch Mittel künstlerischen Handelns beeinflussen lässt (von Spreti et al. 2018). Schubert (2018) weist in seinem Aufsatz *Bewusstwerden als Heilung – die Wirkung künstlerischen Tuns auf das Immunsystem* auf die besondere Auswirkung dieser Erlebnismöglichkeiten hin. „Denn nach Tenbrink (2000) suchen wir ‚unbewusst durch unsere präverbalen Erlebnismuster gesteuert ständig nach symbolischen Formen, um diesen Mustern und Erfahrungen nachträglich einen fassbaren Ausdruck zu verleihen oder ihnen eine symbolische Form zu geben' (S. 455). Die Symbolisierung stellt eines der wesentlichen Grundbedürfnisse des Menschen dar (Langer 1942), insbesondere dann, wenn traumatische Erfahrung danach drängen, nachträglich symbolhaft transformiert zu werden (Tenbrink 2000)" (Schubert 2018, S. 69).

„Gelingt die symbolische Transformation von traumatischen Erlebnissen jedoch nicht oder nur unzureichend, neigt der Mensch dazu, Traumatisierungen und Konflikte in unbewussten Reinszenierungen zu wiederholen, was Freud als Wiederholungszwang bezeichnete. Dornes (2015) geht sogar so weit zu sagen, dass alles, was nicht symbolisiert werden kann, wiederholt werden muss. Der Wiederholungszwang und damit assoziierte Phänomene (z. B. Übertragung), die auf der Basis unbewusster Prozesse immer wieder selbstähnliche Problemkonstellationen in menschlichen Beziehungen reinszenieren lassen, sind wesentliche weitere Beispiele psychischer Fraktale" (Schubert 2018, S. 71).

2.2.1 Das bio-psycho-sozial-ökologische Paradigma

Bevor wir als Paartherapeut*innen den musischen Raum betreten und ihn für die Heilung und das Heil nutzen können, müssen wir uns fragen: Welches Bild haben wir eigentlich selbst von einem Menschen? Hilfreich dabei können Gedanken von Dorothee Sölle (1976) sein. Die Sehnsucht des Menschen nach Identität, Ganzheit und Heimat in unserer Zeit beschreibt sie als „Hinreise". Sie vermutet einen Kompass in jedem, mit der Fähigkeit, Heil und Unheil zu empfinden. Heil versteht sie als Ganzsein, Nicht-kaputt-Sein. Es trägt in sich den Wunsch nach einem Leben ohne Angst und Berechnung, nach Vertrauen ohne Absicherung.

Wie aber können Menschen Heilung erfahren, wenn in einem engen bio-medizinischen Paradigma der Körper etwas trivial als Maschine angesehen wird (Foerster 1992)? Gibt es irgendwo einen Defekt, etwa Rückenschmerzen, wird zunächst versucht, diesen z. B. mithilfe einer Spritze zu eliminieren. Vielleicht bekommt der Betreffende auch Übungen an die Hand, um die Rückenmuskulatur zu stärken. Keine Rolle spielt jedoch die Frage, *warum* er Rückenschmerzen hat: Was zu tragen ist ihm vielleicht mit der Zeit zu schwer geworden? Die gleiche Gefahr der Reduzierung gibt es bei einem Paar, das an mangelndem sexuellem Interesse leidet. Hier lautet die Empfehlung vielleicht, die Kinder für ein Wochenende bei den Großeltern zu lassen, sich ein Hotelzimmer zu buchen und dann der Lust freien Lauf zu lassen. Die Frage aber, was die Unlust den beiden sagen will, wird nicht gestellt.

Ein anderer Blick auf den Menschen ist beim mehrdimensionalen integrativen Bild mit seiner „bio-psycho-sozial-ökologischen" Ausrichtung erkennbar. Es sieht Menschen ganzheitlich in ihrer körperlichen, seelischen und geistigen Realität mit ihren sozialen und ökologischen Kontexten und im Kontinuum der Lebensalter. Deshalb bezieht der Integrative Ansatz die biologisch-somatische Seite des Menschen als „Körper-Wesen" mit ein und nutzt für diese „Bio-Dimension" körper- und bewegungstherapeutische Ansätze. Für die seelische Seite, die „Psycho-Dimension" des Menschen, wird mit vielfältigen psychotherapeutischen Methoden gearbeitet.

Wegen der großen Bedeutung der „Sozio-Dimension", der sozialen Seite des Menschen, seines großen Wunsches, Weggefährten im „Abenteuerland der Ehe" zu finden, gibt es neben dem Angebot der Paartherapie im Einzelsetting auch die Möglichkeit, diesen Entwicklungsweg gemeinsam mit anderen in einer Gruppe zu gehen (Sanders 2006). Daraus ergeben sich viele neue Kontakte, häufig auch echte Freundschaften auf dem weiteren Lebensweg. Um diesem Suchen und Finden einen offiziellen Rahmen zu geben, wurde im Jahr 2000 das *Netzwerk Partnerschule e. V.* gegründet (siehe Seite 68). Menschen treffen hier Wegbegleiter für ihre geistigen Bedürfnisse und Sinnfragen. Empowerment-Erfahrungen fördern die Fähigkeit, die soziale Lebenswelt und das Leben selbst zu gestalten und sich nicht gestalten zu lassen. Die Übernahmen von Verantwortung in diesem Für- und Miteinander lässt Verbundenheit spüren, was die Dimension öffnet, sich auch als Teil der Natur, der Mitwelt zu verstehen, und integriert auf diese Weise die ökologische Dimension (Sanders 2018).

2.2.2 Jeder Mensch ist ein Künstler!

Mit dieser Feststellung machte Joseph Beuys Menschen Mut, ihren musischen Raum in Besitz zu nehmen und sich in ihm künstlerisch auszudrücken. Bedauerlicherweise haben viele Ratsuchende in der Kindheit erleben müssen, dass ihre Expression in Form von selbst gemalten Bildern als Kritzelei abgetan wurde. Oder sie wurden aufgefordert, nicht mit Erde und Schlamm zu spielen, weil das schmutzig sei. Oftmals setzte sich die Abwertung ihres kreativen Ausdrucks fort, indem in der Schule das „Malen“ benotet wurde.

Die Vorstellung, im Rahmen einer Paartherapie auch mit kreativen Medien zu arbeiten, löst bei nicht wenigen Stress aus. Sie sind fest davon überzeugt, nicht malen zu können. Manchmal hilft dann der augenzwinkernde Hinweis, dass sie dafür leider keine Noten bekämen, und wenn sie mit Ton arbeiten, dieses am besten mit geschlossenen Augen zu machen, um keinerlei Stress zu haben. Grundsätzlich werden solche musischen Räume erst nach einer Hinführung durch eine Induktionshypnose (siehe 4.1.13) betreten. Später sind viele Klient*innen über das Ergebnis sehr erstaunt. Ein solches Kunstwerk zu schaffen hätten sie sich nicht zugetraut.

Kunst lässt sich als dialektischer Prozess zwischen Künstler und Betrachter verstehen (Fuchs & Holzner 2005). In der therapeutischen Arbeit wird dieser Prozess erweitert, denn die Klientin ist nicht nur Schöpferin, sondern auch Betrachterin ihres Werkes. Sie lässt sich von ihrem Ausdruck wieder beeindrucken. Welche Überschrift finde ich für dieses Werk? Welche Worte, welche Sätze, welches Gedicht (als etwas *Verdichtetes*) fällt mir dazu ein? Das Kunstwerk wird nun als Ausgangspunkt für expressives Schreiben genutzt – eine Möglichkeit, sich mit emotional berührenden, oftmals belastenden Erfahrungen auseinanderzusetzen. Das kennen wir schon von Franz Kafka, der sich in einem nie versandten Brief mit seiner schwierigen Beziehung zu seinem Vater auseinandersetzte. Oder von Anne Frank, die ihrer erdrückenden Situation mit Tagebuchschreiben begegnete: „Am besten gefällt mir noch, dass ich das, was ich denke und fühle, wenigstens aufschreiben kann, sonst würde ich komplett ersticken“ (zitiert nach Horn et al. 2015).

So kommt eine Klientin dahin, immer mehr von sich zu verstehen, und aus diesem Verstehen heraus wird neues Spüren, Fühlen, Denken und Handeln (Reinelt 1996) möglich. Sie verfasst eine neue Narration ihres Lebens, aus dem geprügelten Kind wird eine *Heldin,* die die Verletzungen überlebt hat. Sie hat daraus eine Stärke entwickelt, die ihr ermöglicht hat, bereits viel in ihrem Leben zu erreichen.

Die eigene Betrachtung wird bereichert durch das, was der Partner und der Therapeut sehen. Dabei richtet sich der Blick insbesondere auf die Ressourcen, die in jedem Kunstwerk stecken. So wird aus einer Tonfigur – ein Abbild ihrer Ehe, das die Klientin als „Scheißhaufen" bezeichnet – durch Reframing der „Dung", aus dem Neues wachsen kann.

Ein Kunstwerk ist zunächst *Objektivierung von Subjektivem,* indem es Erinnerungsfetzen, leibliche Zustände und Gefühle der Künstlerin ausdrückt. In ihm zeigt sich ihre persönliche Sichtweise der Welt, ihre Bedeutung, die sie symbolisch darstellt. Somit eröffnet sich die Möglichkeit, etwas, das in den tiefen Schichten des Vorbewussten abgelegt ist, wieder zu einer sinnlichen Wahrnehmung und Wirklichkeit zu machen. Darüber hinaus ist Kunst auch *Subjektivierung von Objektivem,* da der Betrachter, in diesem Fall die Klientin selbst, das Kunstwerk bzw. dessen Aura wieder sinnstiftend interpretiert.

Indem die Künstlerin dieses Kunstwerk entstehen lässt, sich selbst darin ausdrückt, gibt sie sich eine mögliche Form, einen Ausdruck ihrer Selbst. Durch den Wechsel zwischen Enkodieren (dem Sich-Ausdrücken) und Dekodieren (sich wieder davon beeindrucken lassen) entwickelt sich ein Prozess der Selbstermächtigung. Einige Tage später entdeckt sie vielleicht Neues in ihrem Bild. Es kann deshalb sinnvoll sein, einen bedeutsamen oder geheimnisvollen Teil des Bildes „unter die Lupe zu nehmen" und diesen Abschnitt erneut zu malen. Der Erkenntnisprozess erhält so neues Futter.

2.2.3 Die Hypnose als Induktion neuen Spürens, Fühlens, Denken und Handelns

Zur Einleitung (= Induktion) eines therapeutischen Prozesses kann die Hypnose als „Ritual" betrachtet werden, mit dem eine ganz bestimmte Kommunikation mit den Klienten möglich wird. Umweltreize werden weitgehend ausgeblendet, bis nur noch die Worte der Therapeutin wahrnehmbar sind. Ihre Instruktionen bzw. Suggestionen können die Wahrnehmung und das subjektive Empfinden der Klientin so verändern, dass sie fast nur noch auf der subjektiv erlebten Ebene reagiert. Dazu schafft die Therapeutin eine ruhige und vertrauensvolle Atmosphäre und verstärkt systematisch die Kooperation der Klienten in Richtung Entspannung. Wesentlich ist anfangs ihre ruhige und relativ monotone Stimme (Kossak 2020, S. 105). Die Klientin liegt meist auf dem Boden, auf einer Decke oder Matte. Will sie anschließend das Erlebte in einen kreativen Ausdruck bringen, etwa durch Malen oder mithilfe von Tonerde, dann ist es wichtig, dass alle Materialien bereits auf dem Boden liegen und verfügbar sind. Gleiches gilt für Heft und Schreibzeug, in dem die Erfahrungen durch expressives Schreiben ihren Ausdruck finden. Ich empfehle, zu Beginn des therapeutischen Prozesses allen Klient*innen jeweils ein Heft zur Verfügung zu stellen und deutlich zu machen: Das ist kein „normales" Tagebuch. Dieses Heft wird zu einem persönlichen Dokument des therapeutischen Prozesses, in welchem neue Erkenntnisse ihren Niederschlag finden, auch solche, die plötzlich „mitten im Leben" auftauchen. In meiner Praxis schenke ich Ratsuchenden gern ein Heft (DIN A5) von guter Qualität, um deutlich zu machen: Was sie da niederschreiben, hat auch einen besonderen Wert, ist wertvoll.

Vor der Hypnose ist es wichtig, die Ratsuchenden über das Ziel zu informieren. Etwa wenn es darum geht, sich des eigenen Raums zu bemächtigen (siehe 4.1.12). Den wenigsten ist bewusst, dass sie überhaupt so etwas haben wie einen eigenen Raum, wie er in dem Lied *Die Gedanken sind frei* thematisiert wird. Das Bewusstsein für diesen Raum ist aber zentral für die Förderung eines stabilen Selbst. Deshalb wird er in einer Imagination erschlossen, sinnlich erfahrbar gemacht und anschließend durch Farben und Formen zum Ausdruck gebracht. Dies geschieht mal ganz bewusst, mal irgendwie verträumt, sich völlig dem Flow hingebend. Vor dieser Übung ist der Hinweis wichtig: Man kann gar nicht falsch, sondern nur „richtig" malen. Am besten überlässt man das Malen einfach der Hand und spürt dann, was plötzlich geschieht. Wenn man während der Induktion mit den Gedanken abschweift und den Worten der Therapeutin nicht mehr zuhören kann, ist das völlig in Ordnung, selbst wenn man dabei einschläft. Es gilt hier, jeglichen Druck herauszunehmen.

Fasziniert blicke ich immer wieder auf die Kunstwerke, die dann entstehen und die in den allermeisten Fällen wirklich ein Schlüssel zum Verständnis eines Menschen sind.

Über die Hypnose-Suggestion werden eng miteinander vernetzte kognitive, emotionale und neurophysiologische Prozesse aktiviert, sodass es in der Altersregression (siehe 4.2.1) möglich wird, frühere Ereignisse zu erleben. Ferner eröffnet die Suggestion neue adaptive Verhaltensweisen, da diese in der Vorstellung realisiert werden. Das geschieht zwar ausschließlich mental, aber neuropsychologisch werden gleichzeitig die damit verknüpften Funktionen (Motorik, Attributionen und Wahrnehmung) aktiviert und abgespeichert und können deshalb schnell in reale Handlungen umgesetzt werden. Behavioristische Modelle legen nahe, dass Hypnose kein besonderer Zustand ist, sondern eher eine abhängige Variable, gesteuert von Erwartungen und Bewertungen der Gesamtsituation oder von den Vorinformationen durch die Therapeutin. Wir haben es hier also nicht mit einem unwillkürlich fremdgesteuerten Verhalten zu tun, denn auch viele Alltagstätigkeiten werden ohne Beteiligung des

Bewusstseins verrichtet, wie etwa beim Autofahren das Schalten der Gänge. Niemand würde sich dann als ich-fremd oder manipuliert erleben (Kossak 2020).

Im Zusammenspiel mit anderen Elementen ist die Hypnose also ein wichtiger Baustein für die Entwicklung einer sozialbezogenen autonomen Persönlichkeit. Das bedeutet: Mental verhält sich der Betreffende seinem Partner gegenüber souverän. Das wird in seinem neuronalen Netzwerk abgespeichert und steht ihm damit für sein reales Handeln zur Verfügung.

2.2.4 Imaginationen

Bei Imaginationen handelt es sich um dynamische, psychophysiologische Prozesse, bei denen auf der Vorstellungsebene realitätsnah Wahrnehmungen unterschiedlicher Sinnesqualitäten erzeugt werden können, ohne dass diese jedoch objektiv gegenwärtig sind (Kirn et al. 2015). So werden etwa in einer Imagination zu Beginn der Therapie (4.1.8) verschiedene Stadien durcherlebt wie: Ruhe spüren, das Heraufziehen dunkler Wolken registrieren, die Heftigkeit des Sturms im Gesicht, die Nässe auf der Haut spüren, Salzwasser im Mund schmecken, mit dem Körper die Bewegung des heftigen Wellengangs ausgleichen, das Licht des Leuchtturms wahrnehmen, Zuversicht spüren. Es können ganzheitliche, subjektive Erlebenszustände ausgelöst werden, die den psychischen und physiologischen Reaktionen auf einen tatsächlich dargebotenen äußeren Reiz (die Herausforderungen einer Partnerschaft) sehr stark ähneln. Bildhafte Vorstellungen sind daher in der Lage, das emotionale Befinden erheblich zu beeinflussen (Holmes & Matthew 2010).

Was will man mit einer Imagination erreichen? – Dysfunktionales Erleben und Verhalten abbauen, Ressourcen und Selbstheilungskräfte aktivieren, eine Annäherung an ein Modell- oder Bewältigungsverhalten erzielen und auch das Wohlbefinden erhöhen.

Nicht wenige Klient*innen haben ein sich selbst schädigendes Bild als Imago ihrer Persönlichkeit. Sie fühlen sich schwach, unattraktiv, nicht liebenswert, einfach nicht schön. Dazu wird in der Imagination *Ich bin schön* (4.4.5) ein Gegenbild gesetzt. Es wird ein ganzheitlich subjektiver Lebenszustand induziert, der den psychischen und physiologischen Reaktionen auf einen tatsächlich angebotenen externen Reiz (hier der Begegnung mit dem Anderen in seiner ganz persönlichen einmaligen Ausstrahlung und Schönheit) sehr stark ähnelt. Durch diese Imagination können angenehme Bilder erzeugt und spontan auftretende, negative, verzerrte Imaginationen, auch in Form bildhafter Erinnerungen, durch angenehme innere Bilder ersetzt werden (Petermann et al. 2020). Nicht ohne Grund verwendet man für Imaginationen landläufig den Begriff „Fantasiereisen“ (z. B. Dorst & Vogel 2014).

2.3 Willkommenskultur in der Partnerschule

Paare, die unsere Hilfe suchen, sind in großer innerer Not. Sie suchen jemand „Klügeren", „Weisen", der ihnen mithilfe seiner fachlichen Kompetenz und menschlichen Zugewandtheit aus der Krise heraushelfen kann. Fachlich sprechen wir hier von einer typischen Bindungssituation. Diese Menschen sind aufgeregt und angespannt, ihr Adrenalinspiegel ist extrem hoch. Für mich beginnt *Willkommenskultur* deshalb damit *(Baustein 1),* wohlwollend aufmerksam und präsent zu sein. Implizit vermittle ich damit: Ich habe Interesse an Ihnen, ich bin für Sie jetzt da!

Um diese meine innere Haltung zu untermauern, frage ich die Ratsuchenden zunächst immer, ob sie etwas von *mir* wissen wollen, von meiner Ausbildung, auf welchem Hintergrund ich Menschen berate oder auch, ob sie etwas von mir persönlich erfahren möchten. Auch biete ich immer etwas zu trinken an: Wasser, wärmender Tee oder Kaffee? Ausdrücklich betone ich: Ich gehe davon aus, dass jeder von ihnen zu jedem Zeitpunkt seines Lebens versucht hat, sein Bestes zu tun, auch wenn dies bezogen auf die Partnerschaft vielleicht nicht immer hilfreich und zielführend war.

Zum *zweiten Baustein* der Willkommenskultur (Orientierung und Kontrolle) gehört, nach den *Zielen* der Ratsuchenden in unserer gemeinsamen Arbeit zu fragen. Mir ist bewusst, dass ihnen das enorm schwerfällt. Denn gerade das, was sich zwischen beiden an maladaptiven Interaktionen abspielt, lässt sich nur schwer in Worte fassen. Außerdem sind sie gekommen, um gerade das herauszufinden. Oft kommen Antworten, von denen sie annehmen – ganz im Sinne der sozialen Erwünschtheit –, dass der Therapeut sie hören will:

- „Wir wollen unsere Kommunikation verbessern."
- „Ich will verstehen, warum wir uns immer streiten."
- „Ich merke, wie unsere Kinder darunter leiden, dass wir uns nicht verstehen."

Sodann ist es wichtig, als Therapeut die *eigene* Zielorientierung der gemeinsamen Arbeit vorzustellen, nämlich, die beiden hin zu einer Beziehung auf Augenhöhe zu begleiten, in der sie sich nicht aufgeben („um des lieben Friedens willen"), sondern, ganz im Gegenteil, sich zu persönlicher Stärke hin entwickeln. Und da man um den Wert und die Würde des Anderen weiß, wird man alles tun, diesen nicht zu verletzen (Siegele 2018). Und last, but not least kann ich mich darauf verlassen, dass wir aus neurobiologischer Sicht auf soziale Resonanz und Kooperation angelegte Wesen sind, für gelingende Beziehungen konstruiert (Rosa 2019). Der Kern aller menschlichen Motivation ist es, zwischenmenschliche Anerkennung, Wertschätzung, Zuwendung und Zuneigung zu finden und vor allen Dingen auch zu geben (Bauer 2008).

Fünf grundlegende Komponenten in Beziehungen (Bauer 2008, S. 192)

1. *Sehen und Gesehenwerden* im Sinne des Wahrgenommenwerdens
2. Die *gemeinsame Aufmerksamkeit gegenüber etwas Drittem:* Das Soziale beginnt immer zu dritt! Als Erster hat der Soziologie Georg Simmel die zugleich öffnende und strukturierende Funktion der Triade analysiert und die Doppelfunktion des Dritten, zu verbinden und zu trennen, beschrieben (Vaas 2002).
3. *Emotionale Resonanz:* Als Grundlage der Resonanz weist der Soziologe Hartmut Rosa (2019) auf einen wichtigen Aspekt hin, den des „Unverfügbaren“. Beide Subjekte sprechen mit einer „eigenen Stimme“. Die Beziehungsfähigkeit der Subjekte und ihre intersubjektiven Strukturen konstituieren sich erst durch Resonanzerfahrungen.
4. *Gemeinsames Handeln*
5. Das *wechselseitige Verstehen von Motiven und Absichten,* wie es als Co-Regulation in der Polyvagal-Theorie (Porges 2010) beschrieben wird.

Es handelt sich um fünf derart fundamentale Elemente, dass der dauerhafte Wegfall nur eines einzigen eine Beziehung zum Scheitern bringen könnte. Wesentlich für die Festigung dieses Fundaments ist deshalb die Förderung einer sozialbezogenen Autonomie des Einzelnen (Fiedler 2007).

Ich sage dem Paar deshalb, was mein Anliegen ist: Dass ihre Liebe, auch wenn sie beide im Moment keinen Zugang zu ihr haben, nicht nur bleibt, sondern wächst. Ganz hilfreich ist hier die Metapher eines Windvogels, den jemand an einer Schnur am Strand festhält. Wenn er die Schnur loslässt, trudelt der Vogel und stürzt ab. Dank des Bandes aber kann er über dem Strand im Wind tanzen. Wenn das Paar Kinder hat, weise ich darauf hin, dass es für diese das Beste ist, wenn sie dafür Sorge tragen, ihre Beziehung wieder lebendig werden, weiterwachsen und blühen zu lassen.

Mit der klaren Benennung meiner Ziele wird der zweite Baustein der Willkommenskultur, das Bedürfnis nach *Sicherheit, Orientierung und Kontrolle* befriedigt. Ich lasse es aber nicht bei der Zielvorgabe, sondern ich erkläre sehr genau, wie ich gedenke, diese gemeinsam mit dem Paar zu erreichen. Wir werden nicht nur reden, sondern z. B. auch mit kreativen Medien arbeiten. Durch Malen und expressives Schreiben, aber auch durch Bewegungsübungen will ich nicht nur ihren Kopf, sondern ihren ganzen Körper, ihren Leib mit all seinen Sinnen, Empfindungen und seinem Gewordensein erreichen. Ich erzähle von Entspannungsübungen, zeige Plastiken von Paaren, die in der Arbeit entstanden sind. Ich berichte auch von den Gruppen, in denen ich arbeite, und erkläre genau, wie diese Gruppenarbeit abläuft. Vor allem weise ich darauf hin, dass man dort nichts falsch machen kann und durch das Miteinander sogar häufig neue Freunde findet.

Ein *dritter Baustein* ist die Frage, was dem Einzelnen bzw. einem Paar alles gelingt oder was ihnen Freude macht. Viele tun sich schwer damit, weil der *Blick auf das Gelingende* durch eine Problemtrance völlig verschattet ist. Also helfe ich nach: „Bekommen Ihre Kinder morgens Frühstück mit in den Kindergarten oder die Schule, oder schicken Sie sie mit tiefgefrorenen Pommes los?" „Wird bei Ihnen die Wäsche gewaschen?" – „Ja! Aber natürlich, der Alltag läuft bei uns doch!", höre ich nicht selten. „Großartig! Ein gelingender Alltag und nicht die blumigen Liebesschwüre beim Sonnenuntergang am Strand ist die Grundlage dafür, dass eine Partnerschaft gelingen kann!" (Kaufmann 1994).

Zum Schluss der ersten Sitzung bitte ich das Paar darum, für einige Momente die Augen zu schließen, auf den Atem zu achten und ins Spüren zu kommen: „Was spüren Sie jetzt, wie lässt es sich in Worten ausdrücken, wie in Gefühle übersetzen? Was sagt Ihr Körper?" Zum Ende dieser kleinen Achtsamkeitsübung bitte ich um ein Wort, einen Satz oder vielleicht ein bisschen mehr.

Wenn dann Worte wie *Hoffnung* oder *Perspektive* fallen und das Paar einen Folgetermin vereinbart, wenn beide nach dieser ersten Begegnung, ohne es schon genau benennen zu können, schon spüren, dass sie hier zur richtigen Zeit und am richtigen Ort sind, freue ich mich, dass es mir gelungen ist, sie zu einem gemeinsamen Entwicklungsprozess einzuladen. Damit wären wir beim *vierten Baustein* der Willkommenskultur, der *Vermeidung von Unlust.*

Diese Art der Willkommenskultur rahmt die Arbeit mit einem Paar. Sie ist ein *bindungsorientierter Ansatz,* wie ihn Klaus Grawe (2000, 2004) beschrieben hat und für den er die folgenden Grundbedürfnisse anführt:

1. Zur psychischen Gesundheit eines Menschen gehört die Befriedigung des Grundbedürfnisses nach **Bindung**: Da ist jemand, der für mich da ist und mir in einer schwierigen Situation hilft, auf den ich mich verlassen kann!
2. Das Grundbedürfnis nach **Orientierung und Kontrolle**: Ein Mensch will wissen, was passiert und warum etwas passiert. Er möchte wissen, was ich als Therapeut*in vorhabe und warum ich etwas tue.
3. Den eigenen **Selbstwert erhöhende Erfahrungen**, denen Selbstwirksamkeits*erfahrungen* vorausgehen: D. h., in der Therapie zu erleben: „Es gibt auch Gelingendes in meinem Leben, es ist nicht nur alles dunkel und trüb." Nicht nur zu Beginn fragen wir als Therapeut*innen danach, auch zwischendurch richten wir immer wieder das Augenmerk auf das Positive der aktuellen Interaktion im Miteinander und benennen es explizit. Grawe (2004) konnte in seinen Untersuchungen nachweisen, dass die Therapie misslingt, wenn keine den eigenen Selbstwert erhöhenden Erfahrungen im ersten therapeutischen Kontakt gemacht werden.

4. Ein letztes Grundbedürfnis ist die **Vermeidung von Situationen, in denen Menschen sich intuitiv nicht wohlfühlen**; leicht missverständlich wird in der Literatur auch vom „Lustprinzip" gesprochen.

Für eine bindungsorientierte Therapie ist es ganz entscheidend, sich an die folgenden Grundregeln der Beziehungsgestaltung zu halten:

1. Zu vermitteln: Ich bin für Sie da. Sie können mir auch mitten in der Nacht eine E-Mail schicken, das, was Sie nicht schlafen lässt, loslassen, indem Sie auf Enter drücken und wissen, spätestens in ein bis zwei Tagen haben Sie eine Antwort von mir.
2. Soweit es mir möglich ist, mache ich all mein Handeln transparent.
3. Akribisch suche ich nach dem, was einem Menschen alles gelingt; ich nenne es „Schätze heben".
4. Ich sorge dafür, dass mir selbst die Arbeit mit Menschen Freude macht, dass ich diese für höchst sinnvoll und als meinen Beitrag zum Wohl unserer Gesellschaft erachte. So kann ich diejenigen, die meinen Rat suchen, auch damit anstecken, sich selbst auf den Weg der Suche nach dem Sinn ihres eigenen Lebens zu machen.

3. Die fünf Module der Partnerschule

Auf das im vorherigen Kapitel skizzierte Verständnis des Menschen als ganzheitliches, kreativ-leibliches Wesen, das durch seine Bindungserfahrungen und konkret wirksamen Mentalisierungen seinen Partner (und seine Umwelt) wahrnimmt, soll nun ein Therapiekonzept in fünf Schritten bzw. Modulen folgen. In diesem Kapitel geht es um einen allgemeinen Überblick; die praktischen Übungen folgen in Kapitel 4.

3.1 Fünf miteinander verschränkte Module – ein Überblick

Die fünf Module, in die sich der Therapieprozess gliedert, wirken wechselseitig aufeinander. Wesentliche Entwicklungen im Sinne eines veränderten Spürens, Fühlens, Denken und Handelns werden sich jedoch nicht in den Sitzungen, sondern im Alltag, in den Erfahrungen zu Hause vollziehen. In den konkreten Sitzungen geht es deshalb vor allem darum, „einen Stein ins Rollen" zu bringen (vgl. Kanfer et al. 2012).

Erstes Modul: Beziehungsaufbau und Diagnostik

Als Erstes wird eine tragfähige und vertrauensvolle Beziehung zum Paar aufgebaut. Im Sinne erster Orientierungs- und Kontrollerfahrungen werden der Ablauf und das methodische Vorgehen der Partnerschule transparent erläutert. Dann wird die Situation des Paars erarbeitet, mit allen Schwierigkeiten und Konflikten, aber auch mit allen Ressourcen. Das passiert im Gespräch, es kommen aber auch standardisierte Fragebögen zum Einsatz, und es wird mit kreativen Methoden gearbeitet (z. B. mit Ton).

In der zweiten Paarsitzung wird das Paarinterview zur Beziehungsgeschichte (PIB, Saßmann 2010) genutzt, um verschüttete emotionale Ressourcen zu aktivieren. Im PIB wird u.a. erfragt, wie sich das Paar kennengelernt hat, wie beide sich ineinander verliebt haben und welche Höhen und Tiefen bislang erlebt wurden. Selbst für hoch belastete Paare ist es meist eine positive Erfahrung, ihre Beziehungsgeschichte zu schildern. Die Erinnerungen stärken das Gefühl, miteinander verbunden zu sein, was einen motivierenden Einstieg in den therapeutischen Prozess ermöglicht. Gleichzeitig entsteht ein guter Kontakt zum Paar, und der Therapeut gewinnt reichhaltige anamnestische und diagnostische Informationen, vor allem dadurch, *wie* ein Paar seine Geschichte erzählt.

Zweites Modul: Verständnis fördern – zur Bedeutung individueller früher Beziehungserfahrungen

Die Auseinandersetzung mit in der Kindheit gemachten Beziehungserfahrungen steht in Modul 2 im Mittelpunkt. Sie zu erzählen und die aus den Erfahrungen entstandenen Narrationen fördern beim Partner ein Verständnis für Überlebensstrategien, die bis heute das Verhalten und Erleben im Miteinander und damit die Zwischenleiblichkeit beeinflussen können. Angeregt werden diese Prozesse z. B. durch eine Induktionshypnose, kreative Ausdrucksformen oder eine Stuhlarbeit.

Wie ist man derjenige geworden, der man ist? Vor diesem Hintergrund gilt es, die Dynamik im Miteinander zu erschließen. Gerade wenn es hier Probleme gibt, ist diese innerpsychische Perspektive unverzichtbar, denn Schemata beeinflussen, wie der Andere wahrgenommen wird, welche Erwartungshaltungen an ihn herangetragen werden und wie infolgedessen Kommunikation und Interaktionen gestaltet werden (vgl. Grawe 2004, Roediger 2018). Durch wechselseitige Einflüsse sind innerpsychische Prozesse und soziales Beziehungsgeschehen lebenslang eng miteinander verwoben.

Drittes Modul: In Verbundenheit wachsen – kommunikative Kompetenzen und beziehungsförderliches Verhalten

Im Zentrum des dritten Moduls steht der Austausch über Erwartungen und Wünsche an die Partnerschaft, wobei die Gestaltung des Zusammenseins und des Für-sich-Seins einen Schwerpunkt bildet. Mithilfe des Zürcher Ressourcen Modells (ZRM®, Krause & Storch 2018) wird ein persönliches Motto entwickelt. Es bringt zum Ausdruck, was beide Partner*innen jeweils zum Gelingen ihrer Beziehung beitragen können. Darüber hinaus wird ein Zugang geschaffen zu bindungsbezogenen Emotionen (z. B. Angst vor dem Verlassenwerden oder vor Vereinnahmung) und zu Bedürfnissen (z. B. nach Nähe oder Trost), die hinter als belastend empfundenen Interaktionsmustern liegen (vgl. Johnson 2009, 2015). Schließlich werden ganz konkret kommunikative Kompetenzen und beziehungsförderndes Verhalten eingeübt (vgl. Hahlweg & Kaiser, 2018). Insgesamt ist dieses Modul von der integrativen Grundidee getragen, dass Kommunikationsprozesse immer auch „verleiblicht“ sind (Storch & Tschacher 2015) und sich nicht unabhängig von körperlichen Erfahrungen verändern lassen.

Viertes Modul: Sexualität – ein Ort der Lust und Kraftquelle

Nach einem in den vorhergehenden Modulen durchlaufenen persönlichen Entwicklungsprozess ist es möglich, sich *jetzt* auch für das Thema Gestaltung der gemeinsamen Sexualität zu öffnen. Ein kreatives und entspanntes Gestalten der Zwischenleiblichkeit war blockiert durch frühe Überlebensstrategien wie etwa, zu allem erst einmal „Nein" sagen zu müssen oder besser keinen Zusagen und Versprechungen Glauben zu schenken. Das neue Wissen um diese früher einmal sinnvollen Mechanismen hilft nun, sie als adaptive Erstreaktionen wertzuschätzen, und die in diesem Modul ermöglichten neuen Erfahrungen des Miteinanders machen es möglich, Zweitreaktionen zu generieren, die die Freude und Lust an- und aufeinander wieder ins Fließen bringen.

Fünftes Modul: Die Partnerschule bringt Paare in Bewegung (Renate Lissy-Honegger)

Dieses Modul ist untrennbar in die anderen verwoben. Viele Paare erleben ihre Beziehungssituation als festgefahren. Hier kommen sie in Bewegung, jede und jeder für sich und beide gemeinsam als Paar. Durch körperliches In-Bewegung-Kommen werden auch innere Prozesse in Gang gesetzt.

Wir Menschen sind Körper-Seele-Geist-Wesen, als Leib, Leibsubjekt in einem sozialen und ökologischen Umfeld (Petzold 2009). Das Phänomen, dass psychische Prozesse in den Körper eingebettet sind, wird als Embodiment bezeichnet (Storch et al. 2006). In den körpertherapeutischen Übungen wird die Relevanz des Körpers für Lernprozesse genutzt.

Wenn wir anderen Menschen begegnen, interagieren unsere Körper in einer Sphäre von Wechselwirkungen, die wir nicht oder nur sehr begrenzt bewusst steuern können: unsere Zwischenleiblichkeit (Merleau-Ponty). Jede nahe Begegnung schreibt sich in den Leib ein, hinterlässt ihre Spuren. Vom Beginn des Lebens an entwickelt der Mensch Beziehungswissen, das in seinen Fundamenten Bewegungswissen darstellt. In den körpertherapeutischen Übungen wird ein Rahmen zur Verfügung gestellt, in dem sich die Partner*innen ganz auf der nonverbalen leiblichen Ebene erfahren können. Sie kommen dabei mit tief verborgenen Ursachen von Handlungsabläufen und Mustern in Kontakt.

Die körpertherapeutischen Übungen erweitern das Bewegungsrepertoire und fördern damit die Persönlichkeitsentwicklung, die Ratsuchenden gewinnen Bewusstheit über sich selbst und schaffen damit eine Voraussetzung für ein stabiles Selbst und die Fähigkeit, in der Partnerschaft flexibel und souverän zu agieren.

3.2 Die Partnerschule: Die Dynamik eines aufsteigenden und dennoch zirkulär sich wiederholenden Prozesses

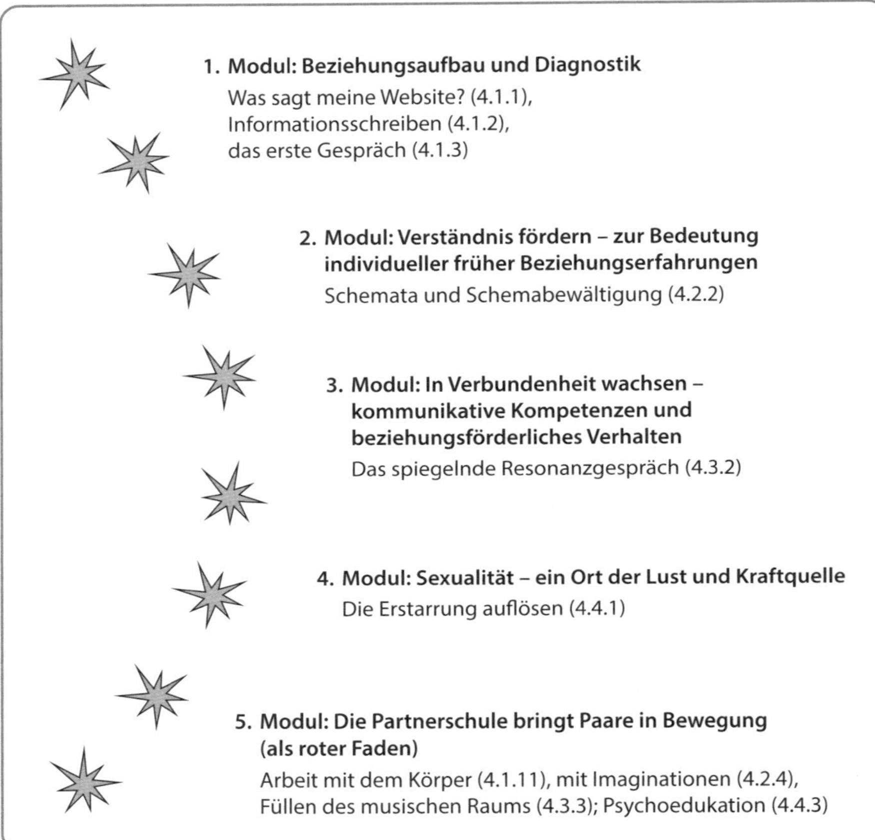

Abbildung: Schritte des therapeutischen Prozesses – aufsteigend und dennoch zirkulär sich wiederholend (bei den Angaben in den Klammern handelt es sich um Beispiele aus Kapitel 4)

Wie bereits aufgezeigt wurde, lassen sich die Auslöser vieler Interaktions- und Kommunikationsstörungen eines Paars in frühen Bindungstraumatisierungen eines oder beider Partner verorten (Riggs 2017, Klees 2018). Die zentrale therapeutische Herausforderung besteht darin, zu ergründen: Wie werden im Außen erlebte Verletzungen – etwa „Nichtbeachtung durch den Partner" – innerseelisch präsentiert? Es geht also um Prozesse der Repräsentation und Symbolisierung, der Bild- und Sprachfindung. Traumaintegration wird so zum Verinnerlichungsprozess der unterschiedlichen Ausdrucksformen traumatischer Erfahrung. Letztere kann sich als Flashback, als Wiederholung traumatischen Geschehens in der Zwischenleiblichkeit oder auch als Narrativ der eigenen Traumageschichte zeigen.

Der paartherapeutische Prozess ist aufsteigend so angelegt, dass der Einzelne immer mehr Erfahrungen der Selbstwirksamkeit, des Selbstwerts und der Selbstermächtigung macht (Bandura 1977, Grawe 2004, Maier & Seligmann 1976). Im Verlauf dieses Prozesses kann es sich jedoch als sinnvoll herausstellen, auf einzelne Elemente erneut zurückzugreifen und sie zu wiederholen. So geht Rosemarie Barwinski (2020) davon aus, dass die Repräsentation traumatischer Erlebnisse in ähnlichen Stufen verläuft, wie man sie bei der Bildung von Repräsentanzen in der kindlichen Entwicklung finden kann. Das heißt, dass auch die Stufen den Traumaintegrationsprozess durchlaufen und, den Symbolisierungsstufen entsprechend, so integriert werden müssen, wie sie sich in der emotionalen und kognitiven Entwicklung zeigen. Da unverarbeitete traumatische Erfahrungen im impliziten Gedächtnis gespeichert sind, sind sie weitgehend nur sensomotorisch codiert und können deshalb nicht mitgeteilt werden. Im Miteinander eines Paars lösen sie deshalb Handlungen aus, die zu Missverständnissen führen. Darum stehen Prozesse der Bild- und Sprachfindung zur Traumaverarbeitung zunächst einmal im Vordergrund (4.2.1 und 4.2.2).

Sprache, das überschätzte Medium

Stellen wir uns einmal vor, man würde einem Kind von zehn oder zwölf Jahren die Frage stellen, wie man im Deutschen die Syntax eines Satzes bildet. (Die Antwort lautet übrigens Subjekt, Prädikat, Objekt). Die wenigsten, der deutschen Muttersprache fähig und die Regeln perfekt beherrschend, sind in der Lage, eine Antwort auf diese Frage zu geben und die Regel zu benennen. Wie denn auch? Sprache lernen wir dadurch, dass die Eltern sehr früh anfangen, mit uns zu sprechen. Sie sagen, was sie machen, und sie lassen uns teilnehmen an ihrem Leben. Ganz nebenbei lernen wir dann auch Syntax und die Regeln der Grammatik.

Nicht anders ist es mit den Regeln für das Miteinander in einer Familie, auch diese lernen wir nebenbei. Haben wir Glück, lernen wir adaptive Muster, die ein kooperatives Miteinander ermöglichen. Dann empfängt unser ANS Signale der Sicherheit und Verbundenheit (Porges 2010). Gleichzeitig wird die Fähigkeit zur Mentalisierung als Basis für menschliches Wollen und Handeln gebahnt. Diese Fähigkeit wird in den ersten Lebensjahren angelegt, indem die Handlungen des Säuglings mit emotionalen und sprachlichen Reaktionen begleitet bzw. gespiegelt werden. Dadurch entstehen miteinander verbundene Repräsentanzen. Die Fähigkeit zur Mentalisierung bietet für das Überleben den wichtigen evolutionären Vorteil, das Verhalten anderer Menschen ebenso wie das eigene zu verstehen, zu deuten und vorauszusagen. Insofern ist Mentalisieren ein Eckstein sozialer Intelligenz und für die verschiedensten Formen von Arbeit, Spiel und Kooperation entscheidend (Allen & Fanagy 2002).

Bleibt dieser Lern- bzw. Bahnungsprozess aus, bilden sich nur isolierte Repräsentanzen, es können ihnen keine adäquaten Gefühle oder Begrifflichkeiten zugeordnet werden. Diese werden im limbischen System gespeichert und haben keine Verbindung zum präfrontalen Cortex (Hantke 2012, S.101). Wir können davon ausgehen, dass mindestens einer der Partner, der eine Paartherapie aufsucht, maladaptive Bindungserfahrungen aus seiner Herkunftsfamilie mitbringt (Klees 2016). Dieser hatte nicht die Gelegenheit, das, was ihn bewegt, das, was er erlebt und fühlt, zu mentalisieren und in Worten auszudrücken, weil die Spiegelung durch die nahe Bezugsperson fehlte. So ist Sprache ein völlig überschätztes Medium. Das, was sich implizit im Miteinander eines Paars abspielt, lässt sich nicht allein durch die Worte der Sprache klären und bewältigen.

Eine symbolische Ebene ist erreicht, wenn man über traumatische Erfahrung sprechen kann und die mit diesen Erinnerungen einhergehenden Gefühle nicht mehr abgespalten werden müssen. Je mehr im Weiteren Selbstwirksamkeitserfahrungen zu einer Stärkung der Persönlichkeit mit einem zunehmenden Ich-Bewusstsein führen, desto weiter schreitet die Traumaintegration voran; ebenso die Fähigkeit, zwischen sich und dem Anderen zu unterscheiden, und damit die Fähigkeit, unterschiedliche Perspektiven, also die eigenen und die des Anderen, einzunehmen. Das Ziel der Partnerschule ist eine reflexive Kompetenz, „eine reiche innere Welt von Vorstellungen, von mentalen Repräsentanzen in Bezug auf das Selbst und den Anderen zu entwickeln, hierüber zu reflektieren und sein von Intentionalität getragenes Handeln darauf zu begründen" (Fonagy & Target 2006, S. 7). Dennoch bleibt die Symbolisierung die Voraussetzung zur Mentalisierung. „Die für das Mentalisieren notwendigen Entwicklungsschritte spielen sich jedoch nicht primär entlang einer kognitiven Reifungslogik ab, sondern immer im Kontext von zwischenmenschlichen Beziehungen. Diese Sichtweise macht auch ein anderes, erweitertes Verständnis der für die Traumaverarbeitung notwendigen Schritte hin zur Symbolisierung möglich" (Barwinski 2020, S. 71).

Gleichwohl können, auch mit dem Erreichen der Mentalisierungsfähigkeit, sogenannte nichtmentalisierte Bereiche bestehen bleiben, etwa aufgrund intrapsychischer Konflikte. Dazu ein Beispiel:

Eine Klientin, der durch den bisherigen Prozess die Ursachen klar waren, verfiel im Alltag trotzdem immer wieder in eine verstummende Immobilisation. Sie fühlte sich nicht vom Partner wahrgenommen. Kognitiv waren ihr die Ursachen dafür bewusst. Als zehntes Kind in einer großen Familie gab es wenig Aufmerksamkeit vonseiten der Eltern für sie, und ihre eigenen Bedürfnisse spielten keine Rolle. Trotzdem hielt sie das Bild der „guten Mutter" aufrecht (weil alle Mütter gut sind), obwohl es nicht ihrem Erleben entsprach. Sie bekam als Hausaufgabe, ihren Mann unbemerkt dabei zu „erwischen“, wie er ihr gegenüber aufmerksam und zugewandt war, und dieses aufzuschreiben. Einige Tage gelang ihr das, doch dann brach sie plötzlich ab und war wieder in ihrem alten Film gefangen, sich abgelehnt und nicht geliebt zu fühlen.

Was war innerpsychisch passiert? In ihrem Denken und Fühlen war sie im „Als-ob-Modus“ gefangen, einer psychischen Entwicklungsstufe, die im Alter zwischen 18 Monaten und vier Jahren erreicht wird. Erstmals werden Gedanken, Motive und Ängste von der Realität getrennt. Der Als-ob-Modus ist ein Modus des Spiels und der Fantasie (wie im „Vater-Mutter-Kind-Spiel“), in dem die Gleichsetzung von innerer und äußerer Welt entkoppelt wird. Die mentale Welt ist also von der äußeren Realität getrennt. Wegen der Gleichzeitigkeit verschiedener Welten gilt für den Als-ob-Modus, dass widersprüchliche Überzeugungen nebeneinander bestehen können. Die Affekte stimmen z. B. oft mit dem Inhalt der Gedanken nicht überein. Im Fall der Klientin waren die reale Beziehung zu ihrer Mutter bzw. die erlittenen Traumata der Zurückweisung durch sie nicht verbunden mit der Repräsentanz ihrer Mutter als „gute Mutter“. Durch sich gleichzeitig aufrechterhaltende widersprüchliche Überzeugungen war sie also im Als-ob-Modus gefangen. Sie zeigte eine Dissoziation des Denkens, ein deutliches Pseudo-Mentalisieren, um das Bild der „guten Mutter“ aufrechterhalten zu können. Ihr Mentalisieren wurde durch einen impliziten, inadäquaten Fokus auf das Innere bestimmt: durch den Wunsch, aus der überforderten Mutter mit zwölf Kindern *eine für sie gute, liebevoll-zugewandte Mutter* zu machen.

Dieses Abstürzen im Alltag, dieses Verstummen im Miteinander zog sich für das Paar als Thema durch die ganze Beziehung. Sie hatten es bisher aber noch nicht explizit benennen können, und es erschien ihnen „selbstverständlich“ unveränderlich. Nach etwa 18 Monaten Therapie spürten beide, dass sie dieses destruktive Miteinander verstehen und verändern wollten. Deshalb wiederholten wir eine Übung aus einer früheren Phase der Therapie: *Wie bin ich der Mensch geworden, der ich bin?* (siehe Kap. 4.2.1, Induktionshypnose). Eine inzwischen deutlich verbesserte persönliche Stabilität ermöglichte nun beiden einen neuen Blick auf die Ursachen der Regression in der Interaktion.

In einem Bild konnte die Klientin diese frühe Situation der Ablehnung (im Vergleich zu einem ersten Bild, das vor sie etwa 18 Monaten gezeichnet hatte) jetzt deutlicher symbolisieren. Es gelang ihr, in einer Stuhlarbeit der Mutter gegenüber auszudrücken, was sie sich konkret als Kind gewünscht hätte. Aus der Perspektive der erwachsenen Frau war es dann möglich, Verständnis dafür aufzubringen, dass ihre Mutter mit den vielen Kindern heillos überfordert war. Die Klientin konnte ihrer Mutter jetzt verzeihen, dass sie ihr nicht die Zuwendung gegeben hatte, die sie als Kind benötigt hätte. Nachdem ihr Partner in die therapeutische Sequenz mit ihr einbezogen worden war, konnte sie nachvollziehen: Im Rahmen der partnerschaftlichen Beziehung schenkte er ihr (auf Augenhöhe) gerne Zuwendung und Aufmerksamkeit. Er als Partner konnte ihr jedoch nicht ersetzen, was sie als Kind von der Mutter nicht bekommen hatte.

Dieser Prozess ist laut Barwinski (2020, S. 259) die Grundlage der Veränderung. Sie geht davon aus, dass Antinomien auf allen Entwicklungsstufen Entwicklungsschübe auslösen können. Eine Antinomie weist immer eine Selbstbeziehung und deren Negation auf. Sie entsteht durch Vermischung verschiedener Ebenen. Um eine Antinomie aufzulösen, müssen dementsprechend die in ihr enthaltenen verschiedenen Ebenen differenziert und es muss der ihr zugrunde liegende Widerspruch aufgelöst werden. So eröffnete diese Erfahrung noch einmal die Möglichkeit, sich jetzt dem Geworden-Sein, der Kindheitsgeschichte mit einem ganz anderen Mentalisierungsniveau zu nähern. Daran wird deutlich, dass der therapeutische Prozess zwar aufsteigend ist und sich dennoch immer wieder auch zirkulär wiederholen kann. Als Therapeut*in gilt es deshalb, mit Wachheit jederzeit für Entwicklungen offen zu sein: „Es ist zweckmäßig, die Analyse eher als einen Entwicklungsprozess, der sich vor unseren Augen abspielt, denn als das Werk eines Baumeisters aufzufassen, der einen vorgefassten Plan zu verwirklichen sucht“ (Ferenczi 1927 / 28, 1982, S. 240).

3.3 Feste Reihenfolge (Kanon) oder flexibler Einsatz von Übungen?

Wie in dem Schaubild (Seite 84) deutlich wird, bringt jeder Schritt der Klärung und Bewältigung sowohl einen Erkenntnisgewinn für den Einzelnen als auch eine Erhöhung der Komplexität im Miteinander eines Paars. Um diesen Prozess zu ermöglichen, das Ziel der Partnerschule zu erreichen (die Entwicklung einer souveränen Persönlichkeit mit einer sozial bezogenen Autonomie zu fördern), ist es wichtig, bei einigen Schritten die Reihenfolge einzuhalten. So wäre es nicht zielführend, mit einem Paar, das um eine Sexualberatung bittet, in der zweiten Sitzung die Übung der achtsamen Berührung (4.4.7) durchzuführen, oder mit einem Paar mit Kommunikationsproblemen das spiegelnde Resonanzgespräch (4.3.2) zwecks Auflösung der Störung einzuüben. Stets würden unbewusste Überlebensstrategien positive Erfahrungen mit diesen Übungen verhindern. Unabhängig davon ist es möglich, einzelne, nicht im folgenden Kanon aufgeführte Übungen so einzubringen, wie es der Intuition der Therapeut*in entspricht. Nach dem Erstgespräch und dem Paarinterview zur Beziehungsgeschichte (4.1.10) könnte sich z. B. herausstellen, dass die beiden noch wenig Gespür für sich selbst haben. Dann ist es sinnvoll, vor der impliziten Paardiagnostik mit der Plastik (4.1.13) zunächst einmal die Übung zum eigenen Raum (4.1.12) zu machen.

Auf einzelne Übungen zurückzugreifen ist insbesondere immer dann sinnvoll, wenn ein Problem des Paars sich in der Sitzung aktualisiert. In diesem Fall sind die entsprechenden Verschaltungen im Gehirn aktiviert und für Veränderungen insbesondere empfänglich (Grawe 2004). Solche Situationen sind nicht planbar, sondern entstehen plötzlich in der Zwischenleiblichkeit eines Paars. Da beklagt ein Mann, kein Wort der Wertschätzung für sein Engagement im Haushalt von seiner Frau zu hören, sondern immer nur Forderungen, was er noch alles tun soll. Die Therapeutin kann aus diesem Vorwurf folgende Frage für die Frau formulieren: „Wissen Sie eigentlich, wie man ein Lob ausspricht, wie man den Anderen für sein Handeln wertschätzt?" Diese Frage mag zunächst ein wenig irritieren, gleichzeitig nimmt sie den Druck aus der Situation und hebt sie auf eine Metaebene. Die Szene bietet einen Einstieg, danach zu fragen, was für sie selbst Lob und Anerkennung bedeuten und wie sie beides in ihrem Leben bisher erfahren hat. Je nach Situation kann das Thema dann weiter vertieft werden.

Wichtig ist allerdings der Abschluss eines solchen Gesprächs mit der Übung, in der gezeigt wird, wie genau man den anderen loben und wertschätzen kann (4.1.14). Die Erfahrung aus dieser Übung bringt den Vorteil, dass die Partner*innen miteinander sehr schnell in eine Erfahrung von Selbstwirksamkeit kommen.

Es könnte auch sein, dass eine früh gelernte Überlebensstrategie aus Kindertagen plötzlich virulent wird: Um sich vor emotionalem Missbrauch zu schützen, ist es besser, sich zurückzuziehen und zu verschließen. Dann eignet sich die Übung des Sich-Öffnens-und-Schließens aus dem fünften Modul (4.5.10), um den Weg für eine neue Möglichkeit des Umgangs miteinander zu bereiten.

Einige Elemente jedoch gehören zum festen Kanon, sie sind in ihrer Reihenfolge in der Partnerschule fest angelegt. Im Paarinterview zur Beziehungsgeschichte etwa (4.1.10) wird mit Fragen zur Bedeutung der Sexualität, nach Gewalterfahrungen im Umgang miteinander oder zum Gebrauch von Genuss- und Suchtmitteln sehr früh deutlich gemacht, dass hier der Platz ist, um über diese Themen zu sprechen.

Grundsätzlich wird jedes Gespräch gerahmt: Zu Beginn mit der Frage nach dem, was gelungen ist, und zum Ende mit der Achtsamkeitsübung (4.1.6). Ab der dritten Sitzung beginnt jedes Gespräch mit der Standübung (4.1.11).

Der Übungs-Kanon: Feste einzuhaltende Reihenfolge

1. Informationsbrief nach der ersten Anfrage (4.1.2)
2. Gespräch zur Abklärung einer Zusammenarbeit und ggf. Ausfüllen des Fragebogens zur Diagnostik (4.1.3, 4.1.9)
3. Mitgabe des „Erste-Hilfe-Koffers“ (4.1.5)
4. Das Paarinterview zur Beziehungsgeschichte (4.1.10)
5. Gefühle benennen (4.1.7)
6. Die Standübung zu Beginn der darauffolgenden Sitzung (4.1.11)
7. Implizite Paardiagnostik mithilfe einer Plastik (4.1.13)
8. Körperübung: Mein Raum (4.5.7)
9. Zugang zu den Arbeitsmodellen für eine nahe Beziehung (4.2.1)
10. Körperübung: Sich öffnen und sich schließen (4.5.10)
11. Körperübung: Nähe – Distanz (4.5.9)
12. Imagination: Der Zauberschlüssel (4.2.4)
13. Arbeit mit dem Zürcher Ressourcen Modell (4.3.1)
14. Das spiegelnde Resonanzgespräch (4.3.2)
15. Die Stabübung: Entschiedener Akteur und standhaftes Gegenüber (4.5.14)
16. Induktionshypnose: Imagination: Das macht mich aus, ich bin attraktiv und liebenswert (4.3.3)
17. Fragebogen: Erster Zugang zum Thema Sexualität (4.4.2)
18. Psychoedukation: Sexualität als Ressource eines Paars (4.4.3)
19. Imagination: Im Herzen aufräumen und Platz schaffen (4.4.4)
20. Imagination: Innerer Mann – innere Frau (4.4.8)

21. Imagination: Ich bin schön (4.4.5)
22. Abschlussgespräch zur Auswertung und erneutes Ausfüllen des Fragebogens zur Diagnostik als Evaluation (4.6.1, 4.6.2, 4.1.9)

Kompetenzen für ein respektvolles Miteinander und gegenseitiges Wohlwollen

Im Rahmen der angestrebten Souveränität der Persönlichkeit und der damit einhergehenden bezogenen Autonomie konkretisiert die Partnerschule im therapeutischen Prozess die Kompetenz eines „respektvollen Miteianders" und „gegenseitigen Wohlwollens" als (Weiter-)Entwicklung erlernter Bindungs- und Beziehungsmuster.

Es geht insbesondere um
- die Fähigkeit, zwischen den eigenen und den Bedürfnissen des Anderen unterscheiden zu können,
- eine grundlegende Sicherheit, auch intuitiv einschätzen zu können, ob Gefühle, Gedanken, Grundsätze und Handlungsabsichten im Einklang mit einem selbst stehen oder ob sie in erster Linie aus Schwierigkeiten heraus entstanden sind, sich vom Anderen abzugrenzen,
- die Fähigkeit, die Bedürfnisse und die Perspektiven des Anderen zu würdigen und Freude angesichts der Entwicklung des Anderen zu empfinden.

Umso mehr dieser Kompetenzen die Partner*innen entwickeln, desto eher erleben sie ihre enge emotionale Bindung (Zeifman & Hazan 2016) als Grundlage für ihren persönlichen Entwicklungsweg hin zu sozialbezogener Autonomie.

4. Die Praxis

4.1 Modul 1: Beziehungsaufbau und Diagnostik

Die Gestaltung der ersten Phase seitens der Therapeutin legt die Grundlagen für eine erfolgreiche Paartherapie. Es kommen zwei Individuen, die mit einem besonderen inneren Band verbunden sind. Sie haben Angst – zumindest unbewusst –, dass dieses zerreißt. Deshalb wollen sie nichts unversucht lassen, es wieder zu festigen.

Diese Ausgangslage beschreibt eine klassische Bindungssituation, in der ein „Schwacher" bei einem „Starken" um Unterstützung nachsucht. Diese Tatsache unterstreicht und vertieft die bereits erwähnte Notwendigkeit einer „engagierten Parteilichkeit" anstelle einer „Ergebnisoffenheit". In der Regel vergeht ziemlich viel Zeit, bis ein Paar sich Hilfe sucht. Macht man sich zum einen das bewusst und zum andern, wie viel von einer erfolgreichen Klärung und Bewältigung der maladaptiven Interaktion und Kommunikation für das körperliche und seelische Wohl der Einzelnen abhängt, so wird deutlich, wie wichtig ein guter Start für einen weiteren guten Entwicklungsprozess des Paars ist. „Eine feste, stabile und glückliche Partnerschaft erweist sich als einer der besten Prädikatoren für Lebenszufriedenheit, Glück, Wohlbefinden und Gesundheit. Umgekehrt ist eine unglückliche Paarbeziehung ein relevanter Risikofaktor für psychische Störungen (Depressionen, Angststörungen, Substanzmissbrauch)" (Bodenmann 2016, S. 23).

Häufig kommt der erste Kontakt über den Besuch einer Homepage zustande. Neben einem Foto der Therapeutin und Angaben zu ihrem professionellen Hintergrund finden sich hier erste Informationen zu Grundsätzen der therapeutischen Arbeit und deren Ablauf. Implizit wird hier ein Grundbedürfnis psychischer Gesundheit gestillt: das nach Orientierung und Kontrolle. Wenn im Folgenden weitestgehend alle Hintergründe, Information etc. transparent gemacht werden, wird das Paar diese Erfahrung im weiteren Verlauf immer wieder machen können. Auf alle Fälle kann, wer sich von den ersten Informationen angesprochen fühlt, über ein Kontaktformular weitere (4.1.2) erhalten.

Im ersten Gespräch erleben die Partner*innen: Sie haben nicht nur Probleme, sondern ihnen ist bisher zusammen auch ganz viel gelungen. Vielleicht sind sie erstaunt zu hören, dass ein hinreichend funktionierender Alltag die Basis für ein glückliches und zufriedenes Miteinander ist (Kaufmann 1994). Ferner bekommen sie eine Vorstellung davon, wie der therapeutische Prozess der Partnerschule läuft, dass es vor allem darum gehen wird, solche Beziehungskompetenzen zu entwickeln, die destruktiven Kommunikations- und Beziehungsmustern den Boden entziehen. Neben den Informationen zum Ablauf können Informationen über die Ergebnisse der quantitativen und qualitativen Wirksamkeitsforschung (Kröger 2006, Lissy-Honegger 2015, Löwen 2016) motivieren, sich auf diesen Prozess einzulassen. Entscheiden sich beide dafür, füllen sie zur Überprüfung des Erfolgs einen Fragebogen aus (4.1.9). Abgerundet wird dieser erste persönliche Kontakt mit der Achtsamkeitsübung (4.1.10).

In der ersten Phase, ab dem ersten Kontakt über die Homepage, erleben Paare das, was Grawe (2000, 2004) als Grundbedingungen für einen erfolgreichen Therapieprozess beschreibt:

- Implizit erleben sie *Bindung:* „Da ist jemand für uns als Paar da, um uns zu helfen, unser Miteinander wieder in glückliche und in zufriedene Bahnen zu lenken."
- Durch die Klärung der Frage „In welchem Film sitzen wir eigentlich?", erlangen sie wieder *Orientierung und Kontrolle* über ihr Leben.
- Im Prozess der *Bewältigung* machen sie ihren Selbstwert erhöhende Erfahrungen, weil ihnen bewusst wird, dass es im Miteinander bereits Kompetenzen und gute Erfahrungen gibt. Durch die Beschreibung der Vorgehensweise der Partner*schule* wird ihnen zudem deutlich, dass sie fehlende Kompetenzen lernen können.
- In der Wahrnehmung der Therapeutin spüren sie, dass sie mit Freude ihrer Arbeit nachgeht. Sie ist hoch motiviert, für beide da zu sein und sie auf ihrem Entwicklungsweg zu begleiten. Das weckt Lust, sich mit ihr darauf einzulassen.

4.1.1 Homepage und Terminvereinbarung

Der erste Kontakt von Ratsuchenden geht heute in der Regel über das Internet. Insofern ist die Gestaltung der Website ein wichtiges Aushängeschild für den ersten Eindruck. Neben einem guten Foto, einigen Daten zur Person, zur Ausbildung und zum Thema Datenschutz sollten Ratsuchende auch etwas darüber finden, was sie von der Partnerschule als Paartherapie erwarten können. Kolleg*innen mit abgeschlossener Partnerschule-Trainer*innen- oder -Therapeut*innen-Ausbildung werden im Sinne der Corporate Identity durch das Logo, Texte und Bilder unterstützt.

Nach einer ersten Anfrage bekommen Ratsuchende per E-Mail weitere Informationen, damit sie sich für ein Kennenlernen entscheiden können.

Unter der Fragestellung, was eigentlich eine gute Paartherapie auszeichnet, recherchierte Katharina Klees (2018, S. 325) im Internet. Sie nahm die ersten 100 Google-Treffer von Praxen mit Paartherapieangebot genauer unter die Lupe. 58 dieser Praxen wurden von Personen ohne Fachstudium geführt. Bei 78 Praxen war die Arbeit mit Paaren nur ein Bestandteil des gesamten Angebots, aber kein Schwerpunkt. Bei 90 Praxen war für sie nicht erkennbar, nach welchem Ansatz gearbeitet wird, und bei 76 Praxen fand sie keine Angaben zu einer Qualifizierung für die Begleitung von Paaren.

Ein konkretes Konzept fand sie lediglich bei fünf der von ihr recherchierten Praxen.

4.1.2 Informationsschreiben zum Ablauf

Das folgende Anschreiben ist ein Muster, das sich den persönlichen Gegebenheiten anpassen lässt.

Name

Praxis für Eheberatung und Paartherapie

Anschrift

E-Mail

Datum

Sehr geehrte Ratsuchende,

Sie haben wegen eines Termins für eine Paarberatung bzw. Paartherapie bei mir angefragt. Damit Sie sich ein Bild machen und entscheiden können, ob Sie wirklich einen Termin mit mir vereinbaren wollen, schicke ich Ihnen vorab einige Informationen zu.

Zunächst möchte ich Ihnen einiges zu meinen beruflichen Qualifikationen und dem Hintergrund meiner Arbeitsweise erzählen. So können Sie sich schon einmal darauf einstellen, was Sie erwartet, und auch wer Sie erwartet.

(Hier persönliche Informationen einfügen.)

Sich einzugestehen, dass man mit der Bewältigung seiner Probleme und Schwierigkeiten im Miteinander in eine Sackgasse geraten ist, fällt allen Paaren schwer. Deshalb danke ich Ihnen zunächst für Ihr Vertrauen, sich an mich zu wenden.

Paare, die sich auf den Weg der Partnerschule einlassen, können davon ausgehen, dass sich in folgenden Bereichen signifikante Verbesserungen im Miteinander ergeben:

- Allgemeine Zufriedenheit mit der Partnerschaft
- Zufriedenheit mit der Gestaltung der Sexualität
- Die Fähigkeit, Probleme zu lösen
- Die gemeinsame Freizeitgestaltung
- Deutliche Verringerung depressiver Verstimmungen

Weitere Informationen, Wirksamkeitsstudien, Stimmen von Fachleuten und Ratsuchenden zur *Partnerschule als Paartherapie im Integrativen Verfahren* finden Sie auf der Webseite www.partnerschule.eu.

Folgende Kosten kommen auf Sie zu:

Paarberatung im Einzelsetting, XXX € für eine Zeitstunde (60 Minuten), XXX € für 90 Minuten.

Sollten Sie einen Termin absagen müssen, entstehen Ihnen keine Kosten, wenn Sie am Tag des Termins das bis 8:00 Uhr getan haben. Andernfalls muss ich Ihnen die ausgefallene Stunde berechnen. Nutzen Sie für eventuelle Absagen bitte folgende E-Mail-Adresse:

Ein erstes Gespräch gilt der Abklärung, ob wir miteinander arbeiten können. Trauen Sie dabei Ihrem klugen Unbewussten! Die Therapieforschung konnte nachweisen, dass Klient*innen innerhalb der ersten zehn Minuten intuitiv wissen, ob sie bei dem jeweiligen Paartherapeuten richtig sind oder nicht. Falls Sie den Eindruck haben, nicht richtig bei mir zu sein, folgen Sie Ihrem Gefühl. Ich helfe Ihnen gerne, nach Alternativen zu suchen.

Paare, die für Kinder verantwortlich sind, haben in Deutschland einen Rechtsanspruch auf kostenfreie Beratung in allen Fragen rund um die Gestaltung der Ehe und Familie (SGBVIII, §17 KJHG). Anschriften solcher Beratungsstellen finden Sie im Online-Beratungsführer der Deutschen Arbeitsgemeinschaft für Jugend und Eheberatung (DAJEB), www.dajeb.de.

Sollten Sie noch irgendwelche Fragen haben, setzen Sie sich gerne mit mir in Verbindung. Dazu können wir am besten per E-Mail einen Telefonkontakt vereinbaren.

Mit freundlichen Grüßen

4.1.3 *Das erste Gespräch*

Aufmerksamkeit auf die Zwischenleiblichkeit

Ein Paar betritt ein Beratungszimmer, und immer geschieht das in einer für dieses Paar charakteristischen und einmaligen Weise: Sie erwidern jeder für sich den Gruß, haben einen unterschiedlichen Händedruck. Sie betreten jeder für sich den Raum und schauen sich um. Sie sind jeder für sich, und doch sind beide miteinander verbunden. Da ist etwas spezifisch „zwischen ihnen", was sie zum Paar macht (Buber 1962). In der therapeutischen Arbeit mit einem Paar gilt vor allem, eine Wahrnehmung für das WIE eines Paars zu entwickeln, um den Sinn des intersubjektiven Geschehens zwischen zwei Personen zu verstehen. Die beiden Partner*innen stehen in einer dynamisch-wechselseitigen Beziehung, gespeist aus dem je eigenen biologischen, psychologischen und sozialen Gewordensein. Aus diesem dynamischen Zusammenspiel emergiert die Entität Beziehung bzw. deren „Zwischenleiblichkeit". Wie genau gestaltet also ein Paar seine Kommunikation und Interaktion und formt damit das *Zwischen*?

Das Autonome Nervensystem (ANS) empfängt Signale, sowohl aus dem Innern des Leibes als auch aus dem Außen, und formt dies zur Basis des Erlebens (Porges 2010). Je nachdem, was der Leib bisher in seinen Beziehungserfahrungen über die Welt lernen konnte, wird das ANS dazu gebraucht, Gewohnheiten der Verbundenheit oder der Schutzsuche zu entwickeln. „Das ANS reagiert auf die Herausforderungen, mit denen wir im Alltagsleben konfrontiert werden, indem es uns nicht sagt, *was* oder *wer*, sondern *wie* wir sind. Es steuert unseren Umgang mit Gefahr und erzeugt Muster der Verbundenheit, indem es unseren physiologischen Zustand verändert … Traumata verringern unsere Fähigkeit zur Kontaktaufnahme, indem sie Muster der Verbundenheit durch dem (Selbst-)Schutz dienende Muster ersetzen. Bleiben diese (früh entstandenen) zunächst adaptiven überlebenssichernden Reaktionen unaufgelöst bestehen, verwandeln sie sich in habituelle autonome Muster" (Dana 2019, S. 15).

Und so wird diese „Zwischenleiblichkeit", das „Wie" ihres Miteinanders, zum eigentlichen Thema der Therapie. Neben den im Folgenden aufgeführten Fakten gilt es, insbesondere auf dieses Wie zu achten und eine Antenne für das zu entwickeln, was man in der Interaktion der beiden erlebt. Dies wird zum Leitfaden therapeutischen Handelns.

Für die Therapeutin gibt es hier eine Falle: Sie lässt sich durch das Paar vom Fokus auf das Gegenwärtige mit der Aufmerksamkeit auf deren Narrative lenken. Im Erstgespräch versuchen beide Partner*innen, mit ihren Schilderungen die Therapeutin von ihrer jeweiligen Sichtweise zu überzeugen. Deshalb ist bereits zu Beginn der Hinweis hilfreich, dass jeder von beiden mit seiner Wirklichkeit recht hat. Jeder darf so fühlen, sich so erinnern, seine Wirklichkeit so konstruieren, wie er will. Ja, als Zuhörerin müsse man sich vielleicht sogar fragen, ob beide von der gleichen „Veranstaltung" erzählen würden. Die Paartherapie habe ja gerade die Aufgabe herauszufinden, wieso derart unterschiedliche Wirklichkeiten entstehen können, die dann zu Verstrickungen und Störungen im Miteinander führen.

Erste, den eigenen Selbstwert erhöhende Erfahrungen

Zur Bildung eines guten Arbeitsbündnisses ist es sinnvoll, zu Beginn das Paar einzuladen, eigene Fragen zu stellen. Ohne dass ein Wort darüber verloren würde, erfahren beide, dass sie Subjekte in diesem Prozess sind. „Gibt es Ihrerseits noch Fragen, die sich vielleicht aus dem ersten Anschreiben ergeben haben?" „Möchten Sie darüber hinaus vielleicht noch etwas von mir persönlich wissen?" Der Therapeut kann seinerseits die Frage stellen: „Wie sind Sie auf mich gekommen? Wurden Sie etwa von Freunden, Psychotherapeut*innen oder einer Klinik auf diese Möglichkeit hingewiesen?" Das ist schon ein gewisser Türöffner.

Im ersten Modul erhalten beide Gelegenheit, sich als Paar in Szene zu setzen und ihrerseits Vertrauen zum Therapeuten aufzubauen. Verständlicherweise sind es seitens der Klient*innen in der Regel die Störungen im Miteinander, die sie präsentieren wollen. Deshalb sind sie ja gekommen. Diese Problemtrance irritierend bittet der Therapeut sie zunächst, von dem zu erzählen, *was ihnen alles gelingt, was ihnen Freude macht,* jedem für sich alleine oder auch im Miteinander.

Wie zuvor schon gesagt, suchen Paare eine Paartherapie auf, weil sie ein Problem haben, das in der Regel einen hohen Leidensdruck bei ihnen auslöst. Was gelingt, gerät leicht aus dem Blick, und die Frage nach dem Gelingenden irritiert zunächst. Hier ergibt sich ein erster Ansatzpunkt: Darauf zu verweisen, wie wichtig der Blick auf das Gelingende ist. Denn: Dasjenige, dem wir unsere Aufmerksamkeit widmen, wird mehr. Das gilt nicht nur für das Gute, sondern auch für die Probleme! Und nur wer seine Ressourcen kennt, kann sich auch den Problemen widmen.

Im Spüren der Verbundenheit und des Wohlwollens ist eine Energie verborgen, die Kraft und Ausdauer nährt, die Herausforderungen zu klären und zu bewältigen. Gleichzeitig machen die Klient*innen hier eine erste, den eigenen Selbstwert erhöhende Erfahrung. Nach Grawe (2004) ist das die Voraussetzung dafür, dass der Therapieprozess überhaupt gelingen kann.

Als Therapeutin Führung übernehmen

Dann gibt es Raum, von den Anliegen zu erzählen, die das Paar in die Therapie geführt haben. Häufig fällt es den beiden schwer, diese genau zu benennen und mit konkreten Beispielen zu belegen. Sie berichten vielleicht von quälenden Streitigkeiten, ohne die Auslöser zu kennen; sprechen davon, dass sie sich auseinandergelebt haben oder dass sie merken, wie ihre Kinder unter ihren Schwierigkeiten als Paar leiden. Sie haben keine Perspektive mehr dafür, wie es mit ihnen als Paar weitergehen könne oder ob nicht eine Trennung das Beste sei. Sie leiden und wollen, dass dieses Leid aufhört. Das Paar befindet sich im Chaos. Als Therapeutin ist es an dieser Stelle wichtig, *Führung* zu übernehmen. Was heißt das konkret?

Bevor wir auf einzelne Aspekte des Chaos eingehen, sei grundsätzlich festgestellt: Beim psychischen Funktionieren des Einzelnen gibt es mindestens zwei qualitativ unterschiedliche Funktionsweisen – eine implizite und eine explizite/konzeptuelle. Die konzeptuelle ist geprägt von Ideen, vom Willen und vom Bewusstsein, also von inneren Konzeptionen. Die implizite Funktionsweise hingegen ist nicht von Bewusstheit begleitet, sie geschieht eher automatisch. Ferner können im impliziten Funktionsmodus mehrere Prozesse gleichzeitig ablaufen. So ist die Gleichzeitigkeit mehrerer zielorientierter innerer Prozesse eines der offensichtlichsten Merkmale psychischer Aktivität. Diese ist nach Grawe (2000) ein Schlüssel zum Verständnis des menschlichen Seelenlebens und damit auch ein Schlüssel zum Verständnis von Partnerschaftskonflikten.

Paare kommen zur Therapie, weil etwas *zwischen* den beiden stört. Diese Störung in der interpersonellen Beziehung hat ihrerseits wieder Bedeutung im psychischen Geschehen des Einzelnen. Insofern ist die intrapsychische Perspektive unverzichtbar, auch wenn es um Probleme im Miteinander geht. Eine Verkürzung auf eine systemische Perspektive wird dem Einzelnen und damit dem Paar nicht gerecht. Psychisches Leiden besteht immer in bestimmten neuronalen Erregungsmustern, und diese ereignen sich im psychischen Geschehen des Einzelnen. Allerdings ist das intrapsychische Geschehen eines Menschen immer auf andere Menschen bezogen, weil seine Grundbedürfnisse nur im zwischenmenschlichen Kontext befriedigt werden können. Dieser zwischenmenschliche Bezug ist für die motivationalen Schemata so zentral, dass Grawe (1986) sich veranlasst sah, diese Schemata als *Beziehungsschemata* zu bezeichnen. Innere Motive bringen das Individuum in einen bestimmten Austausch mit seiner Umgebung, insbesondere mit anderen Menschen und hier ganz besonders mit denen, die in der Lebensgeschichte des Einzelnen zu seinen wichtigsten Bezugspersonen geworden sind. In der Beziehungsgestaltung mit diesen Menschen hat der Einzelne seine Beziehungsmuster gelernt. So bildet sich im

Einzelnen intrapsychisch eine Abfolge von Erregungsmustern in ganz bestimmten Beziehungsabläufen, die ihrerseits wieder im Miteinander stattfinden.

Daraus folgt: Beziehungsabläufe und intrapsychische Prozesse sind eng miteinander verkoppelt. Will man die Beziehungsmuster verändern, gilt es, die motivationalen Schemata eines Menschen zu ändern. Da sich in einer Partnerschaft beide gegenseitig beeinflussen, sind sowohl die Veränderung von Beziehungsmustern als auch die Veränderung motivationaler Schemata zentrale Ansatzpunkte in der Paartherapie. Zum Verständnis des Chaos in einem Paar sind also vergangene und gegenwärtige Beziehungsmuster beider eminent wichtig. Denn diese Beziehungsmuster passen wie ein Deckel auf einen Topf zu den motivationalen Schemata. Sie sind die Bühne eines Menschen, auf der er seine Probleme manifestiert, und gleichzeitig sind sie die wichtigste Ressource für die Befriedigung seiner Bedürfnisse. Die Veränderung der Beziehungsmuster ist wichtig, um die psychische Befindlichkeit beim Einzelnen zu verbessern. So geben die Beziehungsmuster eines Partners nicht nur Aufschluss über ihre motivationalen Schemata, sie sind gleichzeitig das Mittel, um die Modi, in denen die Schemata Gestalt annehmen, zu verändern (Sanders & Kröger 2013, Roediger 2018).

In diesem Zusammenhang bedeutet **Führung seitens der Therapeutin**: Als Außenstehende hat sie einen Blick auf das WIE der Kommunikation und Interaktion dieses Paars. Darüber hinaus tritt sie für etwas ein, das das Paar zwar implizit in die Therapie geführt hat, zu dem beide im Moment allerdings kaum Zugang haben. Sie wollen nämlich, dass es ihnen wieder besser geht, dass sie sich im wahrsten Sinne des Wortes wieder gut *fühlen* können; ebenso ihre Kinder.

Führung heißt auch, dieses Ziel seitens der Therapeutin zu benennen: „Mein Ziel ist es, dass es Ihnen als Paar wieder besser geht, dass Sie Freude aneinander haben und glücklich miteinander sind." Wenn das Paar Kinder hat, kann sie noch ergänzen: „Und dass es zu Beginn ganz klar ist: Ich halte zu keinem von Ihnen beiden, auch wenn Sie vielleicht manchmal den Eindruck haben. Aber ich halte ganz klar zu Ihren Kindern, ich verbünde mich mit ihnen. Denn Ihre Kinder wollen, dass es Ihnen beiden wieder gut geht. Das ist das Beste, was Sie für Ihre Kinder tun können."

Führung zeichnet sich durch Zielorientierung aus und durch das Wissen und die Kompetenz, Wege zu diesem Ziel aufzeichnen zu können. Wenn man als Therapeutin weiß, wo man hinwill, richtet das Gehirn genau seine Aufmerksamkeit auf die Zielerreichung. Menschen im Chaos sind dankbar, wenn eine kompetente Person die Führung übernimmt. Durch die Spiegelneuronen werden sie „angesteckt", sich dieser Person, diesem Ziel anzuschließen. Gleichzeitig wird in ihnen Hoffnung induziert – eine wichtige Antriebsquelle, um Selbstheilungskräfte zu aktivieren.

Den Weg zum Ziel erklären

Um eine Antwort auf das implizite Grundbedürfnis nach Orientierung und Kontrolle zu geben, gilt es konkret zu sagen, wie ein Ziel erreicht werden soll. Erst wenn die Klient*innen wissen, was auf sie zukommt, können sie sich dem auch anschließen.

Um den bevorstehenden Therapieprozess bildlich zu verdeutlichen, bietet sich als Metapher das Bild von einem Menschen an, der sich auf einen Ast gerettet hat. „Warum hat sich dieser Mensch wohl auf einen Ast retten müssen?" Es geht also zunächst darum, ein Bewusstsein dafür zu entwickeln, dass sich auf einen Ast zu retten eine Kompetenz ist. Ferner darum, dieses Handeln als etwas Sinnhaftes zu deuten. Hier sollte ein Hinweis erfolgen, dass an keiner Stelle das Verhalten eines der beiden beurteilt oder verurteilt wird! Jedem Einzelnen wird unterstellt, zu jeder Zeit sein jeweils Bestes im Miteinander versucht zu haben, auch wenn das nicht immer zielführend war. Der Ast, auf den man sich gerettet hat, kann z. B. eine sexuelle Außenbeziehung sein: Ein Versuch, die in der Partnerschaft „verdunstete" Sexualität zumindest für sich selbst mit einem Dritten zu leben und nicht gleich die Familie zu verlassen. Oder man flüchtet sich auf die Sicherheit des Astes Schweigen, weil man meint, bei Konflikten der Redegewandtheit der Partnerin nicht standhalten zu können.

Dieses Bild eignet sich als guter Einstieg, um über das Entstehen von Beziehungsmustern aufzuklären, die wir im Miteinander der Familie verinnerlichen. Wie die Regeln der Muttersprache lernen wir auch diese Syntax der Beziehungsregeln ganz nebenbei im Miteinander der Familie. Wir wenden sie unbewusst an und merken gar nicht, dass sie uns heute nicht mehr dienlich sind, sondern sogar das Gegenteil von dem bewirken, das wir intendieren. Als Kind, wenn Vater oder Mutter ein Machtwort gesprochen hatte, war es besser, auf seinen Ast des Schweigens zu klettern. In der Beziehung zur Partnerin aktualisieren sich solche Muster durch Trigger im Miteinander. Es fehlt bislang jedoch das Bewusstsein für: „Warum verhalte ich mich jetzt so völlig neben der Spur?"

Deshalb wird auch der Ast nicht abgesägt, auf den sich jemand gerettet hat, sondern er wird als eine zwar alte, aber höchst effektive Überlebensstrategie wertgeschätzt. Ziel des therapeutischen Prozesses wird: Der / die Einzelne baut in Anwesenheit des Partners (der meist nicht die Ursache, sondern der Auslöser dafür ist, sich auf den Ast zu flüchten) eine Leiter, um von dem Ast herabzusteigen. Der Ast bleibt weiter bestehen – lebenslang. Das nicht nur, weil er einmal sehr wertvoll war, sondern auch, weil es immer wieder Situationen gibt, in denen man bewusst oder ganz spontan auf ihn klettert. Da man im therapeutischen Prozess aber eine Leiter gebaut hat, kann man sich nun entscheiden, wann man wieder herunterkommen will.

Anschließend wird in groben Zügen der Verlauf der Partnerschule vorgestellt: die Erstellung der Plastik zur impliziten Beziehungsdiagnostik; das Malen des Bildes zur Kindheitsgeschichte, um eine Ahnung davon zu bekommen, wie sich alte Szenen im Heute reinszenieren; der Ansatz, Sexualität als Ressource eines Paars zu verstehen. Und gerade in der Bindung und Verbundenheit zum Partner könne man sich immer mehr zu dem Menschen entwickeln, der in einem steckt. Mit diesem Gedanken wird das Vorherige abgerundet.

Zum Schluss wird das Paar nach seinem Eindruck von diesem ersten Gespräch gefragt, und ggf. wird ein Termin für die weitere Arbeit vereinbart. Falls das so ist, wird ggf. auch ein Fragebogen (Kap. 4.19) zur Diagnostik und späteren Evaluation ausgefüllt.

Ferner bekommt jeder für sich auch den „Erste-Hilfe-Koffer“ für Paare in Stresssituationen mit auf den Weg (4.1.5).

(Abschluss der Sitzung mit der Achtsamkeitsübung, 4.1.6)

Die beiden Bilder werden ausgedruckt und dem Paar hintereinander gezeigt, um den Entwicklungsweg der Partnerschule als gemeinsamen Bau einer Leiter zu erklären. Das ermöglicht die Vision: Ich bin nicht darauf angewiesen, immer auf dem Ast sitzen zu *müssen*.

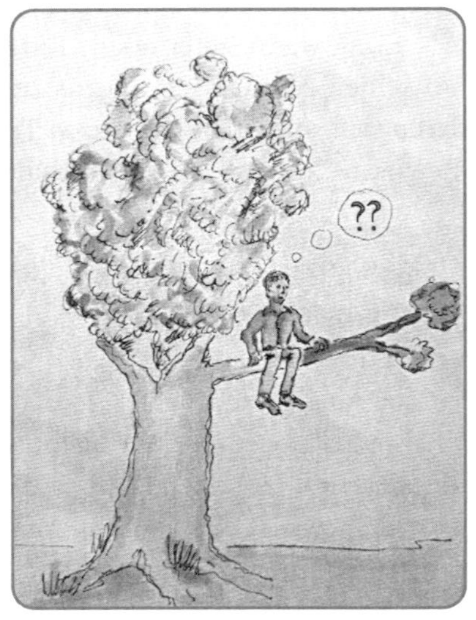

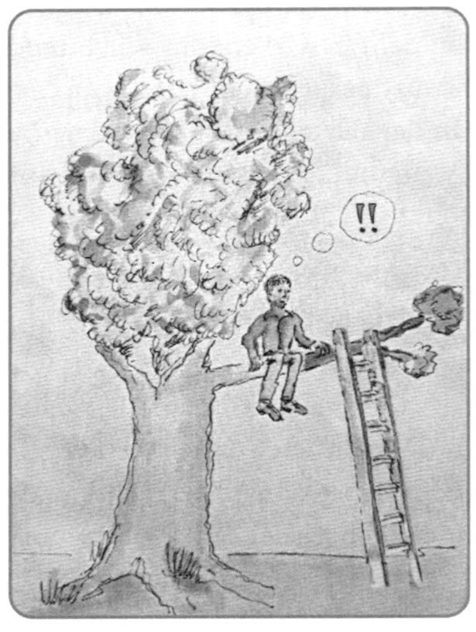

Das Bild vom Baum und dem Ast (© Gereon Haarmann)

4.1.4 Übung: Mein Standpunkt verändert die Sichtweise

Benötigt wird: ein großes Blatt (DIN A3), auf das eine große „6" gedruckt wurde

Zeit: 20 Min.

Anlass: Wenn zu Beginn einer Paartherapie beide auf ihrem Standpunkt beharren und nicht in der Lage sind, die Wirklichkeit des Anderen als solche zu würdigen, kann es hilfreich sein, durch eine *leibhaftige* Übung eine Erfahrung zu machen, um eine Selbstgerechtigkeit zu verstören.

Hintergrund: Die meisten Menschen verstehen Wahrnehmungen und Erinnerungen als Spiegel der aktuellen oder vergangenen Realität. Die psychologische Grundlagenforschung konnte dagegen nachweisen, dass wir wesentlich dasjenige wahrnehmen, was wir selbst an die Umwelt herantragen. Ferner ist unsere ganze psychische Aktivität darauf ausgerichtet ist, Wahrnehmungen im Sinne ganz bestimmter Ziele herbeizuführen. Unsere „Realität" ist also immer eine im Dienste ganz bestimmter Ziele hergestellte subjektive Wirklichkeit. Unsere Wahrnehmung wird durch unsere Vorerfahrung bestimmt, und je selbstverständlicher wir unsere Intentionen an die Umgebung herantragen, desto mehr neigen wir dazu, sie als Anforderung seitens der Umwelt zu verstehen. Da die Intentionen durch unsere neuronalen Erregungsmuster gut eingespielt sind und zum impliziten Modus gehören, sind sie dem Bewusstsein nicht zugänglich (Grawe 2000, 2004).

„Bewusste" Wahrnehmungen sind insofern das Ergebnis einer *figuralen Synthese.* Durch einen Prozess von Hypothesenbildung und -prüfung wird auf einem Wahrnehmungshintergrund eine Figur erzeugt. Unsere Bereitschaft wahrzunehmen nimmt auf zweierlei Weise Einfluss auf das, was wir schließlich bewusst wahrnehmen:

1. Aus der Fülle der Eingangsinformationen wählen wir aus, worauf sich unsere fokale Aufmerksamkeit richtet.

2. Wir konstruieren einen Wahrnehmungsinhalt im Prozess der figuralen Synthese auf der Basis bisheriger Erwartungen, Wahrnehmungsbereitschaft, Hypothesen oder Schemata. Entscheidend ist, dass uns lediglich das Ergebnis dieses Konstruktionsprozesses bewusstwird, nicht der Prozess als solcher (Neisser 1996).

Ablauf

Der Therapeut legt ein großes Blatt (DIN A3), auf dem die Zahl 6 abgebildet ist, auf den Boden. Dann werden die Partner*innen gebeten, sich jeweils vor eine der kurzen Seiten zu stellen. Anschließend sollen beide sagen, was sie sehen.

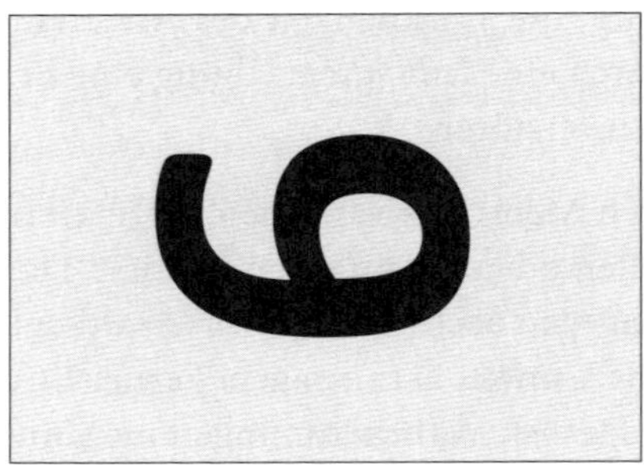

Je nach Standpunkt – das zeigt diese Erfahrung – kann die Zahl eine 6 oder eine 9 sein.

Im anschließenden Auswertungsgespräch werden den Klient*innen die o.g. Hintergründe für die Ursachen unterschiedlicher Wirklichkeiten psychoedukativ vermittelt.

4.1.5 „Erste-Hilfe-Koffer" für Paare in Stresssituationen

Bereits in der ersten Sitzung fragen viele Paare, was sie selbst schon tun können, um die Situation zu verbessern. Doch egal, ob sie fragen oder nicht: Durch den „Erste-Hilfe-Koffer" wird ihnen, ohne dass ein Wort darüber verloren wäre, deutlich, dass sie selbst wesentlich für das Gelingen ihrer Paartherapie verantwortlich sind. Darüber hinaus machen sie beim Umsetzen der im „Koffer" enthaltenen Vorschläge schnell Erfahrungen von Selbstwirksamkeit.

Deshalb bekommt jeder für sich in der ersten Sitzung den Erste-Hilfe-Koffer mit nach Hause. Die einzelnen Punkte werden mit dem Paar besprochen, um sicherzugehen, ob sie diese auch verstanden haben. Um die Wirksamkeit der einzelnen Vorschläge zu untermauern, kann auch auf wissenschaftliche Untersuchungen verwiesen werden. Gegebenenfalls lassen sich bereits erste Absprachen hinsichtlich einzelner Vorschläge treffen.

Übung

Aus unterschiedlichsten Gründen haben Sie beide sich entschlossen, eine Paartherapie im Rahmen der Partnerschule zu machen. Ein wichtiges Lernziel (deshalb Schule 😉) lautet: *Lieber mit dem alten Partner etwas Neues, als mit einem neuen Partner das Alte.* Interaktions- und Kommunikationsmuster sind in der Regel sehr eingeschliffen, und Sie laufen somit Gefahr, sich mit dem im Alltag üblichen Tunnelblick wieder in diesen Mustern zu verstricken. Hier ist die Übung mit dem *Erste-Hilfe-Koffer* ein wichtiges „Gegenmittel". Nehmen Sie deshalb hin und wieder den Koffer zur Hand und erinnern Sie sich an die Vorschläge. Alle sind nachweislich wirksam; das wurde wissenschaftlich überprüft. Vielleicht können Sie auch bereits erste Verabredungen mit Ihrem Partner / Ihrer Partnerin treffen. Die im Koffer unterbreiteten Vorschläge helfen Ihnen, im hohen Maß Ihren gemeinsamen paartherapeutischen Prozess positiv zu beeinflussen.

1. Denken Sie daran, dass Sie einmal ein Liebespaar waren. Vielleicht erinnern Sie sich an das erste Kennenlernen, den ersten Kuss, die erste Zeit des Miteinanders. Dann sagen Sie sich: „Auch diese Erinnerungen gehören zu meiner Geschichte mit dir. Deshalb unterstelle ich dir im Moment, dass du es eigentlich gut mit mir meinst."
2. Vereinbaren Sie *täglich* einen Austausch (30 Min.) miteinander. Sie erzählen sich einfach von dem, was Sie an dem Tag erlebt haben, auch wenn sich bestimmte Dinge wiederholen. Es geht nicht darum, dem Anderen Lösungen für seine Probleme zu präsentieren. Es reicht, ihm einfach zuzuhören und für ihn in dem Moment präsent zu sein. Diese Zeit sollte *exklusive* Paarzeit sein!
3. Berühren Sie einander. Fassen Sie sich für fünf Minuten mit geschlossenen Augen an Ihren Händen oder nehmen Sie einander für zwei Minuten in den Arm.
4. Freuen Sie sich darüber, wenn der Alltag funktioniert. Nicht die Liebesschwüre sind die wesentliche Grundlage einer Partnerschaft, sondern der ganz banale Alltag, das ganz unaufgeregte Miteinander.
5. Vermeiden Sie unbedingt kritische Äußerungen, Sarkasmus oder Beleidigungen. Der Andere kann nämlich gar nicht anders, als sich zu verteidigen, und so setzt eine Abwärtsspirale ein. Erzählen Sie stattdessen von Ihren eigenen Gefühlen, von dem, was Sie motiviert. Sagen Sie dann aber nicht etwas wie: „Ich fühle, dass du mir nicht zuhörst" (Beschuldigung), sondern: „Ich weiß gar nicht, wie ich mit meinen Anliegen bei dir landen soll". *Damit* übernehmen Sie Verantwortung für sich!
6. Verabreden Sie sich mindestens zweimal in der Woche miteinander, um eine Stunde zusammen in der Natur zu verbringen oder einfach im Ort spazieren zu gehen.
7. John Gottman hat die Fünf-zu-eins-Regel aufgestellt. Eine kränkende Tat oder Verletzung kann mit fünf Freundlichkeiten, ganz bewusstem Wohlwollen und Zuwendung, ausgeglichen werden. Also sorgen Sie dafür, dass Ihr „Beziehungskonto" gut in Balance ist.
8. Jeder von Ihnen beiden hat zum Thema Beziehungsgestaltung eine lange Lerngeschichte hinter sich, die bereits früh in Ihren Herkunftsfamilien ihren Anfang genommen hat. Um in ein neues Fühlen, Denken und Handeln im Miteinander zu kommen, sollten Sie des-

halb auch etwas Zeit einrechnen. Stellen Sie sich auf einen gemeinsamen und persönlichen Entwicklungsprozess von etwa ein bis zwei Jahren ein (ungefähr 15 bis 25 Einheiten à 90 Minuten). Die vorgenannten Hinweise könnten Sie sehr darin unterstützen und diesen Prozess verkürzen.

Mir persönlich ist es ein wichtiges Anliegen, meine Arbeit auf ihre Wirksamkeit und Nachhaltigkeit zu überprüfen. Deshalb kann ich guten Gewissens sagen: All diese Empfehlungen sind tatsächlich wirksam. Es liegt an Ihnen, sie umsetzen!

Insbesondere beziehe ich mich bei meinen Empfehlungen für diesen Erste-Hilfe-Koffer auf die Forschungsergebnisse von Gottman, J. M., Silver, N. (2014). *Die Vermessung der Liebe. Vertrauen und Betrug in Paarbeziehungen.* Stuttgart: Klett Cotta.

Ihr(e)

4.1.6 Selbstwirksamkeit wahrnehmen und die Achtsamkeit stärken

Ab der zweiten Sitzung gibt es den folgenden festen Rahmen: Zu Beginn werden immer Fragen nach dem gestellt, was gelungen ist (Selbstwirksamkeit). Den Abschluss bildet ein Training der Achtsamkeit.

Zeit: je 5–10 Min.

Hintergrund:

Selbstwirksamkeit: Paare kommen zu uns, weil sie ein Leid miteinander haben. Dieses kann die Wahrnehmung für das blockieren, was trotz allem gelingt. Wenn beide wissen, sie werden in der nächsten Therapiestunde nach dem Gelingenden gefragt, schärft das in den Tagen davor ihren Blick dafür. Gefragt wird: „Was ist jedem für sich gelungen? Was ist Ihnen beiden als Paar gelungen? Was hat Freude gemacht?“ Hier zählt alles, was der Einzelne berichten mag, und sei es noch so alltäglich oder banal. Wenn niemandem etwas einfällt, kann die Therapeutin Anregungen geben wie: „Wird bei Ihnen die Wäsche gewaschen?“

Als Übung für zu Hause sind auch die *Drei Fragen zum kleinen Glück* (Müller & Rollnick 2015) hilfreich. Sie sind auch gut mit Kindern am Abendbrottisch einsetzbar!

- Was ist mir heute gelungen?
- Wer hat mir Gutes getan?
- Wem habe ich Gutes getan?

Achtsamkeit: Sich dessen gewahr zu werden, was im eigenen Leib gerade geschieht, ist ein wichtiger Schlüssel des Verstehens und zu einem künftigen Handeln aus einem bewussten, expliziten Selbst heraus. Deshalb wird zum Ende jeder Sitzung die Wahrnehmung mithilfe einer Achtsamkeitsübung geschult. In der Einleitung werden die Klient*innen darauf hingewiesen, alles zu registrieren und so anzunehmen, wie es ist, also nicht zu werten. Hier ist der Schlüsselsatz: „Sie können alles nur richtig machen" sehr hilfreich und unterstützend. Äußerungen im Anschluss an die Übung sind zum einen Rückmeldungen für die Therapeut*innen, zum andern erfahren die Partner etwas voneinander und trainieren so ihre kommunikative Kompetenz.

Achtsamkeitsübung – Ablauf:

Und jetzt, zum Ende unserer Sitzung, lade ich Sie ein, noch einmal innezuhalten (...) und sich ganz bewusst zu erlauben, die Aufmerksamkeit auf Ihr inneres Erleben zu lenken. (...)

Auf jetzt, in diesem Moment (...), auf den Körper (...) und seine Empfindungen (...), auf die Gefühle, auf Gedanken (...).

Wenn es sich angenehm für Sie anfühlt, können Sie die Augen schließen oder auch leicht geöffnet lassen (...), den Körper (...) und den Blick hinter den Lidern weich werden lassen (...) und sich entspannt zurücklehnen (...), so gut es geht. (...)

Es gibt nicht zu leisten oder zu erreichen, einfach mit dem sein, was sich in Ihnen zeigt, von Moment zu Moment. (...)

Es genügt (...), die Aufmerksamkeit zunächst auf den Atem zu richten, wie er in den Körper ein- und ausströmt. (...) Der Atem kann kurz oder lang, tief oder flach, fließend oder stockend sein (...), der Atem ist immer richtig. (...)

Und dann allmählich die Aufmerksamkeit ausdehnen, um den Atem herum, und spüren, welche Körperempfindungen Sie wahrnehmen können. (...) Angenehme und weniger angenehme oder auch neutrale, (...) und schauen Sie, ob es möglich ist, all dem Raum zu geben. (...)

Und wenden Sie sich nun dem Gefühl zu, das im Vordergrund Ihrer Erfahrung steht, (...) einfach wahrnehmen. (...)

Wenn Sie mögen, können Sie dem Gefühl auch einen Namen geben, (...) und vielleicht gibt es auch noch andere Gefühle im Hintergrund. (...)

Und zum Schluss auf die Gedanken schauen, die da sind, (...) einfach nur beobachten, mehr nicht. (...)

Und in wenigen Momenten werden wir die Übung beenden (...). Kommen Sie dann ganz bewusst mit Ihrer Aufmerksamkeit wieder hierher in den Raum. (...) Und wenn Sie mögen, können Sie uns noch ein wenig an dem, was Sie jetzt wahrgenommen haben, teilhaben lassen.

Anmerkung: Die Übung schließt die Sitzung ab. Zugelassen ist nur ein kurzes Feedback dazu, wie es beiden ergangen ist. Fangen Sie auf keinen Fall an, das Erlebte zu zerreden, zu erklären oder zu kommentieren!

4.1.7 Gefühle benennen lernen und ihnen auf die Spur kommen

Benötigt wird: Vorbereitetes Arbeitsblatt mit Gefühlswörtern

Hintergrund: Klient*innen finden häufig nur schwer Zugang zu ihren Gefühlen und können sie oft auch nicht benennen. Ebenso herausfordernd kann es für sie sein, ganz spezifische Ziele für die Therapie anzugeben. In ihrer Kindheit machten sie kaum die Erfahrung, nach ihren Gefühlen, Wünschen oder Zielen gefragt zu werden. Entsprechend schwer fällt es ihnen, jetzt in der Paartherapie etwas dazu zu sagen.

Gefühle sind immer auch das Ergebnis von Erfahrungen. Deshalb kommen hier auch die Intentionen ins Spiel, die jedem Handeln zugrunde liegen. Stavemann (2018) unterscheidet zwischen Ziel-*Gefühl* (was jemand in einer Situation für angemessen hält) und Ziel-*Verhalten* (was in dieser Situation angemessen wäre).

Gefühle sind eng gekoppelt an die Fähigkeit des eigenleiblichen Spürens. Signale des Inneren und Äußeren spüren und zunehmend genauer benennen zu können ist ein wichtiges Ziel der therapeutischen Arbeit. Wer feinfühliger für diese Signale wird, kann schließlich zu den *vor* den Gefühlen liegenden und meist unbewussten Intentionen vordringen. Wenn wir als Therapeut*innen sehr frühzeitig auf diesen Zusammenhang aufmerksam machen, eröffnet das den Weg zur Entwicklung einer souveränen Persönlichkeit in sozial bezogener Autonomie. Rein kognitiv wird das Wissen um die Verantwortung für die eigenen Ziele gebahnt sowie für das daraus folgende Verhalten mit seinen Auswirkungen auf das Miteinander in der Partnerschaft; als Ergebnis schließlich die Gefühle, die man dann haben möchte. Zur Entlastung der Klient*innen sollte darauf hingewiesen werden, dass es sich um einen längeren Übungsweg handelt, der in der Partnerschule schrittweise gegangen wird.

Die Grundlagen für die Fähigkeit, Signale wahrzunehmen und sie zu benennen, werden übrigens in der frühen Kindheit gelegt, wenn die Signale des Säuglings oder Kleinkinds durch die Mutter oder den Vater gespiegelt und benannt werden.

In jeder Beziehung – Eltern-Kind-Beziehung, Paarbeziehung, Freundschaft etc. – ist es wichtig, umeinander zu wissen. Deshalb wird die Fähigkeit eingeübt, das eigenleibliche Spüren in Form von Gefühlen auszudrücken. Aber auch das Wissen um die Entstehung von Gefühlen ist wichtig, denn häufig sind maladaptive Denkmuster die

Ursache unangenehmer Gefühle. Erst dieses Wissen umeinander – ohne jegliche Bewertung – ermöglicht es uns Menschen, einander Weggefährten zu sein. Wenn Menschen spüren, sie können diese Erfahrung mit jemandem teilen, wird das Schwere leichter und das Schöne schöner.

Ablauf / Durchführung:

Die Klient*innen bekommen das vorbereitete Arbeitsblatt und haben die Aufgabe, ihre aktuelle Befindlichkeit mithilfe der genannten Gefühle auszudrücken. Es ist hilfreich, dieses Arbeitsblatt über mehrere Sitzungen hinweg jeweils zum Ende der Stunde einzusetzen. Es ist durchaus sinnvoll, wenn die Klient*innen zunächst (vielleicht mit geschlossenen Augen) für etwa ein bis zwei Minuten in ein Spüren kommen, bevor sie dann das Blatt nehmen und mithilfe der Listen Worte für ihr eigenes Spüren finden. Auch hier gilt: Es gibt kein richtiges und kein falsches Spüren, und es gibt auch keine richtigen oder falschen Worte dafür. Im Anschluss an diese Erfahrung werden die Klient*innen psychoedukativ darüber aufgeklärt, wie Gefühle entstehen.

In Konfliktsituationen ist der Hinweis wichtig, dass Gefühle immer auf *Bewertungen* beruhen. Letztere gilt es bewusst zu machen und zu überprüfen, ob sie der Situation angemessen sind. Einen Mann etwa, der sich von seiner Frau abgelehnt fühlt, weil sie ihn nach seiner Rückkehr von der Dienstfahrt nicht gebührend liebevoll empfängt, könnte man fragen, ob noch eine andere Bewertung als die des Sich-abgelehnt-Fühlens möglich sei. Gegebenenfalls kann man mit ihm gemeinsam nach anderen Bewertungen zu suchen, um dann herauszufinden, welche Gefühle diese auslösen. Das könnte auch ein erster Einstieg sein, um die Quelle solcher Bewertungen zu identifizieren. In der Regel findet sie sich in frühen Erfahrungen mit den ersten Bindungspersonen und den damit verbundenen Erwartungen.

Unterstützend ist hier das A-B-C-Modell:

A steht für die Situation,
B für die entsprechende Bewertung und
C für die Konsequenz.

Klient*innen, die sich intensiver damit beschäftigen wollen, kann man auf das Selbsthilfebuch von Stavemann (2018) hinweisen: *Im Gefühlsdschungel: Emotionale Krisen verstehen und bewältigen.*

Übung: Gefühle benennen lernen

Bevor Sie Ihre augenblickliche Verfasstheit mithilfe eines der folgenden Worte ausdrücken, schließen Sie zunächst die Augen. Konzentrieren Sie sich auf sich selbst und nehmen einmal wahr, was in Ihrem Leib gerade passiert. Vielleicht fühlen Sie Ihren Herzschlag, vielleicht ist Ihnen warm oder kalt, vielleicht spüren Sie auch einen Luftzug oder hören Geräusche. Lassen Sie sich ein wenig Zeit, um all das wahrzunehmen. Es gibt hier kein Richtig und Falsch, kein Zuwenig und kein Zuviel!

Dann öffnen Sie die Augen, schauen Sie auf das Arbeitsblatt und versuchen Sie, für das, was Sie gerade erlebt haben, ein oder zwei passende Worte auf dem Blatt zu finden.

angeregt	fasziniert	lebendig
aufgeregt	freundlich	leicht
aufgedreht	friedlich	locker
ausgeglichen	froh	mit Liebe erfüllt
befreit	gebannt	motiviert
belebt	gefasst	munter
berührt	gelassen	neugierig
beruhigt	gespannt	optimistisch
beschwingt	gerührt	selig
bewegt	gesammelt	sicher
eifrig	glücklich	sich freuen
energiegeladen	gut gelaunt	still
engagiert	heiter	überglücklich
entspannt	hellwach	überwältigt
erfreut	hoffnungsvoll	unbeschwert
ergriffen	inspiriert	wach
erleichtert	kraftvoll	zufrieden
erstaunt	klar	zuversichtlich

ängstlich	frustriert	schockiert
ärgerlich	geladen	sorgenvoll
angespannt	gelähmt	streitlustig
aufgeregt	gelangweilt	teilnahmslos
bedrückt	genervt	todtraurig
besorgt	hilflos	überwältigt
bestürzt	irritiert	unglücklich
betroffen	kalt	unruhig
deprimiert	kribbelig	unwohl
durcheinander	leblos	unzufrieden
einsam	lustlos	verärgert
elend	miserabel	verbittert
empört	müde	verletzt
enttäuscht	mutlos	verzweifelt
entrüstet	niedergeschlagen	verwirrt
ernüchtert	ruhelos	wütend
erschöpft	traurig	zappelig
erschüttert	sauer	zögerlich

4.1.8 Imagination: Der Leuchtturm – Wegweiser in dunkler Nacht

Ziel: Gut einsetzbar zum Ende des ersten Gesprächs, wenn sich ein Arbeitsbündnis abzeichnet. In dieser Trance können sie die Klient*innen als kompetent in einer schwierigen Situation erleben.

Zeit: ca. 15 Minuten

Durchführung: Alles wird ganz langsam und mit vielen Pausen vorgelesen. Die Übung kann im Sitzen oder im Liegen durchgeführt werden.

Anleitung:

Setzen Sie sich ganz entspannt auf Ihren Stuhl. Spüren Sie, wie der Atem von ganz alleine kommt und geht, wie Sie einatmen und ausatmen. Jetzt gehen Sie mit einer Aufmerksamkeit zu Ihrer linken Hand und ballen Sie sie zu einer Faust. Ganz langsam lösen Sie wieder die Anspannung. Ballen Sie die Hand noch einmal zu einer Faust und lösen Sie sie wieder. Spüren Sie, wie Sie sich bei jedem Mal mehr entspannen.

Jetzt versuchen Sie einmal, beim Ausatmen in ein leichtes Tönen zu kommen, vielleicht wie das Nebelhorn eines Schiffs, wuuuu, ganz leicht, kaum hörbar, sodass Sie wahrnehmen können, wie Ihr Brustkorb leicht vibriert. Vielleicht spüren Sie dieses Vibrieren auch im ganzen Körper. Ich unterstütze Sie, indem ich mitsumme (ca. eine Minute).

Nun noch dreimal, dann können Sie das Summen wieder verklingen lassen.

Jeder Mensch ist in der Lage, sich zu entspannen, denn Entspannung gehört zu unserer Grundausrüstung, wie das Einatmen und das Ausatmen. Hilfreich ist es, sich ein Wort auszusuchen, das Sie automatisch mit Entspannung verbinden, wie etwa Friede oder Gelassenheit. Dann sind Sie später in der Lage, zum Beispiel in Alltagssituationen, Ihren Körper mithilfe dieses Worts in die Entspannung zu führen.

Lassen Sie sich jetzt ein wenig Zeit und suchen sich ein Entspannungswort aus. Nun denken Sie sich eine Zeit lang bei jedem Ausatmen dieses Entspannungswort.

Nehmen Sie jetzt einmal wahr, wie sich immer mehr Ruhe und Entspannung in Ihnen ausbreiten. Vielleicht spüren Sie auch, wie Ihr Körper ganz schwer und ruhig auf dem Boden liegt oder auf dem Stuhl ruht, und wie der Atem kommt und geht.

Wenn Sie mögen, können Sie sich jetzt vorstellen, dass Sie am oberen Ende einer Wendeltreppe stehen und mit jedem Ausatmen diese Treppe ein Stückchen tiefer hinabgehen. Bei jeder Stufe, die Sie hinabgehen, entspannen Sie mehr und mehr. Und so gelangen Sie zu Ihrer inneren Weisheit, die Sie durch Ihr Leben leitet.

Stellen Sie sich nun vor, es ist ein schöner Sommerabend am Meer und Sie wollen mit Ihrem Boot noch einmal hinausfahren. Ihr Boot ist stabil, vielleicht aus Holz oder aus Stahl, und Sie können sich darauf verlassen. Viele Jahre schon fahren Sie mit dem Boot hinaus. Es macht Ihnen viel Freude, ist einfach nur Genuss.

Doch dann ziehen Wolken auf, und plötzlich verdunkelt sich der Himmel. Der Wind nimmt zu, und erste Sturmböen lassen das Boot heftig ins Schwanken kommen. Der Sturm wird immer stärker, und die Gischt peitscht auf. Auf Ihren Lippen spüren Sie das Wasser, und vielleicht schmecken Sie auch das Salz. Mit beiden Beinen stehen Sie fest am Steuerruder und halten Kurs.

Inzwischen ist kaum noch die Hand vor den Augen zu sehen, nur ab und zu scheint ein wenig Mondlicht durch aufreißende Wolken. So sehen Sie die Schaumkronen auf den Wellen. Ganz allein auf hoher See halten Sie Kurs. Mit den Bewegungen Ihres Körpers balancieren Sie die Schwankungen aus und halten das Gleichgewicht. Plötzlich taucht in der Ferne ein schwaches Licht auf, es kommt von einem Leuchtturm, und Sie merken auf einmal: „Ich bin nicht alleine. Da ist ein Leuchtturm, der mir Orientierung gibt." Plötzlich verfügen Sie über neue Kräfte. Dieser Leuchtturm weist Ihnen den Weg in den sicheren Hafen. Sein regelmäßiges Licht leitet Sie und zeigt Ihnen den Weg durch die Nacht. Mit der Zeit wird das Leuchten immer heller, und Sie sind sich sicher, diesen Sturm und diese dunkle Nacht zu bewältigen und den sicheren Hafen zu erreichen.

Lassen Sie nun langsam dieses Bild in sich verblassen. Und immer, wenn Sie in Ihrem Leben eine tiefe Nacht erfahren, haben Sie die Gewissheit, dass in dieser Nacht auch wieder ein Leuchtturm auftauchen wird, und Sie spüren: Ich werde mit meiner Kraft und Kompetenz durch den Sturm mein Ziel erreichen.

Nun kommen Sie langsam mit Ihrer inneren Aufmerksamkeit wieder in diesen Raum zurück. Achten Sie wieder auf Ihren Atem und spüren Sie, wie Sie einatmen und ausatmen. Spüren Sie, wie Sie mit jedem Einatmen ein bisschen frischer und wacher werden. Wenn Sie zuvor eine Wendeltreppe hinabgestiegen sind, so steigen Sie diese jetzt wieder langsam mit jedem Einatmen hinauf.

Jetzt gehen Sie mit Ihrer Aufmerksamkeit in die linke Hand und ballen sie zu einer Faust, ganz fest, und jetzt lösen Sie die Spannung wieder. Jetzt machen Sie noch einmal mit der linken Hand eine Faust und lösen die Spannung wieder. Und dann räkeln und strecken Sie sich. Wie nach einem tiefen erholsamen Schlaf sind Sie jetzt wieder ganz frisch und wach da. Gleich erzählen Sie beide, was jeder von Ihnen dabei erlebt hat. Auch hier gibt es kein Richtig und kein Falsch. Und wenn jemand mit dieser Übung nichts anfangen konnte und mit den Gedanken ganz woanders war, ist auch das völlig in Ordnung.

4.1.9 *Fragebogen zur subjektiven Einschätzung der partnerschaftlichen Situation*

Vorbemerkung: Wissenschaftlich kontrollierte Studien zur Durchführung von Paartherapien sind immer noch Mangelware. Bereits Anfang der 1990er-Jahre machte der Wissenschaftliche Beirat des Familienministeriums für Familienfragen beim Bundesministerium für Familie und Senioren darauf aufmerksam. Die Menge evaluativer Forschung über die Wirksamkeit von Beratung für den deutschsprachigen Raum bezeichnete er als „spärlich" (BMFuS 1993), und im Weiteren: „Angesichts der großen Bedeutung, die dem Beratungswesen familienpolitisch zukommt, empfiehlt der Beirat gründliche Bestandsaufnahmen dieses Arbeitsbereichs, damit Grunddaten und Vergleichsgrößen für den Ausbau des Beratungswesens in öffentlicher und freier Trägerschaft vorliegen" (BMFuS 1993, S. 156). Hinsichtlich der Prozess- und Ergebnisforschung in der Paartherapie und Eheberatung gibt es bis heute immer noch viel Luft nach oben (Kröger 2020).

Wer würde heute noch ein Produkt oder ein Arzneimittel nutzen, ohne sich vorher über die Qualität und die (Neben-)Wirkungen informiert zu haben? Ein wichtiges Anliegen der Partnerschule ist, dass Rat suchende Paare wirklich das bekommen, was sie suchen. Sie haben ein Anrecht darauf, dass sich nach einer Paartherapie die Qualität ihrer Beziehung deutlich verbessert. Eine Überprüfung *nach* der Therapie ist nur begrenzt möglich. Leicht schleicht sich ein „Hello-goodbye"-Effekt ein, nach dem Motto: *Der Therapeut hat uns einige Stunden zugehört, und es war auch gut, mal darüber gesprochen zu haben. Außerdem war er ganz nett.* Diese Freundlichkeit wird dann, als Dank, zur Grundlage der Bewertung. Besonders groß ist diese Gefahr, wenn Ratsuchende im Rahmen der institutionellen (etwa der kirchlichen) Beratung nichts bezahlen müssen. Das sieht ganz anders aus, wenn eine Paartherapiesitzung mit 90,00 € bis 200,00 € zu Buche schlägt. Dann wird deutlich, dass es sich um eine Dienstleistung handelt, und für dieses Geld erwartet jeder eine gute Qualität.

Die Arbeit mit Fragebogen:

Mir selbst war es von Anfang an ein wichtiges Anliegen, die Qualität meiner Arbeit mit prospektiven Untersuchungen zu überprüfen. Dazu werden Veränderungen jeweils zu Beginn der Beratung, am Ende und ein Jahr nach Abschluss mithilfe standardisierter Messverfahren aus der Therapieforschung quantitativ abgebildet (Hahlweg 2016). Immer wieder mache ich die Erfahrung, dass Paare sich dadurch mit ihren Anliegen sehr ernst genommen fühlen. Sie füllen die Fragebögen bereitwillig aus und stellen fest: Für Erlebnisse im Miteinander finden sie durchaus Worte. Nicht wenige kommen über dieses Ausfüllen und den Vergleich miteinander ins Gespräch.

Mir hilft die Auswertung, den Paaren gezielt eine Rückmeldung zu ihrer aktuellen Situation zu geben – und das nicht nur aus meiner persönlichen Einschätzung. Außerdem ist es möglich, Fortschritte der Therapie auch empirisch aufzuzeigen. Eine ausführliche Beschreibung dieser Instrumente findet sich bei Sanders (2006, S. 160 ff.); ebenso findet sich hier eine Übersicht über die Ergebnisse bezogen auf die Partnerschule, die von Kröger (2006, S. 260 ff.) erstellt wurde.

Welche Folge haben die Ergebnisse? Ähnlich wie bei dem Beipackzettel eines Arzneimittels kann ich heute einem Paar sagen, mit welchem Zugewinn an *globaler Zufriedenheit mit der Partnerschaft* die beiden rechnen können oder wie sich ihre *Problemlösekompetenz* entwickeln wird. Besonders kann ich ihnen Mut machen, dass *depressive Verstimmungen* sich weitgehend auflösen, wenn sie sich auf die Paartherapie mit mir einlassen.

Einen sehr guten und kostengünstigen Einstieg in die Evaluation der eigenen Beratungstätigkeit bietet der **PFB-K**, basierend auf dem Artikel von Kliem et al. (2012). Er kann im 25er-Pack bei der Testzentrale Hogrefe bestellt werden (↗ https://www.testzentrale.de/shop/fragebogen-zur-partnerschaftsdiagnostik.html).

Der Fragebogen bietet eine unkomplizierte und schnelle Möglichkeit zur Diagnostik und zur Evaluation. Zehn Fragen bilden die interpersonelle Funktionsfähigkeit eines Paars ab, und Letztere gilt als wesentlicher Bestandteil der Partnerschaftsqualität. Abgefragt wird eine subjektiv eingeschätzte Zufriedenheit mit der eigenen

Partnerschaft bzw. Ehe, die maßgeblich durch einen hohen Anteil an gemeinsamen Erlebnissen und durch eine hohe affektive Beteiligung der Partner*innen beeinflusst wird. Damit hat jeder Therapeut ein ökonomisches, reliables und valides Instrument zur Überprüfung der eigenen Wirksamkeit an der Hand.

4.1.10 Paarinterview zur Beziehungsgeschichte (PIB): Standard für das zweite Gespräch mit einem Paar

Benötigt wird: Eventuell Equipment für Videoaufzeichnung

Vorbemerkung: Auf den Erstkontakt und die Bereitschaft, sich gemeinsam auf den paartherapeutischen Prozess auf dem vorgeschlagenen Weg einzulassen, folgt das Interview zur Beziehungsgeschichte (PIB) (Saßmann 2010). Sowohl den Klient*innen als auch der Therapeutin beschert es eine Fülle qualitativer Informationen. Dabei geht es weniger um objektive Wahrheitsfindung, als vielmehr darum, den Interaktionsprozess zwischen den Partnern zu erleben. Wie etwa erinnern sie den Beginn ihrer Beziehung? Wie interpretieren sie ihr Miteinander in Konfliktsituationen? Aus dieser Art der Interpretation lassen sich Rückschlüsse auf den augenblicklichen Zustand eines Paars ziehen. Erscheint die Erinnerung an den Anfang der Beziehung nur noch in einem negativen Licht oder lässt sich durch die Frage danach im Moment ein positives Klima induzieren?

Funktion des Fragebogens: Das PIB wird standardmäßig in der zweiten Sitzung, in einer lockeren Atmosphäre durchgeführt. Die Therapeutin fragt die einzelnen Punkte hintereinander ab und geht dabei *nicht* auf die Aussagen der Klienten ein. Wie bei einem Zeitungsinterview besteht ihre Aufgabe darin, den Klienten zuzuhören und einen Prozess zwischen beiden zu ermöglichen.

In der Fortbildung fällt mir immer wieder auf, dass es insbesondere Kolleg*innen, die schon lange dabei sind, schwerfällt, einfach nur zuzuhören und ihren Fokus auf die Gegenwärtigkeit des Miteinanders des Paars zu richten. Sie neigen dazu, in die Narrationen der Einzelnen therapeutisch einzusteigen. Genau das ist aber mit diesen Fragen *nicht* intendiert! Es geht vielmehr darum, dem Paar eine Bühne zu geben, auf der beide sich mit ihrer Interaktion und Kommunikation den Augen, Ohren und dem Spüren der Therapeutin präsentieren können.

Als Nebenprodukt (!) dieses Interviews kann man sehr häufig beobachten: Selbst stark belastete und unzufriedene Paare entspannen sich auf die Frage nach dem Beginn der Beziehung, nach dem ersten Kennenlernen, immer mehr. Der Gesichtsausdruck verändert sich, und eine angenehme Stimmung zwischen beiden breitet sich aus. Sie knüpfen damit unbewusst an das explizite Mentalisieren in der anfänglichen Verliebtheitsphase an. Dieses ist dadurch gekennzeichnet, dass Paare meist bis spät in die Nacht miteinander reden. Darüber finden sie eine für sich gültige und stimmige *Theory of Love* mit den dazugehörigen Bildern und Symbolen. Diese *Theory of Love* generiert sich nicht nur aus expliziten Mentalisierungprozessen, sondern auch aus einer impliziten Mentalisierung, die an das präverbale Spiegeln in der frühen Mutter-Kind-Interaktion und die damit in Zusammenhang stehenden Beziehungserfahrungen anknüpft (Fonagy 2009). Es ist also möglich, durch dieses Interview auch an vorhandene, derzeit aber verschüttete emotionale Ressourcen anzuknüpfen und so implizit eine gute Atmosphäre auszulösen.

Aufzeichnungen: Es hat sich als hilfreich erwiesen, dieses Interview als Videoaufzeichnung zu dokumentieren und anschließend nochmals auszuwerten. Ein auf Video aufgezeichnetes Interview bietet ferner eine gute Möglichkeit, ein Paar in der Supervision vorzustellen. Eine weitere Möglichkeit besteht auch darin, das Interview zur Evaluation zu nutzen und am Ende des Beratungsprozesses das gleiche Interview noch einmal durchzuführen. Ich habe gute Erfahrungen damit gemacht, diese Aufzeichnung Paaren mit nach Hause zu geben, auf einem Datenträger (DVD oder USB-Stick).

Ebenso ist es auch möglich, Beratungssitzungen aufzuzeichnen und so Prozessverläufe sowohl für die Ratsuchenden selbst als auch für die Forschung auszuwerten (Roesler & Sanders 2010).

Dass für jede Nutzung der Aufzeichnungen außerhalb der Therapie die Einwilligung des Paars vorliegen muss, versteht sich wohl von selbst.

Paarinterview zur Beziehungsgeschichte (PIB)

TEIL I: Geschichte der Ehe

(Falls das Paar nicht verheiratet ist, gilt es, einige Fragen zu modifizieren.)

Frage1: Lassen Sie uns doch einfach von vorne anfangen ... Erzählen Sie mir, wie Sie sich kennengelernt haben und wie Sie dann zusammengekommen sind.
Können Sie sich daran erinnern, als Sie sich das erste Mal gesehen haben? Erzählen Sie darüber! Was war besonders an (Name von Mann bzw. Frau)? Was war der erste Eindruck, den Sie voneinander hatten?

Frage 2: Wenn Sie an die Zeit denken, als Sie sich kennengelernt haben, also bevor Sie geheiratet haben (bzw. als sie beschlossen haben, zusammenzubleiben und ein Paar zu sein), woran können Sie sich da erinnern? Was war besonders an dieser Zeit?

Wie lange haben Sie sich gekannt, bevor Sie geheiratet (sich zum Zusammenbleiben entschieden) haben? Woran erinnern Sie sich in dieser Zeit? Was für Höhepunkte gab es? Was für Spannungen bestanden? Was für Dinge haben Sie zusammen unternommen?

Frage 3: Erzählen Sie mir, wie Sie zu der Entscheidung kamen zu heiraten (als Paar zusammenzubleiben)?
Von allen Menschen auf der Welt haben Sie sich entschieden, diesen Menschen zu heiraten (Ihr Leben mit ihm zu teilen). Wie kam es dazu? War das eine schwere oder eine leichte Entscheidung?

Frage 4: Können Sie sich an Ihre Hochzeit erinnern? Erzählen Sie mir darüber! Waren Sie auf Hochzeitsreise? Woran erinnern Sie sich bei der Hochzeitsreise?
Bei nicht verheirateten Paaren: Haben Sie auch mit dem Gedanken gespielt zu heiraten? Haben sie sich bewusst entschieden, nicht zu heiraten?

Frage 5: Woran erinnern Sie sich, wenn Sie an das erste Jahr Ihrer Ehe denken?
Hat es Anpassungen an das Verheiratetsein gegeben?
Falls das Paar Kinder hat: Wie war das, als Sie beide Eltern wurden? Erzählen Sie mir über diese Periode Ihrer Ehe / Beziehung! Wie erging es Ihnen beiden in dieser Situation?

Frage 6: Zu einer Partnerschaft gehört auch immer Sexualität. Gab es besonders schöne Zeiten der Sexualität oder Probleme für Sie? Wie hat sich dieser Bereich menschlichen Zusammenseins verändert? Wie sind Sie mit Themen wie Familienplanung und Verhütung umgegangen?

Frage 7: Wenn Sie an die letzten Jahre denken, was gab es in Ihrer Partnerschaft an richtig schönen Zeiten? (Was zeichnet schöne Zeiten für dieses Paar aus?)

Frage 8: Viele Menschen, mit denen wir gesprochen haben, erzählen, dass es in ihrer Beziehung Hochs und Tiefs gab. Würden Sie sagen, dass das auch für Ihre Beziehung zutrifft?

Frage 9: Wenn Sie an die letzten Jahre denken, was haben Sie an wirklich harten Zeiten in Ihrer Partnerschaft erlebt? Was glauben Sie, warum Sie zusammengeblieben sind? Wie haben Sie diese schweren Zeiten überwunden?

Frage 10: Vielfach berichten uns Paare von Streiteskalationen. So kann einer handgreiflich werden oder die Wohnung verlassen. Wie würden Sie einen für Sie eskalierten Streit beschreiben? Wie häufig kommen solche Auseinandersetzungen vor?

Frage 11: Welche Rolle spielen für Sie Nikotin, Alkohol oder Drogen?

Frage 12: Was glauben Sie, worin sich Ihre Partnerschaft heute von Ihrer (Ehe) kurz nach der Heirat unterscheidet?

TEIL II: Die Philosophie der Ehe (Partnerschaft) und mögliche Quellen für Störungen durch Erfahrungen in der Herkunftsfamilie

Frage 13: Mich interessiert, was Sie glauben, was eine Ehe (Partnerschaft) funktionieren lässt. Was glauben Sie, warum manche Partnerschaften erfolgreich sind und manche nicht? Denken Sie bitte einmal an ein Paar, das Sie kennen und welches eine gute Beziehung führt; und dann an eines, das eine ausgesprochen schlechte Beziehung führt. Wie würden Sie Ihre eigene Beziehung mit jeweils diesen Paaren vergleichen?

Frage 14: Erzählen Sie mir etwas über die Partnerschaft Ihrer Eltern (beide Partner fragen). Wie war Ihr Verhältnis zu Ihrem Vater, als Sie aufwuchsen? Wie war Ihr Verhältnis zu Ihrer Mutter, als Sie aufwuchsen? Wie war die Ehe Ihrer Eltern? Würden Sie sagen, dass Ihre eigene Beziehung der Ihrer Eltern sehr gleicht oder sich stark davon unterscheidet? Warum?

Frage 15: Was würden Sie gerne über Ihre Ehe oder über Partnerschaft im Allgemeinen noch sagen, was wir noch nicht angesprochen haben? Haben Sie Zukunftspläne? Haben Sie Ratschläge für junge Paare, die mit dem Gedanken spielen zu heiraten?

(Ende des Interviews)

Rückmeldung an das Paar: Nach dem Interview ist es möglich, dem Paar aus dem eigenen Erleben heraus eine Rückmeldung zu geben. Diese sollte insbesondere die Ressourcen des Paars im Auge haben. Mögliche Herausforderungen, etwa aus einer traumatisierten Kindheit, sollten schon benannt werden. An dieser Stelle ist es auch sinnvoll, schon einen Zusammenhang zwischen frühen Erlebnissen und sich immer wieder aktualisierenden Problemen in der Partnerschaft herzustellen. Dieses Thema sollte allerdings noch nicht vertieft werden. Es geht eher darum, dem Paar dadurch eine erste Entlastung zu ermöglichen.

(Abschluss der Sitzung mit der Achtsamkeitsübung, siehe 4.1.6)

4.1.11 Die Standübung

Hintergrund: John Gottman (1995) fand das starke Bild der vier Apokalyptischen Reiter. Darunter fasste er die wichtigsten Kommunikationssünden, die eine Beziehung dauerhaft ruinieren und zur Trennung des Paars führen können:

- Kritik: Schuldzuweisungen und Anklagen, die ihren Höhepunkt in einer generellen Verurteilung des Partners finden
- Abwehr / Verteidigung mit Rechtfertigung (und Verleugnung der eigenen Anteile), die den Konflikt aufrechterhalten
- Verachtung und Geringschätzung des Partners
- „Mauern", Abschottung und Rückzug

Die „Reiter" sind Überlebensstrategien aus Kindertagen. Wer es als Kind seinen Eltern nicht recht machen kann und keine emotionale Zuwendung erfährt, kann infolgedessen auch keine stabile Persönlichkeit, keinen festen Stand entwickeln. Wie er einst behandelt wurde, so behandelt er jetzt andere: Der Partner kann nie etwas richtig machen, er selbst hingegen weiß und kann alles besser.

Als „Gegenmittel" eignet sich die Standübung, um ein stabiles Paar-Selbst im Miteinander aufzubauen, um Klient*innen den Weg zu einer souveränen Persönlichkeit in Verbundenheit mit dem Partner zu ermöglichen. Mit dieser Übung wird Selbst*ständigkeit* trainiert, und sie ermöglicht die Erfahrung des Selbst*werts.* Schritt für Schritt führt die leibhaftige Erfahrung zum Spüren der eigenen Würde (Hüther 2018) und dazu, sie ins Denken und Handeln umzusetzen. Über diese *Leibes*übung wird die Psyche beeinflusst, Selbstständigkeit wird eingeübt und erfahren. Das stärkt die Autonomie des Einzelnen, und gleichzeitig wird das Paar als System in seiner *Ent-Wicklung* darin unterstützt, schrittweise mögliche *Ver-Wicklungen* hinter sich zu lassen.

Was bewirkt die Übung? Die Standübung verhilft unmittelbar zu einem „klaren Kopf". Dieser Zustand nämlich fehlt demjenigen, der überwiegend aus dem sympathischen Nervensystem heraus agiert, also im Kampf- oder Fluchtmodus ist. Lösungen lassen sich so nicht generieren, man „schießt aus der Hüfte".

Wenn ein Teil eines Paars merkt, dass sie beide gerade nicht in einem kooperativen Modus sind (= sie können nicht aus dem ventralen Vagus heraus handeln), kann er anregen, zur Regulation die Standübung zu nutzen. Dafür trennt sich das Paar für kurze Zeit, jeder übt in einem eigenen Raum.

Einsatz in der Paartherapie: Die Übung zum eigenen Stand ist zentral in der Partnerschule. Sie kann wie ein roter Faden, durch alle Module hindurch, zu Beginn jeder Sitzung ausgeführt werden oder immer dann, wenn Zentrierung gefragt ist. Zusätzlich kann es hilfreich sein, sie dem Paar für zu Hause zu verordnen („dreimal täglich").

Wenn zu Beginn der dritten Sitzung die Standübung eingeführt wird, kann der Sinn des Übens folgendermaßen erläutert werden:

Es gibt keine bewussten Prozesse, denen nicht unbewusste neuronale Prozesse vorhergegangen wären. Dafür, dass wir etwas geistig-psychisch erleben, und auch dafür, wie wir es tun, gibt es spezifische neuronale Bedingungen (Roth & Strüber 2017). Um diese zu verändern, gilt es, Erfahrungsräume zu ermöglichen, in denen sich neue Netzwerke generieren. Letztere lassen sich mit Wegen durch einen Wald vergleichen. Wenn man z. B. neben dem bisher genutzten Weg einen kleinen Trampelpfad entdeckt, der schneller zum Ziel führt, wird dieser immer häufiger genutzt und dadurch immer breiter und fester. Ganz ähnlich ist es mit den Wegen, die in früher Kindheit durch unsere neuronalen Erregungsmuster gebahnt wurden. In der Therapie wird nun ein alternativer Weg zum bisherigen Hauptweg ausprobiert. Ermöglicht der neue Weg das Erleben von Nähe, Zuwendung und Verstandenwerden, motiviert diese gute Erfahrung, auch weiterhin den neuen Weg zu gehen. So wird dieser immer mehr in den Verschaltungen des Gehirns gefestigt und zur Normalität. Im Wald wird ein Weg, der nicht mehr genutzt wird, mehr und mehr zuwachsen, aber er bleibt grundsätzlich bestehen. Das passiert auch mit alten Mustern: Sie bleiben zeitlebens bestehen, werden aber immer weniger genutzt, da neue Muster zum erwünschten Ziel führen.

Warum Üben wichtig ist: Muster im Gehirn sind sehr veränderungsresistent. Schließlich wurden sie entwickelt, um Stresssituationen zu bewältigen oder sogar das Überleben zu sichern. Sie haben vielleicht nicht immer das Gewünschte gebracht, etwa Nähe und Zuwendung, aber immerhin haben sie einem „Kopf und Kragen" gerettet. Um ein neues neuronales Erregungsmuster zu festigen, bedarf es also des *beständigen Übens.* Und wieder kommt der Beziehung zum Therapeuten, das Vertrauen zu ihm, eine zentrale Rolle zu. Diese Therapeut-Klient-Beziehung ist hier besonders wichtig, denn die Aufgabe des Therapeuten ist es, für diese langwierige Phase des therapeutischen Prozesses zu motivieren (Roth & Strüber 2017, S. 369). Das ist, wie beim Laufenlernen in der Kindheit, nicht nur mit Freude und Lust verbunden, sondern auch immer mit Blessuren und Hinfallen. So wird dieser Prozess, neue Wege des Miteinanders zu generieren (Schiepek et al. 2013), durch Präsenz, Zielorientierung und Wohlwollen des Therapeuten gehalten.

Gibt es Rückschläge oder scheint der Prozess zu stagnieren, mag man sich manchmal fragen, ob die Vorgehensweise *wirklich* etwas bringt. Ist es nicht doch sinnvoller, an den aktuellen Problemen, die die Partner*innen präsentieren, zu arbeiten? Ich selbst kenne solche Zweifel sehr gut und auch die Gefahr, sich darin verstricken zu lassen. Hier habe ich im Lauf der Jahre eine tiefe innere Gelassenheit entwickelt, mich nicht in die Themen an der Oberfläche hineinziehen zu lassen, sondern mit dem „dritten Auge" des triadischen Denkens (Busse 2019) die Art und Weise der Interaktion, den Klang der Stimmen und die dahinter verborgenen Botschaften auf mich wirken zu lassen. So entwickelt sich ein Gespür für den Sinn dessen, was sich vor meinen Augen abspielt. Diese Gelassenheit nährt sich aus dem Wissen, dass gerade Veränderungen im impliziten Modus der Beziehungsgestaltung eines sehr wohlwollenden, akzeptierenden und gleichzeitig zielorientierten Verhaltens meinerseits bedürfen. Ich vertraue dann dem Aufbau und der Abfolge der einzelnen Erfahrungsräume, die ich den Paaren zur Verfügung stellen kann. Ja, beides gibt mir sogar eine ausgesprochene Sicherheit. Wenn ich z.B. nach vier Wochen ein Paar wiedersehe, in meinen Aufzeichnungen noch von der Starre zwischen beiden lese, sehe ich bereits beim Öffnen der Tür, beim ersten Blick auf das Paar: Da hat sich etwas Wesentliches verändert. Ihre Zwischenleiblichkeit hat eine ganz andere Ausstrahlung.

Um diese Gelassenheit und das Vertrauen in die Wirksamkeit der einzelnen Erfahrungsfelder zu erlangen, bedarf es der Erfahrung am eigenen Leibe, etwa im „Learning-by-doing"-Prozess im Rahmen der Fortbildung. Darüber festigt sich die Gelassenheit, nicht zuletzt auch durch immer mehr eigene Erfolgserlebnisse in dieser ganz anderen Art und Weise, mit Paaren zu arbeiten. Last, but not least leistet auch die wachsende Freude der Paare einen Beitrag, sich ihrer selbst und ihres Miteinanders zu ermächtigen, jenseits alter Zuschreibungen. Natürlich sprechen auch die Ergebnisse der bisherigen Evaluationsstudien zur Partnerschule für sich (Sanders 1997, Kröger & Sanders 2002, 2005; Kröger 2006, Lissy-Honegger 2015, Löwen 2016).

Damit Paare zu einer lebendigen und erfüllenden Partnerschaft finden, geht es vor allem um ein implizites Umlernen tief eingegrabener Gewohnheiten des Spürens, Fühlens, Denkens und Handelns (Reinelt 1996). Dabei scheint die Neubildung von Nervenzellen in den limbischen Strukturen eine wichtige Rolle zu spielen. Eine Einsicht in die Ursachen der Störung hilft nur wenig, sie ist aber eine wichtige motivationale Voraussetzung, um sich auf einen Übungsweg einzulassen. Um Klienten zum Üben zu motivieren, hilft die Persönlichkeitstheorie von Kuhl (2001). Bei der Verhaltenssteuerung unterscheidet er zwischen Erst- und Zweitreaktion.

Die Erstreaktion kann man als eine Art Persönlichkeitsstil verstehen, also als Art und Weise, *wie* ein Mensch ganz spontan reagiert. Die Erstreaktion kennzeichnet den impliziten Modus eines Menschen. Führt dieser zu Störungen im Miteinander und wird ungefragt als Selbstverständlichkeit hingenommen, steht er der Verantwortungsübernahme für das eigene Handeln im Weg: „So bin ich nun einmal. Damit musst du leben."

Zur Zweitreaktion ein Beispiel aus Modul 5: Jemand erlebt, wie schwer es ihm fällt, der Partnerin die „Stopp-Geste" (4.5.6) zu zeigen. Hier werden die leibhaftige Einübung (Wie *genau* führe ich diese Geste aus, damit die Partnerin sie auch registrieren kann?) und die Erfahrung, es tatsächlich zu tun und zu spüren, dass sich eine intuitive Sicherheit ausbildet (Ich kann mich schützen), zu einer adaptiven Zweitreaktion.

Durch diesen Kompetenzzuwachs verlieren Reinszenierungen alter Situationen ihren Nährboden. Gleichzeitig entsteht mehr Verständnis für die Überlebensreaktionen, die man sich als Erstreaktion auf bedrohliche Situationen aneignen musste, und man kann sie leichter wertschätzen. Wenn außerdem die Therapeutin noch betont, man war seinerzeit ein „Held" oder eine „Heldin", entwickelt sich eine ganz besondere Art von Stolz. Durch bewusstes Üben gewinnt die Zweitreaktion immer mehr an Raum. Sie wird zur Selbstverständlichkeit, und das ist entscheidend für die Zwischenleiblichkeit. Ich selber habe es immer wieder erlebt: Menschen, die in ihrer Partnerschaft mit extremen Erstreaktionen reagierten, konnten durch Generierung und Training der Zweitreaktion ihr persönliches Wohlbefinden und damit auch die Qualität der Partnerschaft deutlich verbessern. Ein Klient beschreibt im Folgenden seine persönlichen Entwicklungserfahrungen und hebt als durchgehendes Element die „Standübung" hervor.

Sven:

Seit fünf Jahren schon begleitet ihr mich durch mein recht turbulentes Leben. Eine Krise nach der anderen ist auf mich eingedonnert. Krisen aller Couleur und Schattierungen: von tiefschwarz traurig bis hellrot hasserfüllt.

Eure Zusage, mich mit diesen nicht alleine zu lassen, hat sich als erlebbare Wahrheit herausgestellt. Eine Tatsache, die mir bis dato nicht begegnet ist und mit der ich arbeiten kann, um ein Fundament für meine Beziehungsfähigkeit aufzubauen, das nicht nur meiner Partnerin, sondern auch mir zugutekommt.

Es war für mich lange Zeit unvorstellbar, dass eine Beziehung erfüllend sein kann. Schritt für Schritt habe ich gelernt, welche Bausteine dafür notwendig sind.

Hoch lebe die Standübung ☺

Aus dem Blog „Erfahrungen", ↗ http://www.Partnerschule.eu

Hier zeigt sich noch einmal ganz besonders, wofür das Wort *Partnerschule* steht. In jeder Schule geht es darum, Neues zu lernen. Und Erlerntes festigt man nur durch Übung.

Anleitung: Die Standübung

(Ganz laaaaangsam ansagen)

Suchen Sie sich einen Platz im Raum, an dem Sie sich wohlfühlen. Atmen Sie dreimal ganz tief ein und aus. Lassen Sie die Arme locker neben dem Körper hängen.

Stellen Sie die Füße etwa hüftbreit auseinander. Wenn Sie mögen, schließen Sie die Augen, ansonsten richten Sie den Blick ca. zweit Meter entfernt auf den Boden.

Spüren Sie einmal die Spannung zwischen Großzehengrundgelenk und Ferse, machen Sie sich ganz schwer und spüren, wie Sie fest und sicher auf dem Boden stehen. Stellen Sie sich vor, dass Sie ganz tief in der Erde verwurzelt sind und dadurch noch mehr Festigkeit und Standfestigkeit haben.

Gehen Sie mit Ihrer Aufmerksamkeit zu Ihrer linken Hand und ballen Sie sie zu einer Faust, dann lösen Sie wieder ganz langsam die Anspannung. Ballen Sie die Hand ein zweites Mal zur Faust und lösen sie wieder ganz langsam.

Nun richten Sie Ihre Aufmerksamkeit auf die Knie. Beugen die Knie und lasse die Kniescheibe nach vorne schauen, wie Autoscheinwerfer in der Nacht. Nehmen Sie wahr, wie Sie durch diese veränderte Haltung noch mehr an Standfestigkeit gewinnen.

Nun richten Sie Ihre Aufmerksamkeit auf Ihr Becken. Stellen Sie sich vor, dass Ihr Becken eine Schale ist, in der sich eine große schwere Kugel befindet. Durch kreisende Bewegung bringen Sie auch die Kugel ins Kreisen. Kommen Sie jetzt zur Mitte zurück.

Gehen Sie nun mit Ihrer Aufmerksamkeit zu den Sitzbeinhöckern und lassen Sie sie zueinander schauen (einfacher: Kneifen Sie die Pobacken zusammen). Vielleicht können Sie spüren, wie sich Ihr Beckenboden anspannt.

Nun stellen Sie sich einmal vor, dass sich Ihre Wirbelsäule vom Kreuzbein aus nach oben schlängelt, wie eine Wasserpflanze dem Licht entgegen. Jetzt stehen Sie ganz gerade und aufrecht.

Nun ziehen Sie einmal die Schultern bis zu den Ohrläppchen hoch und die Schulterblätter nach unten, so, als würden Sie diese in Ihre Hosentaschen stecken. Nehmen Sie einmal wahr, wie sich dadurch Ihr Brustraum weitet. Lassen Sie die Schultern wieder sinken, und dann noch einmal: Die Schultern hoch zu den Ohrläppchen, die Schulterblätter nach unten.

Jetzt stellen Sie sich vor, dass Ihr Kopf am Scheitelpunkt (= Schnittpunkt zwischen der senkrechten Linie vom Nabel her und der waagrechten Linie zwischen den Mittelpunkten der Ohren) durch einen silbernen Faden mit der Decke verbunden ist und Sie dadurch nach oben gezogen werden. So stehen Sie ganz klar und aufrecht.

Aus den Fußgelenken heraus beginnen Sie langsam, nach vorne und hinten zu pendeln, beginnen Sie mit kleinen Bewegungen und steigern Sie diese, bis es nicht mehr weitergeht, ohne umzufallen.

Kommen Sie wieder in die Mitte zurück und pendeln Sie nun von rechts nach links.

Kommen Sie jetzt in eine kreisende Bewegung. Lassen Sie die Kreise größer werden, dann wieder kleiner.

Kommen Sie wieder in die Mitte zurück.

Jetzt atmen Sie noch dreimal tief ein und aus. Bei jedem Einatmen werden Sie noch ein kleines Stückchen größer. Nehmen Sie bei jedem Ausatmen Ihre Verwurzlung in der Erde wahr.

Nun öffnen Sie die Augen und schütteln sich aus.

4.1.12 *Imagination: Mein eigener Raum*

Idee nach: Revenstorf & Freudenfeld 2016, S. 122

Zeit: 90 Minuten (einschließlich Besprechen der Bilder)

Benötigt werden: Decken und Matten als Unterlage für die Imagination;
für die unmittelbare Arbeit nach der Imagination bereithalten: Malblock, Ölmalkreiden, Schreibheft (oder Papier), Bleistift.

Hintergrund / Ziel: Viele Paare sind derart miteinander verwoben und verstrickt, dass die Einzelnen keine Bewusstheit mehr dafür haben, dass sie eine eigene Persönlichkeit sind mit einer eigenen Geschichte, eigenen Werten, Vorstellungen und ihrer ganz eigenen Wirklichkeit.

Mithilfe dieser Übung sollen die Einzelnen sich als eigenständige Persönlichkeit mit einer eigenen Würde spüren und entdecken. Durch Aufsuchen des eigenen Raums werden ferner die Autonomie und Möglichkeiten der Selbstberuhigung gestärkt.

Anleitung: Mein eigener Raum

(Alles ganz langsam und mit vielen Pausen vorlesen)

Vorbereitung: Nehmen Sie sich eine Decke und legen sich ganz bequem auf die Matte. Vielleicht brauchen Sie noch ein Kissen? Oder eine weitere Decke, um sich zuzudecken?

Falls Sie nicht liegen mögen, dürfen Sie sich gerne auch auf einen Stuhl an einen Tisch setzen.

Neben Ihnen liegt das Arbeitsmaterial, ein Malblock, Ölmalkreiden und Ihr Heft, in welches Sie anschließend etwas schreiben können. Den genauen Ablauf werde ich jeweils ankündigen, sodass Sie sich jetzt völlig entspannen können. Ganz wichtig: Sie können es nur richtig machen! Gleich werde ich von der Anrede Sie in die Anrede Du wechseln. Das hilft, die Entspannung zu vertiefen.

Imagination: Leg dich ganz entspannt hin. Spüre, wie der Atem von ganz alleine kommt und geht, wie du einatmest und ausatmest. Gehe jetzt mit deiner Aufmerksamkeit zu deiner linken Hand und balle sie zur Faust. Dann löse ganz langsam wieder die Anspannung. Mache jetzt noch einmal eine Faust und löse sie sie wieder und spüre, wie du dich bei jedem Mal mehr entspannst.

Jetzt versuche einmal, beim Ausatmen in ein leichtes Tönen zu kommen, vielleicht wie das Nebelhorn eines Schiffs, wuuuu, ganz leicht und kaum hörbar, sodass du wahrnehmen kannst, wie dein Brustkorb leicht vibriert. Vielleicht spürst du dieses Vibrieren auch im ganzen Körper. Ich unterstütze dich, indem ich mitsumme (ca. eine Minute).

Nun noch dreimal, dann kannst du das Summen wieder verklingen lassen.

(Den folgenden Teil nur bei der ersten Imagination mit dem Paar lesen!)

Jeder Mensch kann sich entspannen, denn Entspannung gehört zu unserer Grundausrüstung, wie das Einatmen und das Ausatmen. Es ist hilfreich, sich ein Wort auszusuchen, das du automatisch mit Entspannung verbindest, etwa Frieden oder Gelassenheit. Mithilfe dieses Wortes kannst du später deinen Körper in einer Alltagsübung entspannen. Lass dir ein wenig Zeit, dein Entspannungswort zu finden. Suche auch nicht angestrengt danach, lass es einfach kommen.

Wenn du dein Wort gefunden hast, denke es für eine Zeit lang bei jedem Ausatmen, und dann lasse es wie einen Ballon in den Himmel aufsteigen.

(Hier weiterlesen ab der zweiten Trance mit dem Paar.)

Erinnere dich an dein Entspannungswort und lasse es nach einiger Zeit aufsteigen, wie einen Ballon in den Himmel. Nimm wahr, wie sich immer mehr Ruhe und Entspannung in dir ausbreiten. Vielleicht spürst du auch, wie dein Körper ganz schwer und ruhig auf dem Boden liegt und der Atem kommt und geht.

Wenn du magst, kannst du dir jetzt vorstellen, dass du oben an einer Wendeltreppe stehst und mit jedem Ausatmen die Treppe eine Stufe hinabgehst. Bei jeder Stufe entspannst du dich mehr, und du gelangst zu deiner inneren Weisheit, die dich durch dein Leben leitet.

Jetzt spüre einmal, wie du da bist und wie sich dein Körper anfühlt, wie dein Atem fließt. Dein Atem kommt ganz von allein, dein Atem geht von allein. Du kannst jetzt auch deinen inneren Raum wahrnehmen, indem du in ihn einatmest. Und mit jedem Einatmen kannst du spüren, wie sich dein innerer Raum öffnet; kannst wahrnehmen, wie weit er ist. Vielleicht kannst du ihn auch immer weiter werden lassen, so, wie es sich für dich angenehm anfühlt.

Und mit jedem Ausatmen kannst du deinen inneren Raum frei machen, ihn leeren von allem, was du gerade nicht brauchen kannst, so, als würdest du ihn mit einem Besen auskehren. Und wie sich mit dem Einatmen immer mehr Raum öffnet, so kannst du dir vorstellen, dass du ein Fenster öffnest, um Luft und Licht hereinzulassen. Und du kannst dann spüren und wahrnehmen: Das ist mein ganz eigener Raum, indem ich in ihn einatme, was mir guttut. Und ich kann alles ausatmen, was keinen Platz in mir hat, all das, was ich nicht brauchen kann.

Stell dir vor, dein innerer Raum wäre tatsächlich wie ein Raum. Es gibt so viele Arten von Räumen: kleine heimelige Mansarden, große lichte Säle ... So ein Raum, der genauso ist, wie er sich für dich anfühlt. Ein Raum, der so ist, dass du dich absolut darin wohl- und zu Hause fühlst.

Wie groß ist dieser Raum? Was für Ausmaße hat er? Wie ist seine Höhe? Wie ist der Boden beschaffen? Vielleicht aus Holz, vielleicht aus Lehm? Wie ist das Licht, die Atmosphäre? Lass dir Zeit, diesen Raum in deiner Vorstellung entstehen zu lassen.

Gibt es Fenster? Was für welche und wie viele? Vielleicht gibt es auch Vorhänge? Wie ist die Luft, die vielleicht jetzt von draußen hereinweht? Wie ist der Blick nach draußen? Was für Gegenstände oder Möbelstücke möchtest du um dich haben in deinem Raum? Vielleicht ist ein besonderer Platz zum Niederlassen da? Und wie viel Raum brauchst du, um dich bewegen zu können?

Was für einen Geruch hat dieser Raum? Vielleicht gibt es auch Klänge oder Geräusche? Lass alles in diesem Raum so entstehen, wie es sich für dich gut anfühlt.

Und jetzt hast du nicht nur das gute Gefühl, dass dieser Raum dir gehört, du weißt auch, dass nur du darüber verfügen kannst. Dort kannst du so sein, wie du bist, du darfst dich so fühlen, wie du dich fühlst, und nur du bestimmst darüber, wer dich dort besuchen darf. Du entscheidest, wen du hineinlässt, für wie lange und nur auf ganz persönliche Einladung. Genau so, wie es für dich gut ist und es sich für dich richtig anfühlt.

Und zu jedem Innenraum gehört auch ein Außenraum, ein Garten oder ein Park. Was ist das für ein Außenraum, wie groß ist er? Wodurch ist er begrenzt, sodass du dich ganz sicher und ungestört fühlen kannst in deinem inneren Raum? Gibt es dort vielleicht eine hohe Hecke oder einen Zaun? So kannst du das gute Gefühl genießen, von einem schützenden Außenraum umgeben zu sein. Vielleicht gibt es auch Tiere, die diesen Raum schützen?

Lass dir noch etwas Zeit, diesen ganzen Raum so zu genießen, wie es gerade für dich passt. Halt dich dort auf, wie es sich für dich gut anfühlt. Du hast jetzt das Wissen und die Gewissheit, dass du diesen inneren Raum jederzeit aufsuchen und für dich nutzen kannst, wenn dir danach ist.

Nun komm mit deiner inneren Aufmerksamkeit wieder in diesen Raum zurück. Achte wieder auf deinen Atem und spüre, wie du einatmest und ausatmest. Dann stell dir wieder vor, dass du an der Wendeltreppe stehst und mit jedem Einatmen diese Treppe eine Stufe hinaufgehst und frischer und wacher wirst. Jetzt geh mit deiner Aufmerksamkeit zu deiner linken Hand und balle sie zur Faust und löse diese Spannung wieder. Dann räkele und streck dich, gähne wie nach einem erholsamen Schlaf.

Jetzt kann jeder in seinem ganz eigenen Tempo das, was er gerade erlebt hat, was er gesehen hat, mit Farben und Formen ausdrücken.

Im Anschluss an die Malphase: Wenn beide Partner*innen ihr Bild gemalt haben, lassen sie es auf sich wirken und geben ihm einen Titel, eine Überschrift. Vielleicht schreiben sie auch einen Text, vielleicht als Gedicht verdichtet.

Beide begeben sich wieder an ihre ursprünglichen Plätze, und einer liest dem Anderen seinen Text vor und stellt dann das Bild vor. Zunächst gibt die Partnerin, dann die Therapeutin eine Rückmeldung zu dem Bild. Danach kommt das Paar miteinander ins Gespräch. Dieses wird durch die Therapeutin dahingehend geprimed, dass sie die Aufmerksamkeit auf das Positive lenkt, etwa darauf, bisher unbekannte Ressourcen im Bild zu entdecken und hervorzuheben.

Zum Abschluss kann der Urheber von Bild und Text noch etwas sagen. Dann wird gewechselt.

Dann werden beide Bilder nebeneinandergestellt und es wird das Verbindende und Gemeinsame in ihnen gesucht. Auch hier hat die Therapeutin die wichtige Aufgabe, auf das Verbindende aufmerksam zu machen.

(Abschluss der Sitzung mit der Achtsamkeitsübung, 4.1.6)

4.1.13 Induktionshypnose: Das Paar auf der Bühne – implizite Diagnostik mithilfe einer Plastik

Zeit: Ca. 60–90 Minuten für das Erstellen und Besprechen der Figuren, ggf. eine zusätzliche Einheit für die Arbeit zur Diagnostik, jeweils abhängig davon, wie intensiv die Einzelnen mit der Erstellung der Plastik beschäftigt sind.

Benötigt werden: Decken und Matten als Unterlage, Plastiziermasse und zwei Holzbretter als Unterlage, Therapieheft, Schreibzeug. Diese Utensilien werden zuvor bereitgestellt, damit das Paar nach der Induktion mit den Medien arbeiten kann.

Hintergrund: Die Arbeit mit einer Plastiziermasse (z. B. Modellare von https://www.boesner.com/, noch besser Ton, aber es ist etwas schwierig, ihn zu besorgen und so zu lagern, dass er nicht austrocknet) bringt eine Verdichtung, die oftmals mehr beinhaltet als lange Erklärungen über die Situation, den Streit oder die Ressourcen des Paars. Das Kneten, das Formen, die haptische Auseinandersetzung bietet die Möglichkeit der Fokussierung der „Paargestalt".

Vor der Arbeit ist der Hinweis wichtig, dass es beim Formen nicht auf „Schönheit" ankommt, es keine Schulnoten dafür gibt und dass vor allem niemand etwas falsch machen kann. Alles, was hergestellt wird, ist gut und richtig so! Viele Ratsuchende haben mit ihren Leistungen, besonders im kreativen Bereich, meist sehr negative Erfahrungen gemacht. Deshalb ist dieser Hinweis ausgesprochen wichtig, weil er zum kreativen Ausdruck ermuntert. In der Rückschau geben Klient*innen an, den Hinweis, „nichts falsch machen zu können", als sehr ermutigend empfunden zu haben, um sich auf dieses ganz ungewohnte Tun einlassen zu können. Viele können sich nicht daran erinnern, so einen Satz schon jemals in ihrem Leben gehört zu haben. Und das nimmt in dem Moment sofort Last von den Schultern, erleichtert kolossal.

Wenn beide mit der Gestaltung ihrer Plastik fertig sind, werden sie eingeladen, sich von ihr beeindrucken zu lassen und etwas dazu zu schreiben. Hier ist es hilfreich zu erklären, warum sie das tun sollen, worin der Sinn liegt:

Beide haben eine bestimmte, dem Bewusstsein meist aber nicht ohne Weiteres zugängliche Vorstellung bzw. Idee von ihrer Partnerschaft. Diese wird durch die Induktionshypnose angesprochen, ins Schwingen gebracht und anschließend durch die Hände ausgedrückt. Jeder hat dann einen Ausdruck in Form dieser Plastik vor sich. Im nächsten Schritt gilt es, sich von diesem Ausdruck beeindrucken zu lassen und das, was er im Prozess des Betrachtens zum Schwingen bringt, durch expressives Schreiben (Horn et al. 2015) festzuhalten.

Ziel: Aus einer entspannten Atmosphäre heraus soll jeder seine Paarbeziehung, wie er sie im Moment erlebt, mithilfe der Plastiziermasse in einer Plastik zum Ausdruck bringen. Entlastender Hinweis der Therapeutin: Dieser Ausdruck ist eine Momentaufnahme und könnte zu einem anderen Zeitpunkt ganz anders aussehen.

Induktionshypnose: Das Paar auf der Bühne

(Alles langsam und mit vielen Pausen vorlesen)

Vorbereitung: Nehmen Sie sich eine Decke und legen sich ganz bequem auf die Matte. Vielleicht brauchen Sie noch ein Kissen? Oder eine weitere Decke, um sich zu zudecken?

Falls Sie nicht liegen mögen, dürfen Sie sich gerne auch auf einen Stuhl an einen Tisch setzen.

Neben Ihnen liegt das Arbeitsmaterial, die Plastiziermasse und Ihr Heft, in welches Sie anschließend etwas schreiben können. Den genauen Ablauf werde ich jeweils ankündigen, sodass Sie sich jetzt völlig entspannen können. Ganz wichtig: Sie können es nur richtig machen! Gleich werde ich von der Anrede Sie in die Anrede Du wechseln. Das hilft, die Entspannung zu vertiefen.

Hypnose: Leg dich ganz entspannt hin. Spüre, wie der Atem von ganz alleine kommt und geht, wie du einatmest und ausatmest. Gehe jetzt mit deiner Aufmerksamkeit zu deiner linken Hand und balle sie zur Faust. Dann löse ganz langsam wieder die Anspannung. Mache jetzt noch einmal eine Faust und löse sie wieder und spüre, wie du dich bei jedem Mal mehr entspannst.

Jetzt versuche einmal, beim Ausatmen in ein leichtes Tönen zu kommen, vielleicht wie das Nebelhorn eines Schiffs, wuuuu, ganz leicht und kaum hörbar, sodass du wahrnehmen kannst, wie dein Brustkorb leicht vibriert. Vielleicht spürst du dieses Vibrieren auch im ganzen Körper. Ich unterstütze dich, indem ich mitsumme (ca. eine Minute).

Nun noch dreimal, dann kannst du das Summen wieder verklingen lassen.

(Den folgenden Teil nur bei der ersten Trance mit dem Paar lesen!)

Jeder Mensch kann sich entspannen, denn Entspannung gehört zu unserer Grundausrüstung, wie das Einatmen und das Ausatmen. Es ist hilfreich, sich ein Wort auszusuchen, das du automatisch mit Entspannung verbindest, etwa Frieden oder Gelassenheit. Mithilfe dieses Wortes kannst du später deinen Körper in einer Alltagsübung entspannen. Lass dir ein wenig Zeit, dein Entspannungswort zu finden. Suche auch nicht angestrengt danach, lass es einfach kommen.

Wenn du dein Wort gefunden hast, denke es für eine Zeit lang bei jedem Ausatmen, und dann lasse es wie einen Ballon in den Himmel aufsteigen.

(Hier weiterlesen ab der zweiten Trance mit dem Paar.)

Erinnere dich an dein Entspannungswort und lasse es nach einiger Zeit aufsteigen, wie einen Ballon in den Himmel. Nimm wahr, wie sich immer mehr Ruhe und Entspannung in dir ausbreiten. Vielleicht spürst du auch, wie dein Körper ganz schwer und ruhig auf dem Boden liegt, und der Atem kommt und geht.

Wenn du magst, kannst du dir jetzt vorstellen, dass du oben an einer Wendeltreppe stehst und mit jedem Ausatmen die Treppe eine Stufe hinabgehst. Bei jeder Stufe entspannst du dich mehr, und du gelangst zu deiner inneren Weisheit, die dich durch dein Leben leitet.

Jetzt stell dir vor, du hast es nach einem anstrengenden Arbeitstag geschafft, abends noch eine Theatervorstellung pünktlich zu erreichen. Ganz entspannt lässt du dich im Sessel nieder und blickst voller Vorfreude auf das, was dich jetzt erwartet. Das Licht flackert und verlöscht jetzt ganz, nur die Notbeleuchtung ist noch an. Die Bühne wird angestrahlt, und langsam öffnet sich der Vorhang, du hast ein Theaterglas und schaust, was es auf der Bühne wohl zu sehen gibt. Und ganz deutlich siehst du einen Mann und eine Frau. Du stellst fest: Das bin ja ich, und das ist meine Partnerin / mein Partner, das ist mein Mann / meine Frau.

Schau einmal, wie beide sich miteinander bewegen. Wie gestalten sie den Abstand zueinander? Wie berühren sie sich? Welche Bewegungen machen sie?

Jetzt schau einmal hin, wie sie ihren Alltag miteinander gestalten. Der Kühlschrank will gefüllt sein, die Wohnung soll gemütlich sein und die Wäsche sauber gewaschen, das Auto vollgetankt, und ganz wichtig, Geld muss auch verdient werden.

Wie gestalten beide ihre Mahlzeiten, kochen sie zusammen oder der eine für den Anderen? Wie genießen sie ihr Essen?

Neben den ganzen Pflichten gibt es auch noch einen anderen, einen ganz wichtigen Bereich, das ist das einfache Dasein miteinander. Freude zu spüren, dass du da bist. Sitzen sie zusammen und erzählen sich etwas? Vielleicht liest der eine ein Buch, der Andere macht eine Handarbeit oder löst ein Puzzle? Vielleicht schauen sie zusammen in den Abendhimmel, sitzen auf einer Bank und freuen sich, genießen, dass sie zusammen sind.

Wie hält es jeder mit seiner Gesundheit, wie pflegt er sich und seinen Körper? Macht er / sie sich schön für den Anderen, damit beide einander gefallen und aneinander Gefallen haben?

Und wie leben sie ihre Sexualität, wie gestalten sie die Begegnung miteinander? Wie viel Freude macht diese oder wie viel Stress? Vielleicht haben sie eine ganz vage Ahnung von dem, was sie sich von ihrem leibhaftigen Miteinander wünschen, kennen aber noch keine Form dafür.

Und dann gibt es da vielleicht noch Kinder. Wie verstehen beide ihr Elternsein? Wie viel Freude haben sie an ihren Kindern? Mit wie viel Gelassenheit begegnen sie ihnen? Wie stressig ist es manchmal? Wie teilen sie die Erziehung, die Sorge um die Kinder auf?

Wie sind beide eingebunden in ihr soziales Netz? Vielleicht gibt es noch alte Eltern oder Großeltern, zu denen sie intensiven Kontakt pflegen und um die sich auch kümmern müssen. Welchen Kontakt haben sie zu Nachbarn, wie gestaltet sich dieser?

Haben sie Menschen, auf die sie sich verlassen können, die für sie da sind, wenn sie sie brauchen?

Was für einen Eindruck, was für einen Geschmack, welches Gefühl hast du von diesem Paar bekommen? Lass einmal diese Eindrücke in dir wirken, und gleich, wenn du wieder mit deinem vollen Bewusstsein hier bist, wirst du das, was du erlebt hast, mithilfe der Plastiziermasse, die vor dir liegt, zum Ausdruck bringen.

Langsam geht die Theatervorstellung zu Ende, und beide bekommen donnernden Applaus, der Vorhang fällt, und sie wenden sich wieder dem Publikum zu, verneigen sich, erst der eine, dann der andere und dann beide zusammen. Nun fällt der Vorhang ein letztes Mal, und die Vorstellung ist beendet. Langsam kannst du das Bild wieder verblassen lassen.

Nun komm langsam mit deiner inneren Aufmerksamkeit wieder in diesen Raum zurück. Achte wieder auf deinen Atem und spüre, wie du ein- und ausatmest. Spüre, wie du mit jedem Einatmen ein bisschen frischer und wacher wirst. Wenn du zuvor eine Wendeltreppe hinabgestiegen bist, so steige sie jetzt wieder langsam mit jedem Einatmen hinauf. Jetzt gehe mit deiner Aufmerksamkeit in die linke Hand und balle sie zur Faust, ganz fest, und jetzt löse die Spannung wieder. Jetzt mach noch einmal mit der linken Hand eine Faust und löse die Spannung wieder. Und dann räkel und strecke dich und sei, wie nach einem tiefen erholsamen Schlaf, wieder ganz frisch und wach da.

Anleitung zum Erstellen der Plastik: Nehmen Sie beide nun, in aller Ruhe im eigenen Tempo, am einfachsten mit geschlossenen Augen, die Plastiziermasse in die Hand. Nehmen Sie Kontakt mit dem Material auf, spüren Sie, wie es sich anfühlt, kneten und schlagen Sie es. Und dann lassen Sie Ihre Hände das formen, was Sie gerade in der Geschichte gespürt, was Sie auf der Bühne gesehen haben. Und seien Sie gewiss: Alles, *was* Sie machen und *wie* Sie es machen, welche Form entsteht, alles ist richtig und schön. Am besten ist es wirklich, die Augen geschlossen zu halten, dann haben Sie keinerlei Stress. Ihre Hände wissen am besten, wie sich das zum Ausdruck bringen lässt, was Sie gerade erlebt haben. Oft sind unsere Hände viel klüger als unsere Gedanken.

Wer mit seiner Plastik fertig, kann sich zunächst einmal die Hände waschen und sich wieder vor sein Kunstwerk hinsetzen.

Im Anschluss an die Modellierphase: Wenn beide fertig sind, laden Sie sie ein, dass sich jeder von seinem eigenen Werk beeindrucken lässt. Hier ist hilfreich, die Plastik mit einer Haltung zu betrachten, wie man es mit dem Erstlingswerk eines Kindes tun würde, also ganz wohlwollend. Den Eindruck von der eigenen Figur schreiben beide dann ihr Heft, vielleicht ein paar Stichworte, vielleicht einige Gedanken, vielleicht einen zum Gedicht verdichteten Text – und für das Ganze dann noch eine passende Überschrift.

Wenn einer von beiden schon fertig ist, ermuntern Sie den Anderen, weiterzuschreiben, sich alle Zeit zu nehmen, die er braucht. Dieser Prozess dauert i. d. R. etwa 10–20 Minuten.

Wenn beide fertig sind, beginnt einer damit, der Partnerin / dem Partner Text und Figur vorzustellen. Zuerst liest er den Text vor, dann sagt er etwas zur Plastik. Nun antwortet der Andere und erzählt, was das Gehörte und Gesehene bei ihm ausgelöst hat. Vielleicht entdeckt er noch anderes in der Figur und im Text. Anschließend sagt auch die Therapeutin etwas zu Kunstwerk und Text. Sie entdeckt die Ressourcen, die in jedem Kunstwerk stecken, und hebt sie bewusst hervor. Sie hilft, die „verborgenen Schätze", zu denen das Paar aktuell oftmals keinen Zugang hat, zu heben.

Zum Abschluss darf der Urheber noch etwas sagen. Danach ist der andere Partner dran, seinen Text und seine Plastik vorzustellen.

Abschließend werden beide Plastiken nebeneinandergestellt, und es wird das Gemeinsame, oft Verbindende, herausgearbeitet. Ein solcher ressourcenorientierter Blick ist zunächst Aufgabe der Therapeutin. Implizit lernen die Partner*innen so, dass es möglich ist, Dinge auch anders zu betrachten, ihnen einen anderen Rahmen zu geben.

(Abschluss der Sitzung mit der Achtsamkeitsübung, 4.1.6)

4.1.14 Wertschätzungsübung: Danke sagen – wie geht das?

Zeit: 60 Minuten

Hintergrund: Das Erste, das wir Menschen spüren, ist die Qualität, mit der Vater, Mutter und andere nahe Personen uns begegnen. Diese Qualität empfängt und speichert unser Leib pränatal (Renggli 2018). Sprechen Eltern mit ihrem im Mutterleib heranwachsenden Kind? Legen Vater und Geschwister die Hand auf den Bauch, um Kontakt mit ihm aufzunehmen? Spricht die Mutter mit ihm oder singt ihm etwas vor? Sind Großeltern und Nachbarn liebevoll in ihrer Haltung zu dem Ungeborenen? Wie wird es begrüßt, wenn es auf die Welt kommt? Voller Freude, einfach weil es da ist?

Bei einem Menschen, der sehr früh dieses Willkommensein spürt, wird das Gefühl verankert: „Es ist gut und schön, dass es mich gibt!" Diese Botschaft wird zur Grundlage seiner Autonomieentwicklung. Wenn dieses Willkommen aber ausbleibt, wird der Mensch später Schwierigkeiten haben, sich ganz selbstverständlich in seinem Leib, in dieser Welt, in dieser Gesellschaft zu verorten und sich mit seinen Fähigkeiten zum Wohl aller einzubringen. Gleichwohl ist da die Sehnsucht, um seiner selbst willen geliebt zu werden und nicht für irgendeine Leistung. Diese Sehnsucht aktualisiert sich in jeder Paarbeziehung, und daran knüpft die Übung an. Die Partnerin bringt gestisch und verbal zum Ausdruck: „Ich schätze dich, und ich habe dich lieb, einfach so, wie du bist!"

Heranwachsende Kinder wollen die Erfahrung machen, ihren Anteil zum Wohl ihrer Familie, einer Gemeinschaft beitragen zu können. So spüren sie: „Ich gehöre dazu." Spezifisches Lob ist hier hilfreich: „Wie schön, dass du heute Morgen für uns alle ganz allein den Tisch gedeckt hast." Die Kinder machen die Erfahrung: Es ist gut und richtig, wie und was ich gemacht habe. Ihre Tendenz zur Selbstbehauptung wird so gefördert, was verbunden ist mit dem Gefühl der Orientierung bzw. Kontrolle darüber, dass die Umgebungsbedingungen stabil und vorhersagbar sind, was ihnen wiederum hilft, komplexere neue Erfahrung zu machen. Mit dem Lob machen sie außerdem eine den eigenen Selbstwert erhöhende Erfahrung (Grawe 2014). Mit der Zeit ist das spezifische Lob nicht mehr notwendig. Es wandelt sich in eine intrinsische Motivation und die Erfahrung, für Andere wichtig und bedeutsam zu sein. Im Miteinander einer Familie wird aus dem Lob ein Dank: „Danke, dass du für uns alle heute Morgen den Frühstückstisch gedeckt hast." Damit wird nicht nur der eigene Selbstwert gestärkt, sondern es wird auch die Atmosphäre und Aura der Zwischenleiblichkeit mit Wohlwollen und gegenseitiger Zuwendung gespeist (Freund & Lehr 2020).

Ziel: Leider haben viele Klient*innen solche Erfahrungen der Wertschätzung, des Lobs und der Dankbarkeit nicht gemacht. Das hat sie gehindert, sich als eine wertvolle Person zu fühlen, ihre eigene Würde zu spüren (Hüther 2018). Die folgende Übung leitet dazu an, sowohl Wertschätzung als auch Dankbarkeit zum Ausdruck zu bringen. Sie gehört in dieses erste Modul, weil sie sehr schnell Selbstwirksamkeitserfahrungen ermöglicht, nämlich die Atmosphäre der Zwischenleiblichkeit eines Paars zu gegenseitigem Wohlwollen hin zu verändern. Wenn man erlebt: Der Andere sieht, was ich für uns beide tue, und wertschätzt es, fördert das eine gegenseitige Autonomieentwicklung und auch die Selbstbehauptung vor dem Anderen. Während der Übung spüren beide plötzlich wieder eine ganz besondere Art von Nähe.

Therapeutisch gilt es sehr feinfühlig abzuwägen, ob man diese Übung als Hausaufgabe gibt oder ob man sie besser später, im dritten Modul, noch einmal gezielt einsetzt. Warum ist diese Abwägung so wichtig? Es kann sein, dass ein Paar die Hausaufgabe aus guten Gründen (beide sitzen noch auf einem „rettenden Ast", siehe 4.1.3) implizit verweigert. Und dann erzählen zu müssen, man habe „keine Zeit gefunden", die Übung zu Hause zu machen, könnte frustrierend, vielleicht auch beschämend sein.

Ablauf:

Zu Beginn werden die Partner*innen gefragt, welche Erfahrungen sie damit haben, den Anderen wertzuschätzen, zu loben oder ihm einfach „Danke“ zu sagen. Thematisiert wird auch, wie schwer oder leicht es dem Einzelnen fällt, eine Wertschätzung, ein Lob oder ein „Dankeschön“ zu hören bzw. annehmen zu können.

Anschließend wird psychoedukativ herausgearbeitet, welche Ursachen es für das Problem geben könnte, eine Wertschätzung auszusprechen oder zu hören. Es folgt der Hinweis, wie wichtig es für das Gelingen einer Beziehung ist, Wertschätzung aufgrund ihrer stabilisierenden Wirkung immer mehr zur Selbstverständlichkeit zu machen.

Nun liest jeder dem Anderen die vorformulierten Wertschätzungen, den vorformulierten Dank vor. Nach dem Vorlesen hat jeder Zeit zu spüren, was es bei ihm / ihr ausgelöst hat, diese Sätze auszusprechen bzw. sie vom Partner zu hören.

Vorformulierte Äußerungen – Wertschätzung

1. Wie schön, dich an meiner Seite zu haben.
2. Du bist der tollste Mann / die tollste Frau, den / die ich kenne.
3. Ich würde dich immer wieder fragen, ob du mich heiraten (zu mir gehören) willst.
4. Deine Aura ist einfach umwerfend.
5. Allein schon an dich zu denken lässt mich ganz warm und wohlig werden.

Vorformulierte Äußerungen – Dank

1. Super, dass du mein Hemd / mein Kleid gestern Abend noch gebügelt hast.
2. Wie schön, dass du dich gestern Abend um die Kinder gekümmert hast, als du gemerkt hast, dass ich einfach völlig platt und mit meinen Nerven am Ende war.
3. Es duftet wieder herrlich! Was hast du nur Leckeres gekocht?
4. Du warst beim Friseur? Großartig geschnitten! Steht dir echt gut.
5. Ich bin total stolz auf dich, wie du gestern deine meckernde Mutter in die Schranken verwiesen hast.

Im nächsten Schritt formuliert jeder für sich drei wertschätzende und drei dankende Aussagen, bezogen auf den Partner. Diese werden nun wieder im Wechsel an den Partner gerichtet.

Anknüpfend an das Eingangsgespräch geht es danach um die mit der Übung gemachten Erfahrungen. Wie leicht bzw. wie schwer fällt es, Wertschätzung oder Dank zu äußern? Woran mag das liegen? Wo sieht jeder für sich selbst noch Entwicklungsbedarf?

4.2 Modul 2: Verständnis fördern. Zur Bedeutung individueller früher Beziehungserfahrungen

Am Ende von Modul 1 haben die Klient*innen durch die Arbeit mit der Plastik und das Darüber-Sprechen einen ganz neuen Zugang zu sich als Paar gewonnen. Im zweiten Modul nun geht es darum zu verstehen, *wie* der Einzelne eigentlich der Mensch geworden ist, der er ist. Vor allem aber gilt es zu verstehen und liebevoll anzunehmen, wie und warum der Andere und wie und warum man sich selbst auf eine bestimmte Art und Weise verhält. Dieses Wissen verhindert, dass sich das Paar in Konfliktsituationen wieder in eine „alte Szene" verwickeln lässt, weil einer von beiden sich z. B. angegriffen fühlt. Das Ziel ist, dass beide die Ruhe behalten und die Situation so schnell deeskalieren kann. Hört der getriggerte Partner zudem etwas Positives, Aufbauendes oder Beruhigendes vom Anderen, kann dies die Situation weiter „entschärfen". Gottman konnte in all seinen Studien nachweisen, dass Partner „die Macht haben", genau auf diese Weise körperliche Stresszeichen des Anderen positiv zu beeinflussen (2014, S. 49).

In diesem Modul stehen also Wege zur Annäherung an früh verinnerlichte Regeln im Miteinander im Zentrum sowie Möglichkeiten, diese zu verändern. Nach mehr als 30 Jahren Arbeit mit Paaren kann ich feststellen: Die Kommunikation und Interaktion zwischen Partner*innen ist häufig maladaptiv, weil Verhaltensweisen zum Tragen kommen, die ursprünglich aufgrund von frühkindlichen Erfahrungen emotionaler Gewalt, Vernachlässigung und Missbrauch entwickelt wurden (Young & Klosko 2006, Brisch 2017). Daraus generierten sich Schemata, die ihren Ausdruck als *Bewältigungs*strategien in maladaptiven Modi finden, wie z. B.:

- übermäßige Emotionskontrolle,
- Regeln genau befolgen bzw. vorauseilenden Gehorsam zeigen, um andere nicht zu verärgern,
- die Idee, „etwas Besonderes" zu sein und deshalb für sich Ausnahmen von allgemeinen Regeln beanspruchen.

Die Schemata (siehe auch Arbeitsblatt in 4.2.2) bleiben zeitlebens bestehen. Was sich verändern lässt, sind die Modi, und der Weg dazu öffnet sich über das Verstehen der Entstehungsgeschichten des Verhaltens. Wenn etwas bisher negativ Konnotiertes jetzt als sinnvoll gesehen wird, als „Heldentat" des Überlebens, wird es dem ehemals Überlebenden heute möglich, seinen Emotionen zu trauen, seine eigene Meinung zu vertreten oder sich an allgemeine Regeln zu halten.

Durch Bindungserfahrungen in den ersten Lebensjahren bildet sich das heraus, was Bowlby als „inner working models" bezeichnet. „Diese inneren Arbeitsmodelle von Bindung", so Barwinski (2020, S. 64) „werden als Organisationsstrukturen beschrieben, die Aufmerksamkeit, Gedächtnis, Regulationsfähigkeit und Verhalten beeinflussen. Sie beinhalten die individuellen frühen Bindungserfahrungen sowie die daraus abgeleiteten Erwartungen, die ein Kind gegenüber menschlichen Beziehungen hegt." Wenn diese frühen Muster keine Integration erfahren haben, sind sie einer liebevollen und gegenseitig fördernden Paarbeziehung abträglich. Deshalb gilt es in diesem Modul, zunächst einen Zugang zu den ersten und frühen Arbeitsmodellen für die Gestaltung einer nahen Beziehung zu bekommen. Weiter geht es darum, diese zu integrieren und neue Lösungen zweiter Ordnung (Schiepek et al. 2013) bzw. Zweitreaktionen (Kuhl 2010) für adaptive Wege des Spürens, Fühlens, Denkens und Handels zu generieren.

Alte Pfade zu verlassen, die sich über viele Jahrzehnte eingeschliffen und verleiblicht haben, ist eine echte Herausforderung, ein Abenteuer. „Was steckt alles in mir und durfte bisher nicht leben?" „Wie ist es, im Angesicht der Partnerin auch ganz eigene Wege zu gehen?" „Bleibt sie noch bei mir, wenn ich klare Kante zeige?" „Was mögen meine Eltern sagen?" „Wie meine Kinder wohl reagieren, wenn ich ihnen klare Grenzen setze?" Das alles können bewusste oder unbewusste Hindernisse und Stolpersteine auf dem Weg zu unbekanntem Terrain sein. Um den Mut aufzubringen und das Durchhaltevermögen für diesen persönlichen Entwicklungsweg im Angesicht des Anderen, braucht es ein tragendes Fundament: das Vertrauensverhältnis beider zur Paartherapeutin. Sie behält das Ziel im Auge und gibt die Richtung vor (Roth & Strüber 2017, S.369).

4.2.1 *Induktionshypnose: Zugang zu den Arbeitsmodellen für eine nahe Beziehung*

Zeit: ca. 90 Minuten, einschließlich des Malens und Aufschreibens; für die Arbeit mit den Bildern wird i.d.R. die nächste Einheit genutzt.

Benötigt werden: Decke als Unterlage, Ölmalkreiden, DIN-A3-Malbögen, Therapieheft, Schreibzeug.
In der Hypnose kommt das Entspannungswort aus 4.1.8 wieder zum Einsatz.

Hintergrund: Die Partner*innen bekommen eine erste Ahnung davon, welche Arbeitsmodelle für eine nahe Beziehung sie beide in ihrer Kindheit verinnerlicht haben. Dieser Rückblick ist nicht selten schmerzhaft und mit Tränen verbunden. Aber Tränen bedeuten auch, dass etwas ins Fließen kommt. Schmerzliche, als Blockaden im Leib gespeicherte Erfahrungen finden plötzlich einen durch den Leib gesteuerten *Ausdruck* in Bildern, Formen und Farben. So wird dieser Ausdruck selbst zu einem *Gegenüber* und damit wieder zu einem *Eindruck* als Grundlage für einen persönlichen Entwicklungsprozess. Mit der Möglichkeit des Benennens im expressiven Schreiben beginnt die Bedrohung an Kraft zu verlieren, und damit eröffnet sich ein Weg, sie zu integrieren (Horn et al. 2015, Petzold et al. 2017).

Beispiel: Es können sich plötzlich Persönlichkeitsanteile aktualisieren, zu denen die betreffende Person jahrzehntelang scheinbar keinen Kontakt mehr hatte. So malte eine 35-jährige Frau folgende Szene aus ihrer Kindheit: Mehrere Frauen bereiten ein Festmahl für die Familie. Sie selbst ist fünf Jahre alt und ihre jüngere Schwester drei Jahre alt. Beide spielen Eisenbahn. Auf dem Bild ist die Dreijährige mit einem bunten Kleid dargestellt, die Fünfjährige ohne Farbe, ganz blass. Die Dreijährige ahmt das Geräusch einer Eisenbahn lautmalerisch nach. In der dazugehörigen Erinnerung geht sie rückwärts, verbrüht sich an einem Kochtopf, wird dann unter lautem Geschrei davongetragen und ins Krankenhaus gebracht, wo sie verstirbt. Die Fünfjährige verleiblicht als Erfahrung, auf ihre Schwester nicht aufgepasst zu haben und für ihren Tod verantwortlich zu sein. Da keiner der Erwachsenen mit ihr darüber spricht, sie tröstet und erklärt, was passiert ist, schließt sie diese Szene in sich ein und hat keinen Zugang mehr zu ihr.

Als erwachsene Frau zeigt sie sich in der Erziehung ihrer drei Söhne als innerlich unruhig und überversorgend. Daraus ergibt sich viel Konfliktpotenzial in der elterlichen Interaktion.

Das eben Geschilderte ist ein Beispiel dafür, was Grawe (2000, 2004) als *Inkonsistenz des psychischen Geschehens* bezeichnet. Einerseits will die Frau ihre Söhne zu selbstbewussten Persönlichkeiten erziehen, andererseits hindert sie sich immer wieder daran, durch eine unrealistische Sorge in Alltagsdingen. Bei der Inkonsistenz des psychischen Geschehens – laut Grawe eine der Hauptursachen psychischer Erkrankungen – befinden sich verschiedene Intentionen in einem Menschen miteinander im Konflikt bzw. sie blockieren sich gegenseitig. Zur Klärung eignet sich hier die Ego-State-Therapie (Fritzsche & Hartmann 2019), nach der die Persönlichkeit sich aus mehreren Anteilen zusammensetzt, Ego-States genannt. In der Arbeit nach diesem Ansatz (Fritzsche 2014) nimmt man einen direkten Kontakt mit einzelnen Ego-States auf und fragt sie etwa nach ihrer Geschichte, ihrem Alter oder ihren Bedürfnissen. Vor allem aber fragt man sie nach ihrem Sinn, und genau hier liegt der Schlüssel zur Heilung. Kein Ego-State wird als Störenfried betrachtet, sondern als vom Leib entwickelter Anteil, um die Anpassungsfähigkeit zu erhöhen.

Hilfreich ist dieser Ansatz insbesondere in der Arbeit mit Traumata, wie in dem oben beschriebenen Beispiel. Hier kann man unterscheiden zwischen *emotionalen Persönlichkeitsanteilen* (EP) – die überversorgende „Helikopter-Mutter“ – und *anscheinend normalen Persönlichkeitsanteilen* (ANP) – die „gute Mutter“, die ihren Söhnen etwas zutraut. Manchmal will ein ANP auf keinen Fall etwas mit einem EP zu tun haben, weil dieser die vom ANP mühevoll aufgebaute „Normalität" zerstören könnte, und alle Alltagsstabilität wäre sofort dahin. Die Konsequenz: Der ANP akzeptiert nicht die Wahrheit des EP und will ihn nicht als zugehörig integrieren. Der EP jedoch will einfach nur wahrgenommen und in seiner Alarmfunktion auch ernst genommen werden. Er kann sich aber nicht vorstellen, dass die Zeit weitergegangen ist und es eine neue, nicht mehr unmittelbar bedrohliche Realität gibt.

Als in unserem Beispiel endlich der EP gewürdigt wurde, verstand die Mutter, warum sie ihren fünfzehnjährigen Sohn, der nur zum Einkaufen in den Supermarkt gegangen war, unbedingt auf dem Handy anrufen musste, um zu überprüfen, ob er dort sicher angekommen sei. Das nervte natürlich den Sohn und auch den Vater.

Das Beispiel zeigt: Mithilfe der Ego-State-Therapie kann man frühe traumatische Erfahrungen des Einzelnen therapeutisch bearbeiten und ihnen so die destruktive Energie im Miteinander entziehen.

Deutlich wird aber auch der Vorteil einer Paartherapie als *Beziehungs*therapie: Der Partner erlebt diese *Aus-einander-setzung* mit früheren Bindungspersonen bzw. Erfahrungen hautnah mit und wird Zeuge dessen, was der Partnerin angetan wurde. Das ist eine sehr leibnahe Weise, Übertragungsgeschehen in der Zwischenleiblichkeit aufzulösen, wenn nämlich erlebbar wird: In der Geschichte des Paars wurde immer wieder durch irgendwelche Trigger der Partner / die Partnerin mit früheren Bindungspersonen verwechselt. Diese Evidenzerfahrung führt nicht nur zu einer gravierenden Verbesserung im Miteinander, sondern gleichzeitig zu einem Erleben einer sehr intimen und vertrauensvollen Nähe.

Sitzung 1: Induktionshypnose und Malphase

(Alles ganz langsam und mit vielen Pausen vorlesen)

Vorbereitung: Nehmen Sie sich als Unterlage eine Decke und legen sich ganz bequem hin. Vielleicht brauchen Sie noch ein Kissen? Oder eine weitere Decke, um sich zuzudecken?

Falls Sie nicht liegen mögen, dürfen Sie sich gerne auch auf einen Stuhl an einen Tisch setzen.

Neben Ihnen liegt das Arbeitsmaterial, ein Malblock, Ölmalkreiden und Ihr Heft, in welches Sie anschließend etwas schreiben können. Den genauen Ablauf werde ich jeweils ankündigen, sodass Sie sich jetzt völlig entspannen können. Ganz wichtig: Sie können es nur richtig machen! Gleich werde ich von der Anrede Sie in die Anrede Du wechseln. Das hilft, die Entspannung zu vertiefen.

Anleitung Hypnose: Leg dich ganz entspannt hin. Spüre, wie der Atem von ganz alleine kommt und geht, wie du einatmest und ausatmest. Gehe jetzt mit deiner Aufmerksamkeit zu deiner linken Hand und balle sie zur Faust. Dann löse ganz langsam wieder die Anspannung. Mache jetzt noch einmal eine Faust und löse sie wieder und spüre, wie du dich bei jedem Mal mehr entspannst.

Jetzt versuche einmal, beim Ausatmen in ein leichtes Tönen zu kommen, vielleicht wie das Nebelhorn eines Schiffs, wuuuu, ganz leicht und kaum hörbar, sodass du wahrnehmen kannst, wie dein Brustkorb leicht vibriert. Vielleicht spürst du dieses Vibrieren auch im ganzen Körper. Ich unterstütze dich, indem ich mitsumme (ca. eine Minute).

Nun noch dreimal, dann kannst du das Summen wieder verklingen lassen.

Jetzt erinnere dich an dein Entspannungswort und lass es nach einiger Zeit aufsteigen wie ein Ballon in den Himmel. Nimm einmal wahr, wie sich immer mehr Ruhe und Entspannung in dir ausbreiten. Vielleicht spürst du auch, wie dein Körper ganz schwer und ruhig auf dem Boden liegt, und der Atem kommt und geht.

Wenn du magst, stell dir einmal vor, du stehst oben an einer Wendeltreppe und steigst mit jedem Ausatmen eine Stufe hinab. Bei jeder Stufe entspannst du dich mehr und mehr und gelangst zu deiner inneren Weisheit, die dich durch dein Leben leitet.

Vieles, was heute in einer Partnerschaft stört, hat seine Ursachen häufig in frühen Kindertagen, in der Zeit, als wir lernen mussten, in der Welt der Großen, in unserer Familie klarzukommen. Häufig ist es so, dass Trotz, Wutanfälle, eisiges Schweigen, häufige Krankheiten ihre Ursache in alten Überlebensstrategien haben. Deshalb ist es wichtig, all die Dinge, die uns heute stören, die unser Miteinander schwer machen, wohlwollend anzuschauen. Denn all das, was unser Körper einmal entwickelt hat, hat er zu unserem Schutz entwickelt. Und wenn wir das liebevoll annehmen und wertschätzen, ist es möglich, auch Neues zu lernen, weil wir das Alte nicht mehr brauchen.

So stell dir einmal vor, dass du wieder das Kind wirst, das du einmal warst. Deine Hände werden kleiner, deine Beine, deine Füße, dein ganzer Körper entwickelt sich wieder zurück zu dem Kind, das du einmal warst.

Wo befindest du dich gerade? Vielleicht in einer Wiege. Vielleicht im Garten, wo du mit den Blumen sprichst. Vielleicht hast du dich auch auf dem Dachboden versteckt oder sitzt ganz selbstvergessen in Mutters Küche und spielst mit deinem Spielzeug. Mit dem Teddy, den Kochtöpfen, der Puppe oder dem Feuerwehrauto oder was auch immer dir jetzt in den Sinn kommt.

Und vielleicht kommt dir auch ein ganz besonderer Geruch in die Nase, ein ganz typischer Geruch.

Und was hattest du an? Vielleicht die Lederhose, das Kleid, den Pullover … Stell es dir ganz genau vor deinem inneren Auge vor.

Und wenn du genau hinhörst, hörst du vielleicht Stimmen, von Vater, von Mutter, von den Geschwistern, von Oma und Opa, von Onkel und Tante, von Nachbarn, vom Lehrer, vom Priester, vom Iman ....

Wie haben die Menschen mit dir gesprochen, wenn sie mit dir gesprochen haben? Was hörst du in ihrer Stimme, wenn sie nach dir rufen? Ist da Wohlwollen und Freundlichkeit? Ist da liebevolle Aufmerksamkeit, Interesse an dir? Spürst du ihre Freude über dich?

Oder schwingt etwas anderes in ihrer Stimme mit? Ist da vielleicht Wut, Aggression, Leidenschaft oder Verführung? Hatten sie überhaupt Interesse an dir oder warst du ihnen ganz egal? Vielleicht hast du auch Sätze gehört wie: „Du bist mein Unglück, wenn du so weitermachst, bringst du mich noch ins Grab."

Und wie war das, wenn du Hilfe brauchtest, wenn du Trost suchtest, weil du hingefallen warst oder einfach nicht mehr weiterwusstest? Wer hat dir dann geholfen, wer hat dich getröstet? Wer war für dich dann da?

Und wie war das, wenn du etwas gebastelt hast oder ein Lied gesungen oder etwas gemalt hast, wem konntest du das zeigen, wer hat sich darüber gefreut?

Wer hat dir die Welt erklärt, erzählt und gezeigt, wie man einen Kuchen backt?

Und was erinnerst du, wie deine Eltern miteinander umgegangen sind? Waren sie freundlich und wohlwollend? Liebevoll und zärtlich? Oder herrschte eine bedrückte Stimmung, lag Aggression in der Luft, waren sie vielleicht sogar gewalttätig zueinander? Oder herrschte manchmal eisiges Schweigen, und sie haben gar nicht miteinander gesprochen? Vielleicht musstest du dich auch um einen von beiden kümmern, damit er nicht so traurig war.

Vielleicht haben sich deine Eltern auch getrennt, und du bist nur mit einem von beiden groß geworden. Konntest du den anderen dann regelmäßig und unbeschwert sehen?

Und in was für einer Zeit bist du groß geworden? Vielleicht gab es Erfahrungen von Armut, Vertreibung, Flucht, Krieg und Not. Vielleicht war keiner zu Hause, und du musstest dir, wenn du aus dem Kindergarten oder der Schule kamst, selbst das Essen warm machen.

Wie bist du in der Welt der Großen klargekommen? Was musstest du vielleicht lernen, um zu überleben? Vielleicht hast du dir deine Gefühle einfach verboten, hast dich selbst anästhesiert, um nicht zu spüren, weil es zu schrecklich gewesen wäre.

Vielleicht bist du laut und aggressiv geworden, um deutlich zu machen, dass es dich auch noch gibt. Vielleicht bist du krank geworden, weil das die einzige Möglichkeit war, Aufmerksamkeit zu bekommen.

Stell dir alles in Ruhe vor deinem inneren Auge vor. Vielleicht bleibt es an einigen Szenen hängen, vielleicht rauschen die Bilder auch nur so an dir vorbei.

Gleich, wenn du wieder mit vollem Bewusstsein hier bist, wirst du das, was du gerade gespürt hast, in Formen und Farben ausdrücken. Vielleicht lässt du dich von irgendeiner Farbe inspirieren. Am einfachsten ist es, wenn du einfach deine Hand malen lässt. Die ist sehr klug.

Nun komm langsam mit deiner inneren Aufmerksamkeit wieder in diesen Raum zurück. Achte wieder auf deinen Atem und spüre, wie du ein- und ausatmest. Spüre, wie du mit jedem Einatmen ein bisschen frischer und wacher wirst. Wenn du vorhin eine Wendeltreppe hinabgestiegen bist, so steige diese jetzt wieder langsam mit jedem Einatmen hinauf. Gehe jetzt mit deiner Aufmerksamkeit in die linke Hand und balle sie zur Faust, ganz fest. Und jetzt löse die Spannung wieder. Machen noch einmal mit der linken Hand eine Faust und löse dann die Spannung wieder. Und dann räkle und strecke dich, und wie nach einem tiefen erholsamen Schlaf bist du jetzt wieder ganz frisch und wach da.

Malphase

Anleitung: Beginnen Sie nun, in aller Ruhe, ganz in Ihrem eigenen Tempo das, was Sie gerade erlebt haben, mit Farben und Formen, konkret oder ganz abstrakt, mit den Ölmalkreiden auf dem Papier zum Ausdruck zu bringen. Am einfachsten ist es, Sie nehmen sich eine Farbe, von der Sie sich irgendwie angesprochen fühlen. Und dann lassen Sie Ihre Hände einfach malen und erleben, was plötzlich entsteht. Und seien Sie gewiss, alles, was Sie malen, ist richtig und schön.

Besprechung: Wenn beide Partner*innen mit ihrem Bild fertig sind, ermuntern Sie sie, sich zunächst die Hände zu waschen. Dies dient nicht nur der Reinigung, sondern hilft auch, Abstand von dem Bild zu bekommen. Auch hier ist es wichtig, als Therapeut*in gegenüber demjenigen, der vielleicht mehr Zeit braucht, Ruhe und Gelassenheit auszustrahlen.

Dann laden Sie die beiden ein, sich vom eigenen Bild beeindrucken zu lassen. Hier ist eine Haltung hilfreich, mit der man z. B. die Erstlingswerke von Kindern betrachtet, also ganz wohlwollend. Diesen Eindruck schreiben beide in ihr Heft, vielleicht ein paar Worte, vielleicht einige Gedanken, vielleicht einen zu einem Gedicht verdichteten Text. Und das Ganze können sie vielleicht mit einer passenden Überschrift versehen.

Wenn einer schon fertig, ermuntern Sie den anderen, sich alle Zeit zu nehmen, die er braucht. (Dieser Prozess dauert in der Regel etwa 10–20 Minuten.)

Wenn beide mit dem Aufschreiben fertig sind, werden sie eingeladen, von dem Platz aus, an dem sie gemalt haben, ihren Text vorzulesen. Dem Text wird so ein Raum gegeben, um ausgesprochen und gehört zu werden. Nicht selten haben traumatische Szenen, Erinnerungen, Gefühle im Bild und dann im Text ihren Ausdruck gefunden. Dann bedarf es seitens des Therapeuten der sichernden Präsenz des Haltens.

Schmerz und Trauer des Leibes suchen und finden ihren Ausdruck auch in Tränen. Dieser Prozess darf dann nicht durch vorschnelles Trösten unterbrochen werden. Es gilt auch, ein Gespür dafür zu entwickeln, ob eventuell ein Körperkontakt vonseiten Partnerin (in den Arm nehmen, die Hand auflegen) kontraproduktiv ist für diesen Bewältigungsprozess, der ja zu einer Voraussetzung für eine Integration des Erlittenen werden könnte. Denn: *Zunächst* einmal gehört mein Schmerz mir! Im weiteren Verlauf kann sich allerdings sehr wohl herausstellen, dass dieser Schmerz vielleicht „stellvertretend“ für eine wichtige Bezugsperson übernommen wurde.

Informieren Sie dann das Paar, dass die therapeutische Arbeit mit den Bildern und dem Text in der nächsten Sitzung stattfinden wird. Jetzt aber werden die Klient*innen eingeladen, auf einer eher „oberflächlichen Ebene“ etwas darüber zu sagen, wie es ihnen mit der Trance und dem Aufschreiben gegangen ist. Ferner werden sie ermuntert, auftauchende Erinnerungen, Gefühle etc. in der nächsten Zeit in ihr Heft zu schreiben, um den Prozess ihrer Selbstermächtigung zu intensivieren. Falls Sie ihnen Kontakt über E-Mail anbieten, sollte Ihre Reaktion sehr kurzfristig erfolgen.

(Abschluss der Stunde mit der Achtsamkeitsübung, 4.1.6)

Sitzung 2: Therapeutische Arbeit mit Texten und Bildern

Vorbemerkung: In der zweiten Sitzung zu den Arbeitsmodellen (ggf. kann auch noch eine weitere Sitzung hierfür nötig sein) wird therapeutisch mit den Bildern und Texten gearbeitet. Hier ist es besonders wichtig, einen Zusammenhang herzustellen zwischen frühen Arbeitsmodellen aus Kindertagen und sich aktualisierenden Szenen in der Zwischenleiblichkeit des Paars. Sehr hilfreich in diesem gemeinsamen Klärungsprozess kann für den Therapeuten das Wissen um die Bedeutung von Schemata, deren zugrunde liegendes Elternverhalten, die daraus sich gebildeten Kognitionen und die Bewältigungsmodi der Erduldung, Vermeidung oder Kompensation sein (Roediger 2018). Klienten empfehle ich gerne zur Vertiefung das Buch Young & Klosko (2006), *Sein Leben neu erfinden. Wie Sie Lebensfallen meistern.*

Die Sitzung: Nach dem Anfangsritual der Standübung und den Berichten über das, was gelungen ist, beginnt einer und stellt dem Anderen Text und Bild vor. Als Erstes wird der Text vorgelesen und dann etwas zu dem Bild gesagt. Nun antwortet der Andere und erzählt, was das Gehörte und Gesehene bei ihm ausgelöst hat. Vielleicht entdeckt er noch etwas anderes im Bild oder Text.

Die Basis ist die sichernde Verbundenheit des zum ANS gehörenden ventralen Vagus. Auf dieser gilt es nun, gemeinsam mit dem Protagonisten früh erfahrenes Bindungsverhalten seitens der Eltern, Erfahrungen in der Herkunftsfamilie und den daraus sich entwickelnden Arbeitsmodellen für das Miteinander in einer nahen Beziehung zu einer plausiblen Narration zu kommen. Dieses wird unterstützt durch einzelne „Experimente". Ich nutze gerne einladend das Wort Experiment, frage nach, ob der Klient sich darauf einlassen mag, und weise darauf hin, dass er es jederzeit beenden kann. Ein solches Experiment kann eine Stuhlarbeit sein oder eine der Leibesübungen, wie sie schwerpunktmäßig im fünften Modul vorgestellt werden. Hier sollten Kolleg*innen jeweils ihr vielfältiges Wissen nutzen, das sie angesammelt, im Rahmen des eigenen Lebens, in eigentherapeutischen Erfahrungen, in ihrer wissenschaftlichen Grundausbildung sowie in Fortbildungen. In der Präsenz des Augenblicks, mit voller Aufmerksamkeit für das Gegenüber, steht einem all dieses Wissen als strukturierte Intuition zur Verfügung. In der Resonanz mit dem Klienten kann man sich darauf verlassen und feinfühlig mit ihm die nächsten Schritte der Klärung gehen. In der Rückschau auf die Sitzung ist es sinnvoll, sich den Prozess noch einmal zu vergegenwärtigen und sich zu fragen, warum man so und nicht anders interveniert hat. Besonders hilfreich ist es, wenn man zu zweit arbeitet und sich so durch die Rückmeldungen des Anderen seines intuitiven Handelns bewusst wird.

Zwei Körperübungen

Ich möchte noch auf zwei Übungen zur leiblichen Entspannung hinweisen. Sie sollten wiederholt geübt werden und können ggf. zur Abrundung einer therapeutischen Arbeit mit dem Einzelnen eingesetzt und dann als Hausaufgabe mitgeben werden.

Gefahrensituationen, aus denen wir uns nicht durch Flucht entfernen oder in denen wir uns nicht kämpferisch wehren können, hinterlassen ihre Spuren im Leib, in den Muskeln und in den Faszien, weil die aufgebaute Energie keine Abfuhr erfahren hat. Laut Peter Levine (2012) gehören **Rütteln und Schütteln**, „neurogenes Zittern", zur Grundausstattung aller Säugetiere. Nehmen wir an, zwei Hunderüden können nicht um die Vormachtstellung ringen, weil sie angeleint sind. Und was passiert anschließend? Sie schütteln sich beide, um die angestaute Energie wieder loszuwerden.

Bei uns Menschen könnte Alltagsstress, z. B. unsinnige Dienstanweisung, gegen die wir uns nicht wehren können, zu einem regelrechten Energiestau im Körper führen, in Form von muskulären Verspannungen, die sich als Rücken-, Bauch- oder Kopfschmerzen äußern. Auch unser Sozialverhalten kann sich schleichend verändern. Man ist erschöpft, kommt nicht mehr auf die Beine oder zieht sich von anderen Menschen und Aktivitäten zurück.

Wenn bei Ihren Klient*innen diese Art zurückgehaltener Energie im Leib spürbar wird, empfehlen Sie ihnen, sich zu rütteln und zu schütteln, um überschüssigen Stress und in den Faszien und Muskeln gespeicherte Belastungsenergien abzuleiten (Berceli 2018).

Eine weitere hilfreiche Intervention sind **Klopftechniken** zur Selbstwertstärkung aus der Energetischen Psychologie (Vlamynck 2019).

Damit keine peinliche Situation entsteht, macht man als Therapeut solche Schüttel-und-Rüttel- bzw. Klopf-Übungen vor und übt sie gemeinsam mit dem Paar ein. Auch der aktuell scheinbar nicht Beteiligte profitiert vom Erleben des Prozesses des Anderen und wird damit wieder direkt einbezogen. Die Form körperlichen Abreagierens ist nicht nur in unserem „Programm“ als Säugetier angelegt, sie reicht in ihrer Anwendung von alltäglicher Stressbewältigung bis hin zu traumabewältigenden Heilungsaspekten.

Ein Trauma, eine gewalttätige, emotional missbrauchend erlebte Kindheit, ist im Nervensystem, in der Muskulatur und in den Faszien gespeichert und äußert sich durch Immobilität oder einen kaum zu regulierenden Aktivitätsdrang (Van der Kolk 2015). Die Angst vor Unterwerfung und Immobilität wird ausgelöst durch den dorsalen Vagus bzw. ein nicht zur Beruhigung kommendes hohes Aktivitätspotenzial des sympathischen Nervensystems, das nach Flucht oder Kampf drängt und sich in großer innerer Unruhe ausdrückt. Diese gilt es, von der Reaktion des Nervensystems zu entkoppeln (Fritzsche & Hartman 2019).

Was bedeutet das konkret für die Paartherapie? Der Protagonist muss erst erleben und dann muss ihm bewusst werden, dass die Partnerin nicht die Ursache ist, sondern lediglich zum Auslöser für alte Überlebensstrategien der Unterwerfung, Immobilisation, Flucht oder Kampf in der Zwischenleiblichkeit wird. Völlig unbeabsichtigt wird sie zum Trigger für destruktive Verhaltensweisen des Partners. Wenn es nun gelingt, diese Trigger zu entschlüsseln, sie in ihren ursprünglichen szenischen Zusammenhängen wieder zu verorten und sie von den im Nervensystem, in der Muskulatur und den Faszien gespeicherten Erinnerungen zu entkoppeln, verändert sich das Miteinander der Partner*innen. Sie spüren eine durch Entspannung gekennzeichnete neue Zwischenleiblichkeit. Dieses Erfolgserlebnis führt zu einer Stärkung der Selbstwirksamkeit, nicht nur beim Protagonisten selbst, sondern auch bei der Partnerin in der Beobachterrolle. Und hier kommt die zweite Ebene der Selbstwirksamkeit zum Tragen: Wann immer ich den Erfolg einer mir wichtigen anderen Person beobachte, stärkt dies auch meine eigene Selbstwirksamkeit (Bandura 1977).

Ferner ist zu beobachten: Bei dieser Arbeit mit dem einen Partner ist der Andere in einer „Zuschauerposition“ und damit innerlich in hohem Maße am psychischen Geschehen beteiligt. Das Erleben bringt, insbesondere die Sichtweise auf Ursachen, wichtige Impulse für ein neues Miteinander, hilft, Lösungen zweiter Ordnung zu finden und schneller aus Eskalationsschleifen aussteigen zu können. Zum Abschluss der Einzelarbeit ist es deshalb wichtig, den Anderen nach seinem Erleben zu fragen. Das Schlusswort hat der Protagonist.

Abschließend werden beide Bilder nebeneinandergestellt, und es wird das Gemeinsame herausgearbeitet. Manchmal erschließt sich auch der Sinn, warum gerade diese beiden sich gefunden haben. Häufig bietet der Andere mit seinem So-Sein genau *die* Herausforderung, sich an ihm aufzurichten.

4.2.2 Erwachsenen-Bindungs-Interview (AAI)

Hintergrund: Das Adult Attachment Interview (AAI) (George et al. 2016) ist ein halbstandardisiertes Interview zur retrospektiven Erfassung von Bindungserfahrungen und aktuellen Einstellungen zur Bindung bei Erwachsenen.

Das AAI ist eine sinnvolle Ergänzung der Induktionshypnose zur Kindheitsgeschichte (4.2.1). Die Partner*innen erfahren manche Einzelheiten, die das Verständnis und Wohlwollen füreinander erhöhen. Für die Paartherapeutin ist es hilfreich, aufgrund der sprachlichen Darstellung auf bindungsrelevante Ereignisse einzugehen, um Rückschlüsse ziehen zu können.

Angelehnt an die drei Formen der Bindungsqualität bei Kindern unterscheidet man diagnostisch im Erwachsenenalter folgende Bindungsrepräsentation.

1. Personen mit einer lebhaften Erinnerung an Kindheitserfahrungen: Sie können offen, differenziert und emotional schwingungsfähig in einem kurrenten Erzählbogen über nahezu alle Kindheitserfahrungen sprechen, positive wie negative. Die Begegnung mit anderen Menschen verstehen sie als bedeutsame Komponente ihres Lebens. Sie verfügen über ein autonomes sicheres Bindungsmodell.

2. Personen mit nur wenigen oder vagen Erinnerung an Beziehungen in der Kindheit: Sie werden eher gehemmt, emotional zurückhaltend bis verarmt, häufig normalisierend („Meine Kindheit war ganz normal") und in einem verkürzten Erzählbogen über ihre Kindheitserfahrungen sprechen. Begegnungen mit anderen Menschen sparen sie als Komponente ihres Lebens tendenziell aus. Sie zeigen einen unsicher-distanzierten Bindungsstil (unsicher-vermeidend bei Kindern).

3. Personen, die emotionale Verwicklungen mit den Bezugspersonen aus ihrer Kindheit aufweisen: Wenn sie über ihre Kindheitserfahrungen sprechen, tun sie das oft mit schillernden, durch Idealisierung oder durch Abwertung geprägten Ausführungen. Sie sprechen eher emotional überschießend und verzetteln sich leicht. Dabei verlieren sie sich in den verschiedensten, emotional stark geprägten Erzählungen zu Begegnung mit anderen Menschen. Sie sind durch ein präokkupiertes Bindungsmodell charakterisiert (unsicher-ambivalent bei Kindern).

Das vollständige **Interview zur retrospektiven Erfassung von Bindungserfahrungen und aktuellen Einstellungen zur Bindung** finden Sie in George et al. 2016, S.436–439.

4.2.3 Arbeitsblatt Schemata und Schemabewältigung

Hintergrund: Um zu verstehen, warum man sich verhält, wie man sich verhält, ist die Kenntnis von Schemata hilfreich (1.8) – wie sie entstehen und wie sie sich bewältigen lassen.

Vorgehen: Im Rahmen der Aufarbeitung der Kindheitsgeschichte wird, nach einer psychoedukativen Einführung zum Thema Schemata und ihrer Bewältigung, die folgende Tabelle zur Verfügung gestellt. Gemeinsam mit der Therapeutin werden mögliche Schemata identifiziert.

Hier gilt es besonders, Kognitionen bzw. Glaubenssätze daraufhin zu überprüfen, inwieweit sie heute noch in der Beziehung eine Rolle spielen und sich in der Zwischenleiblichkeit aktualisieren. Besondere Aufmerksamkeit gilt den unterschiedlichen Versuchen, in der Kindheit durch Erduldung, Vermeidung oder Kompensation diese Schemata zu bewältigen. Der Leib hat sie im Sinne eines „Überlebens“ entwickelt. Für diese Kompetenz kann man dankbar sein, ja, vielleicht auch von „Heldentaten“ sprechen, auf die sich mit Stolz blicken lässt (Fleckenstein et al. 2020). Früher mag es sinnvoll gewesen sein, sich zu unterwerfen und die eigene Intention zurückzunehmen. Heute verhindert genau das eine Begegnung auf Augenhöhe mit dem Partner.

Ein wohlwollender Blick auf die eigenen Beziehungsfallen ermöglicht es, heute angemessene Kognitionen über sich selbst zu entwickeln, mit den entsprechenden Gefühlen und Handlungen.

Noch einmal sei auf das Buch von Young & Klosko (2006) *Sein Leben neu erfinden. Wie Sie Lebensfallen meistern* hingewiesen. Klient*innen erleben es als sehr unterstützend in der persönlichen Weiterarbeit.

Nr.	SCHEMA	ELTERNVERHALTEN	KOGNITION	ERDULDUNG	VERMEIDUNG	KOMPENSATION
1	**Emotionale Vernachlässigung**	Vernachlässigung in Anwesenheit der Eltern – kaltes, ablehnendes Verhalten	„Ich bin wertlos und überflüssig. Ich muss alles selbst tun – von den anderen kann ich nicht viel erwarten."	Mangel an Selbstfürsorge; Selbstschutz und Selbstorganisation	Rückzug; einsamer Wolf; Tagträume	Andere ausnutzen; sich anklammern *oder* Helfersyndrom; **Aufopferung**
2	**Verlassenheit Instabilität** (im Stich gelassen)	Reale Abwesenheiten ohne Versorgung; Deprivation; auch unvorhersehbare Wechsel von Fürsorge und Alleinlassen	„Alles, was ich habe, werde ich wieder verlieren. Wenn es mal gut geht, hält das nie lange an!"	Eifersucht; Ängstlichkeit in Beziehungen; Beziehungen zu Menschen suchen, die nicht erreichbar sind	Keine Beziehung eingehen; Hobbys alleine ausüben; viele und oberflächliche Kontakte zur Ablenkung	Andere überfordern und kontrollieren *oder* andere von sich abhängig machen; Beziehungen abbrechen, bevor es die anderen tun; besonders sein
3	**Missbrauch**	Emotionaler, körperlicher oder sexueller Missbrauch	„Andere sind gefährlich und werden mich verletzen. Ich habe es nicht besser verdient."	In missbrauchenden Beziehungen bleiben; Umgebung misstrauisch beobachten bzw. witternd „abscannen"	Beziehungsvermeidung; gleichgeschlechtliche Beziehungen; nichts von sich erzählen; andere nicht heranlassen	Sich feministisch überengagieren; Kampfsport; zuerst missbrauchen bzw. angreifen; Bestrafungsneigung
4	**Soziale Isolation**	Ausgrenzungserfahrungen (oft erst im Jugendlichenalter); verstärkt bei sozialen oder ethnischen Minderheiten	„Ich bin anders als die anderen. Ich werde nicht verstanden. Ich habe keine Chance."	Sich nicht aktiv integrieren und als Minderheit fühlen und über die Ausgrenzung klagen	Fremden ausweichen; nur enge Verbindungen zur Familie oder Gleichgesinnten eingehen	Bewusst individualistischer Lebensstil *oder* großen Wert auf soziale Akzeptanz legen

Nr.	SCHEMA	ELTERNVERHALTEN	KOGNITION	ERDULDUNG	VERMEIDUNG	KOMPENSATION
5	**Unzulänglichkeit / Scham**	Entwertungen und Herabsetzungen des Kindes (besonders vor anderen)	„Ich bin nicht o. k., und das werden die anderen bald merken. Ich bin an allem schuld."	Entwürdigende Arbeiten oder Beziehungen aufrechterhalten; sich nicht weiterentwickeln; Sündenbockrolle annehmen	Schweigender Rückzug; überwiegend Kontakt zu vertrauten Menschen eingehen; nicht viel sagen, lieber zuhören	Unerbittliche Ansprüche; einseitige Fähigkeiten ausbilden; Überkorrektheit *oder* grandiose Selbstüberschätzung mit Herabsetzung anderer
6	**Erfolglosigkeit / Versagen**	Fehlende Unterstützung und Ermutigung	„Alle anderen können das besser. Ich werde das nie schaffen."	Unterfordernde Arbeit annehmen und beibehalten; Schicksalsergebenheit	Verbitterung; Resignation; sich nicht fortbilden; keine Risken eingehen	Unerbittliche Ansprüche; Perfektionismus oder die Leistung der anderen kleinmachen
7	**Abhängigkeit / Inkompetenz**	Übervorsichtige Eltern; Überprotektion; Kinder nichts ausprobieren lassen	„Andere sind geschickter als ich – lieber frage ich die, was ich machen soll."	Sich in Beziehungen übermäßig vom Partner abhängig machen; alleine kaum Entscheidungen treffen	Keine Verantwortung übernehmen; sich nie gegen mächtige andere stellen	Alles wissen und alleine entscheiden; Pseudoautonomie zeigen
8	**Verletzbarkeit**	Überbeschützende, ängstliche, kontrollierende Eltern	„Die Welt ist gefährlich, unberechenbar und feindlich. Du bist nie wirklich sicher."	Ständiges Suchen nach Hinweisen auf gefährliche Informationen und drohende Gefahren	Sich alleine nicht in neue oder unübersichtliche Situationen begeben	Absicherungsverhalten (viele Versicherungen abschließen); negatives Hervorheben *oder* aktives Risikoverhalten

Nr.	SCHEMA	ELTERNVERHALTEN	KOGNITION	ERDULDUNG	VERMEIDUNG	KOMPENSATION
9	**Verstrickung / unentwickeltes Selbst**	Kinder systematisch von sich abhängig halten; Schuldgefühle erzeugen; aktiv klammern	„Wir können ohne einander nicht sein. Ich bin schuld, wenn die anderen leiden."	Bindung an die Eltern nicht aufgeben; häufige Kontakte (z. B. tägliche Telefonate)	Keine anderen Beziehungen eingehen; Unruhe, wenn sich die anderen nicht melden	Rigide Abgrenzung; „Ersatzfamilien" (Wohngemeinschaften)
10	**Anspruchshaltung / Grandiosität** (besonders sein)	Fehlende Grenzsetzung oder Kompensation der Schemata „emotionale Vernachlässigung" oder „Unzulänglichkeit / Scham"	„Das steht mir zu. Ich bin etwas Besonderes. Ich muss mich nicht an die Regeln halten."	Überwiegend an sich denken; Mangel an Selbstreflexion; für sich selbst Ausnahmen von allgemeinen Regeln beanspruchen; der Beste sein müssen	Keine Schwäche zeigen; unabhängig bleiben; Alleinsein / Einsamkeit und Situationen meiden, in denen man nicht im Mittelpunkt steht	„Vasallen" großzügig fördern; durch Spenden sich als Gönner zeigen; andere am eigenen Wohlstand teilhaben (und sich dafür feiern) lassen; der Beste sein wollen und müssen
11	**Unzureichende Selbstkontrolle / Selbstdisziplin**	Schlechte Elternvorbilder; zu wenig Disziplinvermittlung bzw. Vernachlässigung durch abwesende oder überforderte Bezugspersonen	„Ich kann das nicht aushalten. Das schaffe ich sowieso nicht, das macht keinen Spaß – was soll das bringen?"	Mangelnde Frustrationstoleranz; sich nicht an die eigenen Vorgaben halten; bei Problemen schnell aufgeben	Vermeidet Konflikte, Schmerzen, Verletzbarkeit oder Verantwortung für andere zu übernehmen	Sucht; kriminelles Verhalten; auf leicht verdientes Geld aus sein oder kurzfristige Versuche, Projekte mit „Gewalt" *oder* mit übertriebenen Anstrengungen „durchzuziehen"

Nr.	SCHEMA	ELTERNVERHALTEN	KOGNITION	ERDULDUNG	VERMEIDUNG	KOMPENSATION
12	**Unterwerfung/ Unterordnung**	Dominante, strenge Eltern, die keinen Widerspruch dulden	„Die anderen wissen es besser. Es hat keinen Sinn zu kämpfen, du verlierst letztendlich doch immer! Füge dich lieber."	Unterordnung unter die Erwartungen; Bedürfnisse und Befehle anderer; Autoritätsgläubigkeit	Durch übermäßig genaues Regelbefolgen und „vorauseilenden Gehorsam" nicht negativ auffallen wollen	Identifikation mit dem Aggressor; Autoritätsgläubigkeit oder Rebellion; passiv-aggressives *oder* provozierendes Verhalten (auch politisch)
13	**Aufopferung**	Überforderte schwache Eltern; Kinder haben früh Funktionen der Eltern übernommen (sog. Parentifizierung)	„Ich muss den Laden am Laufen halten, ohne mich bricht alles zusammen."	Eigene Bedürfnisse zurückstellen; Vergnügungen aufschieben; helfende Berufe ergreifen; sich nützlich machen	Keine engen Beziehungen eingehen, keine Erwartungen wecken	Enttäuschung, wenn die eigene Leistung nicht gebührend anerkannt wird, *oder* überbetonte Abgrenzung
14	**Streben nach Zustimmung und Anerkennung** (Beachtung suchen)	Belohnung durch die Eltern bei Wohlverhalten; unsichere Bindung	„Ich muss es anderen recht machen, um geliebt zu werden."	Übermäßiges Streben nach Anerkennung; ohne Lob durch die anderen ist die eigene Leistung nichts wert; den „Glanz in den Augen der anderen" suchen	Verhält sich konformistisch und weicht strengen Personen aus, um nicht negativ aufzufallen	Drängt sich auf die „Bühne" und spielt sich in den Vordergrund (auch wenn es peinlich ist, z. B. als Klassenclown) *oder* extremer Individualismus und Nonkonformismus; Punker
15	**Emotionale Gehemmtheit**	Kalte, unemotionale Eltern; Bestrafung von spontanem Verhalten	„Wenn ich meine Gefühle zeige, werde ich bestraft – also lieber nichts sagen."	Übermäßige Emotionskontrolle; Sachlichkeit und Vernunft werden überbetont; Vorliebe für straffe Strukturen	Spontaneität meiden; nicht auffallen wollen; nicht drängeln oder reklamieren	Neigung zu Exzessen (besonders unter Alkohol/Drogen)

Nr.	SCHEMA	ELTERNVERHALTEN	KOGNITION	ERDULDUNG	VERMEIDUNG	KOMPENSATION
16	**Überhöhte Standards, unerbittliche Ansprüche**	Leistungsbezogene Zuwendung: „Liebe für Leistung“	„Nur wenn ich gut bin, bin ich etwas wert. Es geht immer noch etwas besser. Ich brauche keine Pausen.“	Ehrgeiz; Perfektionismus; enge Zeitplanung; Effizienzdenken; sich immer beschäftigt halten	Unstrukturierte Situationen, Pausen oder Ruhe meiden; keine schweren Aufgaben übernehmen	Erhöhtes Leistungsverhalten auch von anderen fordern oder Aussteigen und Leistungsverhalten per se infrage stellen (alternative Lebensentwürfe)
17	**Negatives hervorheben**	Überängstliche Eltern, die immer Katastrophen befürchten; Angst machende Drohungen	„Wenn es mal gut geht, kommt bald ein Übel: Da ist ein Haar in der Suppe!“	Katastrophenberichterstattung in den Medien intensiv verfolgen; immer die schlechteste Lösung erwarten	Vertraute Umgebung und Menschen bevorzugen; Neues vermeiden	Versicherungen abschließen; machen, was andere tun, oder gefährliche Situationen kleinreden; Risikoverhalten
18	**Bestrafungsneigung**	Eltern vermitteln das Gefühl, dass das Kind grundsätzlich böse ist und bestraft werden muss	„Was Hänschen nicht lernt, lernt Hans nimmermehr! Strafe muss sein!“	Zu sich und anderen streng und unnachsichtig sein	Alle Regeln peinlich befolgen, um keine Fehler zu machen	Sich hinter überpersönlichen Regeln verstecken oder heuchlerisch Milde zeigen (und Empörung verstecken

Schemata und Schemabewältigung, in: Roediger, E. (2018): *Was ist Schematherapie?* 3., überarb. Aufl., S. 40–43. © Junfermann Verlag, Paderborn

4.2.4 Übung: Mit einem liebevollen Blick das Gesicht des Partners betrachten

Zeit: ca. 20 Minuten, anschließend Auswertung

Sitzposition: Die Partner sitzen einander leicht versetzt gegenüber, sodass jeder die Hand auf eine Schulter des anderen legen kann.

Hintergrund: Die Arbeit mit Erfahrungen aus Kindertagen aktiviert oftmals traumatische und erschütternde Erlebnisse. Diese Übung zeigt den Partnern einen Weg, ihrer Betroffenheit, ihrem intuitiven Wunsch, dem Partner Gutes zu tun, Ausdruck zu verleihen. Gleichzeitig werden mit dieser Übung die Achtung und Ehrfurcht vor der Lebensgeschichte des Partners erhöht.

Anleitung:

(Alles langsam mit Pausen vorlesen.)

Schließen Sie zunächst beide die Augen und lassen Sie sich Zeit, sich selbst zu spüren und ganz bei sich anzukommen. Dazu atmen Sie einige Male tief ein und aus und achten darauf, wie der Atem fließt. Machen Sie in Ihrer Vorstellung die Standübung (4.1.4).

Jetzt öffnet zunächst die Frau die Augen und betrachtet das Gesicht ihres Mannes.

Betrachten Sie es voller Liebe und Wohlwollen. Vielleicht entdecken Sie Dinge, die Ihnen noch nie aufgefallen sind. Vielleicht sehen Sie auch Spuren von dem Kind, das Ihr Partner einmal war. Nehmen Sie einmal wahr, welches Grundgefühl sich jetzt bei Ihnen einstellt *(ca. zwei Minuten, ggf. mit einer Uhr Zeit nehmen).*

Nun empfinden Sie einmal die Gesichtszüge nach. Dazu lassen Sie Ihre Hände das Gesicht ganz vorsichtig nachformen, indem Sie mit wenigen Millimetern Abstand das Gesicht modellieren, ohne es dabei zu berühren. Ähnlich, wie man aus einem Tonklumpen eine Plastik machen kann *(ca. zwei Minuten).*

Nun schauen Sie einmal genau hin, ob Sie in diesem Gesicht eine besonders empfindliche Stelle entdecken können. Dieser tun Sie jetzt durch Berührung, durch Streicheln, durch die Wärme Ihrer Hände Gutes. Jetzt suchen Sie noch eine weitere Stelle aus. Abschließend noch eine dritte, die Sie berühren, sodass Ihr Partner Ihre Liebe und Ihr Wohlwollen spüren kann *(ca. zwei Minuten).*

Nennen Sie jetzt Ihren Partner leise und liebevoll dreimal bei seinem Namen, dann schließen Sie die Augen. Lassen Sie jetzt beide die Begegnung innerlich nachwirken *(ca. eine Minute).*

Danach betrachtet der Mann das Gesicht seiner Partnerin.

Anschließend auswertendes Gespräch zur Übung: Was habe ich gespürt? Wie ist es mir ergangen? Was ist mir leichter gefallen? Was vielleicht schwerer?

4.2.5 *Imagination: Der Zauberschlüssel*

Zeit: ca. 20 Minuten

Benötigt wird: Decke als Unterlage

Hintergrund: Die folgende Imagination eröffnet eine Möglichkeit, bisher ungelöste Probleme, Verletzungen, Kränkungen etc. als solche zu akzeptieren und hinter sich zu lassen. Durch die Suche nach einem geeigneten Türöffner (Schlüssel) wird das Unbewusste angeregt, einen passenden Lösungsweg zu finden. Gleichzeitig ist man angehalten, sich von unnötigem geistigem Ballast, der häufig konstruktiven Lösungen im Wege steht, zu trennen.

Anleitung:

(Alles wird ganz langsam und mit vielen Pausen vorgelesen.)

Nehmen Sie eine Decke als Unterlage und legen sich ganz bequem hin. Vielleicht brauchen Sie noch ein Kissen? Oder eine weitere Decke, um sich zuzudecken?

Falls Sie nicht liegen mögen, dürfen Sie sich gerne auch auf einen Stuhl an einen Tisch setzen.

Gleich werde ich von der Anrede Sie in die Anrede Du wechseln. Das hilft, die Entspannung zu vertiefen.

Leg dich ganz entspannt hin. Spüre, wie der Atem von ganz alleine kommt und geht, wie du einatmest und ausatmest. Gehe jetzt mit deiner Aufmerksamkeit zu deiner linken Hand und balle sie zur Faust. Dann löse ganz langsam wieder die Anspannung. Mache jetzt noch einmal eine Faust und löse sie wieder und spüre, wie du dich bei jedem Mal mehr entspannst.

Jetzt versuche einmal, beim Ausatmen in ein leichtes Tönen zu kommen, vielleicht wie das Nebelhorn eines Schiffs, wuuuu, ganz leicht und kaum hörbar, sodass du wahrnehmen kannst, wie dein Brustkorb leicht vibriert. Vielleicht spürst du dieses Vibrieren auch im ganzen Körper. Ich unterstütze dich, indem ich mitsumme *(ca. eine Minute)*.

Nun noch dreimal, dann kannst du das Summen wieder verklingen lassen.

Erinnere dich an dein Entspannungswort und lasse es nach einiger Zeit aufsteigen, wie einen Ballon in den Himmel. Nimm wahr, wie sich immer mehr Ruhe und Entspannung in dir ausbreiten. Vielleicht spürst du auch, wie dein Körper ganz schwer und ruhig auf dem Boden liegt, und der Atem kommt und geht.

Wenn du magst, kannst du dir jetzt vorstellen, dass du oben an einer Wendeltreppe stehst und mit jedem Ausatmen die Treppe eine Stufe hinabgehst. Bei jeder Stufe entspannst du dich mehr, und du gelangst zu deiner inneren Weisheit, die dich durch dein Leben leitet.

Immer wieder stehen wir in unserem Leben vor Türen, und wir wissen nicht, was sich hinter ihnen verbirgt. Kinder sind da in der Regel etwas unbefangener und mutiger, sie schauen einfach nach. Manchmal kann aber auch der passende Schlüssel fehlen, um eine Tür zu öffnen.

Deshalb stell dir einmal vor, dass du einem warmen Sommerabend durch die Gassen einer mittelalterlichen Stadt gehst. Du schlenderst durch die Straßen. Die Stadt ist fast menschenleer in diesen Abendstunden. Du blickst hier und da in ein Schaufenster und landest plötzlich in einer noch stilleren Nebengasse. Vor einem staubigen Schaufenster bleibst du stehen, ganz neugierig, was es hier wohl zu sehen gibt. Du gehst ein paar Stufen hinab zur Eingangstür und öffnest diese mit einem leichten Ruck. Der Klang eines kleinen Glöckchens kündet von deinem Eintreten. Der Besitzer des Ladens, ein alter Mann, vielleicht auch eine alte Frau, kommt ganz freundlich auf dich zu und lädt dich ein, seinen Laden einmal kennenzulernen. Es ist ein Laden mit lauter Schlüsseln, große und kleine Schlüssel, Schlüssel für moderne Sicherheitsschlösser, alte verrostete und ganz neue Schlüssel. Und der Besitzer sagt dir, dass du dich in seinem Laden umschauen sollst, um dir einen Schlüssel zu suchen. Und als Gegenleistung dafür sollst du etwas dalassen, was du schon immer loswerden wolltest, von dem du dich schon immer trennen wolltest. Das kann ein Gegenstand, eine Eigenschaft, eine Person oder was auch immer sein. Sei gewiss, alles, was man ihm gibt, ist bei ihm gut aufgehoben.

Du lässt dich auf dieses interessante Geschäft ein und beginnst, im Laden zu stöbern. Du greifst in dieses Regal und in jenes, öffnest hier eine Schublade und dort, bis du einen Schlüssel gefunden hast, den du mitnehmen willst *(eine Minute Pause)*.

Wenn du noch keinen Schlüssel gefunden hast, kannst du auch mit geschlossenen Augen in ein Regal greifen und dir einfach einen Schlüssel nehmen. Dann nimm diesen Schlüssel jetzt einmal in deine Hand und spüre, wie schwer er ist, aus welchem Material er hergestellt wurde. Vielleicht magst du auch an ihm riechen? Nun fang ein Gespräch mit ihm an. Frage ihn, wozu du ihn benutzen kannst. Vielleicht magst du ihm auch etwas von dir erzählen.

Nun gehst du zum Ladenbesitzer und zeigst ihm den Schlüssel, den du mitnehmen willst. Um dich an die Vereinbarung zu halten, legst du ihm das auf die Theke, von dem du dich ohnehin trennen willst. Das kann ein Gegenstand sein, eine Erinnerung, eine Eigenschaft, eine Person oder Teile einer Person oder was auch immer. Sei gewiss, dieses ist bei ihm gut aufgehoben.

Dann bedankst du dich bei ihm, so viel über Schlüssel gelernt zu haben, und verlässt das Geschäft. Du schlenderst noch ein wenig durch die Straßen und freust dich darüber, diesen Schlüssel zu haben. Vielleicht weißt du schon, welche Türen du damit öffnen willst. Vielleicht willst du dich aber auch überraschen lassen und ihn ausprobieren, wenn du vor Türen stehst, die du noch öffnen willst. Vielleicht bist du auch einfach nur froh, diesen Zauberschlüssel zu haben.

Nun komm langsam mit deiner inneren Aufmerksamkeit wieder in diesen Raum zurück. Achte wieder auf deinen Atem und spüre, wie du einatmest und ausatmest. Spüre, wie du mit jedem Einatmen ein bisschen frischer und wacher wirst. Wenn du zuvor eine Wendeltreppe hinabgestiegen bist, so steige sie jetzt wieder langsam mit jedem Einatmen hinauf. Jetzt gehst du mit deiner Aufmerksamkeit in die linke Hand und ballst sie zur Faust, ganz fest, und jetzt löse die Spannung wieder. Mach noch einmal mit der linken Hand eine Faust und löse die Spannung wieder. Und dann räkle und strecke dich, und wie nach einem tiefen erholsamen Schlaf bist du jetzt wieder ganz frisch und wach da.

Anschließend erzählt jeder, was er erlebt hat.

4.2.6 Übung: Ich halte dich in meinen Händen – ich liege in deinen Händen

Zeit: ca. 60 Minuten (zweimal 15 Minuten und anschließend die Auswertung)

Benötigt werden: Entspannungsmusik, Decken.

Ziel: Anknüpfend an die menschliche Urerfahrung, gehalten zu werden, soll hier eine Ressource des Paars (wieder-)belebt werden. Die Partner*innen sollen Gelegenheit bekommen, sich an „gute alte“ Zeiten leiblich zu erinnern. Es soll eine den Zusammenhalt des Paars fördernde Stimmung im Miteinander induziert werden.

Anleitung:

Es ist sinnvoll, während der Übung selbst entspannende Musik im Hintergrund abzuspielen. Dann setzt sich ein Partner bequem (!) auf die Erde, gegebenenfalls mit dem Rücken an eine Wand gelehnt, und hält für ca. 15 Minuten den Kopf des anderen vor ihm ausgestreckt liegenden Partners in seinen Händen. Zwischendurch ist es wichtig, die Lage immer wieder so zu korrigieren, dass Spannungen ausgeglichen werden, damit die Erfahrung für beide angenehm ist.

Zu Beginn und zwischendurch werden die Partner*innen aufgefordert, zu folgendem Satz zu meditieren:

- „Ich halte dich in meinen Händen“ bzw.
- „Ich liege in deinen Händen“

Nach Ablauf der Zeit wird der Kopf vorsichtig und Abschied nehmend abgelegt, sodass jeder wieder für sich ist. Auch das Alleinsein soll bewusst als gute Realität wahrgenommen werden.

Nach ca. zwei Minuten erfolgt dann ein Wechsel: Der vorher Haltende wird nun 15 Minuten lang gehalten.

Anschließend werden die Erfahrungen, die während der Übung gemacht wurden, benannt. In der Regel knüpft diese Übung implizit an gute Erfahrungen des Paars an. Häufig berichten beide nachher, dass sie sich genau dies voneinander wünschen.

Es ist auch möglich, dass diese leibnahe Übung heftige negative Emotionen auslöst. In diesem Fall wird die Situation genutzt, um aufzuspüren, welche Erinnerungen, welche Szenen mit der Übung gekoppelt sind.

Wichtig ist es, dass die Therapeutin die Übung durch ihre aufmerksame und wohlwollende Präsenz rahmt.

4.2.7 Übung: Sich durch Berühren Gutes tun

Zeit: zweimal ca. 15 Minuten + Zeit für eine Auswertung

Hintergrund: In jeder intimen Partnerschaft ist sich Gutes tun durch Berührungen, Streicheln und Zuwendungen aller Art eine wichtige Antriebsquelle. Der dadurch erfolgte Oxytocin-Ausstoß löst Wohlbefinden aus, denn er erhöht die Gelassenheit und setzt die Schmerzschwelle herauf (lässt z. B. Entzündungen zurückgehen). Gesundheit und Wohlbefinden werden dadurch in hohem Maße gefördert (Uvnäs-Moberg 2015).

Übertragungen aus Kindertagen, etwa durch frühe Erfahrungen der Deprivation, können dieses Sich-gegenseitig-Guttun insofern irritieren, dass Berührungen immer weniger stattfinden und sich langsam ausschleichen. Der Versuch, *dieses* frühere Defizit nachzunähren, führt in eine Sackgasse. Die tief verleiblichte Sehnsucht, doch *endlich* von Vater oder Mutter in den Arm genommen und liebkost zu werden und damit zu spüren, für diesen Menschen einmalig und wichtig zu sein, wird ein Partner nie stillen können. In der Arbeit mit der Kindheitsgeschichte gilt es, sich mit dieser Tatsache auseinanderzusetzen, sie anzunehmen und zu integrieren. Andernfalls droht die Gefahr, dass Berührungen und Zärtlichkeiten nicht wirklich zugelassen und unbewusst abgewehrt werden. Oder es baut sich ein solch hoher Erwartungsdruck auf, der seinerseits nie gestillt werden kann. Die Partnerin wird zum „Fass ohne Boden", weil sie in der leibnahen Zuwendung nicht satt wird; die Zuwendung reicht eigentlich nie aus. Die alte Deprivation hat eine derartige Dominanz, dass dasjenige, was der Partner an Aufmerksamkeit, Berührung und Zuwendung schenkt, nicht wirklich ankommen kann. So wird der Gebende immer mehr frustriert, und eine Spirale gegenseitiger Missverständnisse nimmt ihren Lauf.

Wenn solche Übertragungen in der Zwischenleiblichkeit bewusst gemacht wurden, können die Partner lernen, in der Bewusstheit einer Beziehung auf Augenhöhe zwischen zwei Erwachsenen sich gegenseitig das Gut der Berührung und Zärtlichkeit zu schenken.

Anleitung:

Jeder Partner hat Zeit, den Anderen auf dessen Wunsch hin durch liebevolle Zuwendung, durch zärtliches Streicheln zu berühren. Beide beginnen, sich durch die Standübung zu erden und sich bewusst zu machen, dass der Andere eine erwachsene Person, der Partner, ist, der einen jetzt liebevoll berührt und streichelt. Es ist möglich, sich die Art der leibnahen Zuwendung konkret zu wünschen. Dieses kann im Stehen, Sitzen oder Liegen geschehen.

Die Übung wird mit einem Rütteln und Schütteln beendet, um sich wieder ganz auf sich selbst zu zentrieren und sich auf den Anderen einstellen zu können.

Wieder mit der Standübung beginnend werden dann die Rollen gewechselt.

Am Ende der Übung werden die Erfahrungen reflektiert. Der Therapeut weist noch einmal deutlich auf den Unterschied hin zwischen der zärtlichen Zuneigung zweier Erwachsener (= wechselseitige Zuneigung auf Augenhöhe) und der leiblichen Zuneigung, die man einem Kind schenkt. Damit sich diese Erfahrung festigt, zu einer inneren *Haltung* in der Zwischenleiblichkeit werden kann, soll die Übung als Hausaufgabe regelmäßig zu Hause weitergeführt werden.

4.2.8 *Übung: Ich bin für dich da, wenn es schwer ist*

Zeit: ca. zweimal zehn Minuten + anschließende Auswertung

Hintergrund / Ziel: Immer wieder gibt es Zeiten, in denen ein Teil des Paars mehr belastet ist, z. B. durch beruflichen Stress, Herausforderungen durch Kinder oder pflegebedürftige alte Eltern. Auch die Aufarbeitung und die Integration traumatischer Erfahrungen bedürfen der Präsenz des Partners, nach dem Motto: „Ich bin an deiner Seite!" „Du kannst dich auf das Band zwischen uns beiden verlassen, und so vertraue ich darauf, dass du *deinen* Weg, *deine* Lösung finden wirst und *deinen* Weg gehen kannst!“

Wenn man sich in einer Beziehung sicher gehalten weiß, kann man mögliche Lösungen finden und dann *seinen* Weg gehen. Der Andere wird dann zum Wind unter den eigenen Flügeln.

Anleitung:

Die Übung wird mit der Standübung (4.1.4) eingeleitet.

Danach stellen sich die Partner*innen voreinander auf. Partner A schließt die Augen, Partner B nimmt einen Arm von Partner A. Mit seinen Händen hält und trägt er den Arm für Partner A; er kann ihn auch bewegen. Partner A versucht, seinen Arm wirklich abzugeben und tragen zu lassen. Er lässt sämtliche Bemühungen los, den Arm selbst zu halten.

Nach ca. fünf Minuten wechselt Partner B zum anderen Arm von Partner A und hält diesen ebenfalls etwa fünf Minuten lang.

Danach lassen beide das Erlebte kurz nachklingen und spüren nach. Dann übernimmt Partner A die Rolle des Tragenden. Danach werden die Erfahrungen ausgewertet.

- Was haben beide gespürt?
- Was ist ihnen leichter bzw. schwerer gefallen: zu halten oder gehalten zu werden?
- An welchen kleinen und großen Dingen des Miteinanders erlebe ich, dass du für mich da bist?

4.2.9 *Übung: Ich bin ich, und du bist du – zusammen sind wir ein Wir*

Ziel: Die Klärung der Ursachen für Verstrickungen mit dem Partner / der Partnerin ist der erste Schritt in Richtung Auflösung der Verstrickung.

In dieser Übung geht es erneut um eine Schärfung des Bewusstseins für die Einmaligkeit jedes Einzelnen und für die Zwischenleiblichkeit. Sie lässt sich sehr gut einsetzen, wenn im Gesprächsverlauf deutlich wird, dass ein Paar wieder dabei ist, sich zu verstricken. Die Therapeutin unterbricht die Verwicklung, indem sie dem Paar vorschlägt, sich auf ein Experiment einzulassen.

Anleitung:

Wenden Sie sich jetzt einander zu und schließen Sie zunächst einmal die Augen. Achten Sie darauf, dass Sie mit beiden Füßen den Boden berühren, und spüren Sie die Kraft, wenn Sie an Ihren eigenen Stand denken. Jetzt richten Sie sich in Ihrem Stuhl auf und atmen dreimal ein und dreimal ganz tief aus. Nun öffnen Sie Ihre Augen, schauen einander an und sagen im Wechsel:

„Ich bin ich, und du bist du."

Nun teilt jeder von Ihnen mit, was er / sie dabei gespürt hat.

Nun wiederholen Sie noch einmal den Satz:
„Ich bin ich, und du bist du."

Und schließen daran den Satz an:

„Zusammen sind wir ein Wir."

Nun erzählen Sie wieder, was Sie dabei gespürt haben.

4.2.10 *Übung: Selbstschädigende Kognitionen bzw. Erwartungen dechiffrieren*

Hintergrund: Bei der Klärung der eigenen Geschichte, der eigenen kindlichen Überlebensstrategien zeigt sich manchmal, dass tief sitzende Kognitionen über sich selbst bzw. Erwartungen an die Umwelt die Autonomie- und Selbstwertentwicklung behindern. Leicht sieht man sich als Opfer, abhängig vom Wohlwollen der anderen. Zu dieser Arbeit gehört auch, sich dem Partner gegenüber zu offenbaren, was möglicherweise mit Scham besetzt ist. Deshalb ist der Hinweis wichtig, dass die Ursachen dieser Erlebens- bzw. Verhaltensweisen in früheren Überlebensstrategien zu suchen sind. Als Kind hatte man nicht die Wahl, anders zu fühlen, zu denken und zu handeln.

Wenn die Erziehung z. B. charakterisiert war durch: *Ich trage dich von A nach B. Ich ermuntere dich nicht, selbst von A nach B zu kommen, und begleite dich liebevoll,* kann es durch diese Verwöhnungsfalle (Wunsch 2013) den Betroffenen bis heute schwerfallen, Selbstverantwortung zu übernehmen. Der erste Schritt besteht darin, der Partnerin davon zu erzählen. Dieses Wissen macht es ihr möglich, Entwicklungsschritte hin zu Eigenverantwortung und Autonomie zu würdigen und liebevoll zu begleiten. Wie das Laufenlernen eines Kindes ist auch dieser Prozess vom Hinfallen begleitet, aber auch von sichtbarer Freude und Stolz, wenn man es endlich geschafft hat.

Der Betroffene reflektiert für sein eigenes Leben solche Hürden in der persönlichen Entwicklung und schreibt einige Beispiele auf. Er berichtet der Partnerin davon, und gemeinsam mit der Therapeutin werden mögliche Übungswege geplant. Diese sollten schriftlich im Therapieheft festgehalten werden, ebenso wie alle Fortschritte. Durch die Dokumentation des Verlaufs dieser oft sehr kleinschrittigen Erfolgsgeschichte werden die Erfahrungen durch den Akt des Niederschreibens aus dem Kurzzeitgedächtnis geholt und für das Langzeitgedächtnis abrufbar gemacht. Das fördert den Stolz auf das Gelungene und den Selbstwert.

Ziel: Den eigenen Selbstwert schädigende Gedanken bzw. Verhaltensweisen sollen psychoedukativ zunächst reflektiert und ihre mögliche Relevanz für den Einzelnen soll überprüft werden. Zeigen sich einzelne Stolpersteine, die eine Selbstwertstärkung behindern, werden mögliche Übungswege gemeinsam erarbeitet.

Vorgehensweise: Jeder Partner bekommt das folgende Arbeitsblatt, mit der Bitte, es durchzulesen und auf die Relevanz für das eigene Leben hin zu überprüfen.

Dann stellt zunächst ein Partner dem Anderen seine Stolpersteine vor. In einem gemeinsamen Gespräch werden sodann Möglichkeiten überlegt, diese Hindernisse aus dem Weg zu räumen, und im Therapieheft fixiert. Ebenso überlegen beide, wie eine Dokumentation der Erfolge aussehen kann. Danach stellt der andere Partner seine Stolpersteine vor, und es werden in ähnlicher Weise Übungsschritte geplant.

Arbeitsblatt: Selbstschädigende Kognitionen bzw. Erwartungen dechiffrieren

Bitte lesen Sie folgenden Beschreibungen von Verhaltensweisen durch und überprüfen Sie, ob diese auch auf Sie zutreffen. Wenn Sie etwas erkennen und entdecken, schreiben Sie anschließend konkrete eigene Beispiele dazu auf.

Selbstvorwürfe – Beispiele: „Wenn ich nur auf mein Gewicht achten würde, wäre ich sicherlich viel liebenswerter!" „Wenn ich mich nur in meine Frau besser einfühlen könnte, wenn ich sensibler wäre, dann müssten wir hier nicht in der Therapie sitzen. Das ist doch total peinlich!" „Irgendwie verstehe ich, dass mein Mann immer wieder fremdgeht. Ich bin einfach eine schlechte Liebhaberin."

Vorwürfe gegen Andere – Beispiele: „Wenn meine Frau nicht so viel meckern würde, würde ich ja gerne im Haushalt helfen." „Unsere Kinder haben einfach schlechte Lehrer, sonst kämen sie in der Schule viel besser zurecht." „Mein Mann hört mir überhaupt nicht zu, und wenn ich schon mal etwas sage, unterbricht er mich sofort."

Erwartungshaltung an Andere – Beispiele: „Wenn meine Mutter mir im Haushalt/mit den Kindern helfen würde, dann sähe es hier nicht so chaotisch aus. Dann ging es mir viel besser." „Wenn meine Frau sich mehr sexy anziehen würde, dann hätten wir sicherlich auch viel mehr Spaß im Bett." „Mein Mann nimmt mich überhaupt nicht ernst."

Inneres Schrumpfen (man fühlt und verhält sich wie ein Kind, etwa wie in einer „Trotzphase") – Beispiele: „Für alles, was ich tue, muss ich meinen Mann um Erlaubnis fragen." „Ich verstehe überhaupt nicht, warum meine Frau mir nicht den Koffer für den Urlaub packen will. Das macht man doch so." „Den ganzen Papierkram macht meine Frau, ich kenne mich mit den Versicherungsangelegenheiten nicht aus, und mit dem Computer sowieso nicht."

Dysfunktionale Loyalitäten – Beispiele: „Es ist doch wohl selbstverständlich, dass ich täglich bei meiner Mutter anrufen muss und fragen, wie es ihr geht." „Natürlich steht das Wohl *meiner* Kinder zunächst einmal im Vordergrund. Wenn dir das nicht passt, kannst *du* ja wieder ausziehen." „Ich *muss* das Handy immer greifbar haben, denn jederzeit kann mein Chef mich anrufen. *Ich* bin schließlich verlässlich!"

Eigene Beispiele:

4.2.11 *Imagination: Meine inneren Stärken*

Zeit: ca. 90 Minuten

Benötigt werden: Decken als Unterlage, Plakatkarton, Farbstifte oder Ölkreiden, Schreibzeug und Therapieheft.

Hintergrund: Wir sind permanent in Resonanz mit uns selbst, auch wenn uns das nicht immer bewusst ist. Wenn unser Gehirn nicht mit einer Aufgabe beschäftigt ist, taucht automatisch eine „innere Stimme" auf, die Auskunft darüber gibt, wie wir uns selbst behandeln („Essen wird einfach überschätzt!") oder wie wir über uns selbst denken („Ich bin ein geborener Pechvogel!") (Peyton 2019).

Gibt es in unserem Lebensgepäck Erfahrungen mit Menschen, die uns liebevoll und wertschätzend begegnet sind, etwa Eltern, Großeltern oder freundliche Nachbarn, so sind unsere Gedanken durch einen leichten, sanften Ton gekennzeichnet: „Gutes Essen hält Leib und Seele zusammen." Oder: „Beim nächsten Mal gelingt es mir bestimmt!" Wir sind dann bei unserer Kraft und unseren Stärken.

Hatten wir hingegen Eltern, die uns immer verbessern wollten und denen wir nie etwas recht machen konnten, so hört sich diese Stimme ganz anders an. Manchmal kann sie sogar fortwährend negativ und sehr grausam sein. Um dieser Stimme etwas entgegensetzen zu können, muss man sich seine inneren Stärken bewusst machen. Und: Jeder Mensch hat solche Stärken!

Ziel: In dieser Imagination bekommen Klient*innen Zugang zu ihren inneren Stärken, um damit ein Gegengewicht zu negativen Selbstzuschreibungen zu entwickeln.

Anleitung:

(Das Arbeitsmaterial steht zu Beginn griffbereit zur Verfügung.)

(Alles ganz langsam und mit vielen Pausen vorlesen.)

Nehmen Sie sich eine Decke und legen sich ganz bequem auf die Matte. Vielleicht brauchen Sie noch ein Kissen? Oder eine weitere Decke, um sich zuzudecken?

Falls Sie nicht liegen mögen, dürfen Sie sich auch gerne auf einen Stuhl setzen.

Gleich werde ich von der Anrede Sie in die Anrede Du wechseln, das hilft, die Entspannung zu vertiefen.

Leg dich ganz entspannt hin. Spüre, wie der Atem von ganz alleine kommt und geht, wie du einatmest und ausatmest. Gehe jetzt mit deiner Aufmerksamkeit zu deiner linken Hand und balle sie zur Faust. Löse dann ganz langsam die Anspannung. Jetzt mache noch einmal eine Faust und löse sie wieder und spüre, wie du dich bei jedem Mal mehr entspannst.

Jetzt versuche einmal, beim Ausatmen in ein leichtes Tönen zu kommen, vielleicht wie das Nebelhorn eines Schiffs, wuuuu, ganz leicht und kaum hörbar, sodass du wahrnehmen kannst, wie dein Brustkorb leicht vibriert. Vielleicht spürst du dieses Vibrieren auch im ganzen Körper. Ich unterstütze dich, indem ich mitsumme *(ca. eine Minute)*.

Nun noch dreimal, dann kannst du das Summen wieder verklingen lassen.

Erinnere dich an dein Entspannungswort und lasse es nach einiger Zeit aufsteigen, wie einen Ballon in den Himmel. Nimm wahr, wie sich immer mehr Ruhe und Entspannung in dir ausbreiten. Vielleicht spürst du auch, wie dein Körper ganz schwer und ruhig auf dem Boden liegt, und der Atem kommt und geht.

Wenn du magst, kannst du dir jetzt vorstellen, dass du oben an einer Wendeltreppe stehst und mit jedem Ausatmen die Treppe eine Stufe hinabgehst. Bei jeder Stufe entspannst du dich mehr, und du gelangst zu deiner inneren Weisheit, die dich durch dein Leben leitet.

Stell dir jetzt einmal einen sehr angenehmen Ort vor. Vielleicht ist es dein eigener innerer Raum, den du mit jedem Einatmen bewusst wahrnehmen kannst, da, wo du dich ganz sicher fühlst und eine Weile für dich alleine ganz sicher und geschützt sein kannst. Vielleicht kannst du zunächst auch mit der Standübung beginnen, indem du den Boden unter den Füßen spürst, deine Kniescheiben leicht nach vorne richtest, dein Becken einige Male vor- und zurückkippst und in kreisende Bewegungen kommst. Dann lass deine Wirbelsäule sich nach oben schlängeln, wie die Wasserpflanze, die zum Licht will. Jetzt stehst du aufrecht und bist ganz bei dir. Dein ganzer Leib nimmt diese angenehme Atmosphäre auf. Das ist vielleicht so, als wäre dir kühl und du bist froh, dich in die Sonne setzen und ihre Wärme aufnehmen zu können. Dann stell dir einmal vor, wie diese angenehme Atmosphäre durch deinen Körper fließt, sodass dein ganzer Körper davon profitiert.

Du kennst dich selbst in unterschiedlichen Zuständen: Mal fühlst du dich gut, mal schlecht, mal voller Freude, mal bist du traurig. Ein ganz wichtiger Teil deiner Persönlichkeit ist deine innere Stärke. Vielleicht magst du diese auch als etwas anderes bezeichnen, als innere Freude, inneres Licht, innere Schönheit, meine Würde oder wie auch immer. Jeder Mensch hat so etwas, einen solchen Anteil. Er ist von Geburt an da. Auch wenn man ihn nicht immer spürt, er ist da, wie dein innerer Raum. Wenn du einatmest, kannst du deinen inneren Raum wahrnehmen. Hier bist du sicher und kannst so sein, wie du bist.

Die innere Stärke ist nicht immer im Vordergrund, oft ist sie im Hintergrund, und manchmal fühlt es sich an, als sei sie gar nicht mehr da oder noch nie da gewesen. Aber dieser Teil ermöglicht dir, Hindernisse zu überwinden, manchmal sogar zu überleben, immer dann, wenn du mit Herausforderungen konfrontiert wirst. Die innere Stärke zeigt sich auch immer dann, wenn du wichtige Schritte schaffst oder du dich über etwas freust oder stolz auf dich bist. Oftmals sind es gerade die unscheinbaren, kleinen Situationen, in denen die innere Stärke zum Vorschein kommt, und manchmal auch die ganz besonderen.

Achte einmal darauf, welche Bilder oder Gefühle, welche Gedanken, Erinnerungen, welche Körperempfindungen jetzt auftauchen. Und das, was jetzt auftaucht, ist wie eine Brücke, eine Brücke zu deiner inneren Stärke. Durch die Dinge, die jetzt auftauchen, kannst du mit deiner inneren Stärke in Kontakt treten. Lass dir jetzt einmal Zeit, um mit deiner inneren Stärke in Kontakt zu sein. Du kannst dir vorstellen, wie in deinem Körper diese innere Stärke jetzt schon ganz präsent ist, sich schon eingeprägt hat, vielleicht so wie ein schöner Duft, den du lange nicht mehr erlebt hast oder wie eine schöne Landschaft. Oder wie ein fast vergessenes Körpergefühl.

Wenn du ganz fest und deutlich diese innere Stärke spürst, dann führe einmal von deiner linken Hand Daumen und Mittelfinger zusammen. Presse sie aneinander und spüre jetzt deine innere Stärke. Und sei gewiss, immer wieder, wenn du das machst, wenn du also Mittelfinger und Daumen deiner linken Hand zusammen fühlst, bist du automatisch mit deiner inneren Stärke in Kontakt. Sie zeigt dir, wie du Herausforderungen bewältigen kannst. Aber vielleicht willst du sie auch nutzen, um dich einfach zufrieden und glücklich zu fühlen. Je häufiger du mit deiner inneren Stärke in Kontakt trittst, umso mehr wird sie sich in deinem Selbst, in deiner Intuition, in deinen Gefühlen ausbreiten. Und du kannst dich immer mehr von ihr führen lassen.

Nun komme langsam mit deiner inneren Aufmerksamkeit wieder in diesen Raum zurück. Achte wieder auf den Atem und spüre, wie du einatmest und ausatmest. Spüre, wie du mit jedem Einatmen ein bisschen frischer und wacher wirst. Wenn du zuvor eine Wendeltreppe hinabgestiegen bist, so steige sie jetzt wieder langsam mit jedem Einatmen Stufe für Stufe hinauf. Gehe jetzt mit deiner Aufmerksamkeit in die linke Hand und balle sie zur Faust, ganz fest, und jetzt löse die Spannung wieder. Mache noch einmal mit der linken Hand eine Faust und löse die Spannung wieder. Und dann räkle und strecke dich, und wie nach einem tiefen erholsamen Schlaf bist du jetzt wieder ganz frisch und wach da.

Malphase: Die Klient*innen bringen nun, jeder in seinem eigenen Tempo, der Erlebte mit Malstiften zum Ausdruck. Wer fertig ist, lässt er sich von seinem Werk beeindrucken und schreibt dazu eine Überschrift, eine Wortsammlung oder einen Text, vielleicht auch als Gedicht verdichtet.

Anschließend wird zunächst der Text, dann das Bild der Partnerin / dem Partner vorgestellt. Diese/r und anschließend die Therapeutin geben dazu eine wertschätzende Rückmeldung.

Zum Ende werden beide Bilder nebeneinandergestellt, und das Verbindende und Gemeinsame wird in ihnen gesucht. Auch hier hat die Therapeutin die wichtige Aufgabe, dieses Verbindende zu primen und hervorzuheben.

4.2.12 *Dankbarkeit – eine unterschätzte Kompetenz für angenehme Gefühle*

Hintergrund: In den vorhergehenden Übungen standen die Entwicklung und die Stärkung des Einzelnen zu einer sozial-bezogenen autonomen Persönlichkeit im Vordergrund – und das immer im Angesicht des Anderen. Hier gerät leicht die Dankbarkeit aus dem Blick – eine wichtige Kompetenz und Lebenshaltung. Diese steht in einem positiven Zusammenhang mit Wohlbefinden und Gesundheit, und das nicht nur bezogen auf die allgemeine psychische und körperliche Gesundheit, sondern insbesondere auch auf das zwischenmenschliche Miteinander.

Ähnlich wie Vergebung und Demut ist Dankbarkeit bislang eher ein „emotionales Stiefkind" therapeutischen Handelns. Das mag an ihrer Nähe zum religiösen Kontext liegen, wo sie eine sehr zentrale Rolle spielt. Ein gesellschaftlich leistungsorientierter Blick, ein Schneller, Höher, Weiter und vor allem Mehr zerstört jedoch nicht nur unsere ökologischen Grundlagen, sondern treibt mit seinem Fokus auf Misslingen, Unvollständiges und Unvollkommenes die Stressachse unerbittlich an. Die Weltreligionen und die abendländische Philosophie dagegen beschäftigen sich bereits seit Jahrtausenden mit den eigentlich wichtigen Fragen, nämlich damit, was Leben gelingen lässt. Dabei spielt das Thema Dankbarkeit eine zentrale Rolle (Freund & Lehr 2020).

Übung: Ein Dankbarkeitstagebuch führen

> „Im normalen Leben wird einem oft gar nicht bewusst, dass der Mensch überhaupt unendlich viel mehr empfängt, als er gibt, und dass Dankbarkeit das Leben erst reich macht." (Dietrich Bonhoeffer)

> „Wer nicht danken kann, kann auch nicht lieben." (Jeremias Gotthelf)

Vorbereitung: Um das Miteinander in einer Partnerschaft, mit den Kindern in der Familie immer mehr in Richtung Zufriedenheit und Wohlbefinden zu entwickeln, spielt das Empfinden von *Dankbarkeit* eine zentrale Rolle. Manchen Menschen fällt dies leicht, andere haben Schwierigkeiten, angesichts dessen, was sie bisher in ihrem Leben erlebt haben, überhaupt ein Gefühl von Dankbarkeit zu entwickeln.

Das Führen eines Dankbarkeitstagebuchs ist eine große Hilfe, sich diesem Thema zu nähern. Lassen Sie sich deshalb auf ein „Experiment" ein und führen Sie in den nächsten 14 Tagen ein solches Tagebuch. Diese Aufgabe war auch den Teilnehmer*innen einer Studie gestellt worden. Es gab zum Vergleich auch eine „neutrale Gruppe", deren Mitgliedern diese Aufgabe nicht gestellt wurde. Dabei kamen interessante Ergebnisse Zutage.

Teilnehmer*innen, die ein Dankbarkeitstagebuch geführt hatten, berichteten von mehr positiven Gefühlszuständen und über ein geringeres Ausmaß an negativen Gefühlen. Hierin unterschieden sie sich deutlich von der neutralen Vergleichsgruppe. Die Dankbarkeitsgruppe berichtete von höherer Lebenszufriedenheit, größerer Zuversicht, die Anforderung der kommenden Woche zu meistern, und von einem stärkeren Gefühl der Verbundenheit mit anderen Menschen. Außerdem verbesserte sich ihr Schlaf, was sich in einer längeren Schlafdauer zeigte. Ergänzend wurden nahe Angehörige befragt, um festzustellen, ob die Ergebnisse auch von außen wahrnehmbar waren. Erstaunlicherweise konnten auch die Angehörigen feststellen, dass diejenigen, die dieses Tagebuch geführt hatten, wesentlich zufriedener waren und dass es ihnen gut ging (Freund & Lehr 2020, S. 59).

Die Aufgabe: Führen Sie ein Dankbarkeitstagebuch, in welchem Sie jedem Abend die Dinge notieren, für die Sie an diesem Tag dankbar waren. Und falls Sie Schwierigkeiten haben, etwas zu finden, könnten Sie z. B. dankbar sein für die Menschen, die in Spanien in der Hitze der Sonne die Tomaten gepflückt haben, die heute im Salat waren. Sie könnten dankbar sein für die gute medizinische Versorgung, die wir in Deutschland genießen oder dafür, dass wir in Europa seit vielen Jahren in Frieden leben, aber auch für die Farben der Blätter im Herbst.

4.3 Modul 3: In Verbundenheit wachsen

Im Erstgespräch zeigen sich bei Paaren häufig Anzeichen für eine sich verstärkende, gegenseitige emotionale Abhängigkeit:

- Du bist für mein Glück verantwortlich!
- Ich fühle mich nur dann glücklich, wenn du glücklich bist.
- Wenn du nicht glücklich bist, fühle ich mich schuldig für dein Unglück (deine schlechte Laune, deine Unzufriedenheit, deine Traurigkeit). Also sei bitte nicht unglücklich, sondern immer gut drauf!

Durch die klärungs- und bewältigungsorientierte Arbeit der zwei vorausgehenden Module entwickelt sich langsam bei beiden eine neue Haltung. Jeder übernimmt immer mehr Verantwortung für sein eigenes Spüren, Fühlen, Denken und Handeln. Der Blick beginnt sich auf die Ressourcen des Miteinanders, auf das Schöne und Gelingende zu richten. Dadurch verändert sich die Zwischenleiblichkeit. Für die Betroffenen selbst ist diese Entwicklung oft kaum bewusst wahrnehmbar, für den Therapeuten aber ist sie sehr deutlich in der Art und Weise des Miteinanders und im Gesichtsausdruck jedes Einzelnen zu lesen.

In diesem dritten Modul werden wir, aufbauend auf die Entwicklung des Einzelnen, seine Stärken, Potenziale und Kompetenzen im Angesicht des Anderen fokussieren. „Das Glück" steht dann nicht mehr als solches im Vordergrund, sondern Glück und Zufriedenheit werden zum Ergebnis konkreter Lebens- und Beziehungsgestaltung. Deshalb kommen in diesem Modul hauptsächlich Methoden zum Einsatz, die dem Einzelnen ermöglichen, sich im Angesicht der Partnerin / des Partners immer mehr zu der Persönlichkeit zu entwickeln, die in ihr / ihm steckt, und so immer mehr persönliche Souveränität zu entwickeln. Das wird prägnant, wenn Bewegungselemente aus dem 5. Modul eingebunden werden, etwa das Mantra aus der Budo-Kampfkunst (Siegele 2018): „Ich zeige dir meine Stärke und achte deine Verletzlichkeit." U. a. mithilfe des Zürcher Ressourcen Modells (Krause & Storch 2018) werden konstruktive Materialien aus den Speichern des Unbewussten genutzt, um Ziele und Leitprinzipien dafür zu entwickeln, was man selbst tun kann, um sich in seiner Beziehung zu Hause zu fühlen. Und im spiegelnden Resonanzgespräch (4.3.2) werden bewusstes Sprechen und wohlwollendes Zuhören trainiert. Resümierend präsentiert sich in einer weiteren Übung (4.3.3) jeder der Partner*innen: „Das bin ICH, das kann ICH, das macht mich aus, und das macht mich attraktiv."

4.3.1 *Zürcher Ressourcen Modell (ZRM®)*

Zeit: 20 Minuten für Standübung und Einstimmung, zweimal zehn Minuten fürs Assoziationen-Sammeln

Benötigt wird: Eine große Auswahl an Bildern, die geeignet sind, positive Gefühle auszulösen. Empfehlenswert ist die Bildkartei zum ZRM, die in den Formaten DIN A4 und DIN A6 angeboten wird.
Die Bilder werden auf dem Boden ausgelegt.

Ziel: Mithilfe des ZRM (Krause & Storch 2018) wird das *kluge Unbewusste* (Dijksterhuis 2010) genutzt, um sich der *eigenen* Möglichkeiten bewusst zu werden, sich in seiner Partnerschaft wohlzufühlen.

Ablauf:

1. **Standübung:** Mithilfe der Standübung (4.1.4) werden die Partner*innen zunächst geerdet und zentriert. Dann folgt eine Überleitung in die folgende meditative Einstimmung.

(Das Folgende bitte langsam vorlesen.)

2. **Meditative Einstimmung:** Schließen Sie für einen Moment die Augen und kommen Sie ins Spüren.

In den beiden ersten Modulen der Partnerschule haben Sie immer mehr sich selbst entdeckt. Wer bin ich eigentlich? Wie bin ich der oder die geworden, der oder die ich bin? Und immer stärker nehmen Sie die Verantwortung für die Gestaltung und Zufriedenheit Ihres Lebens in die eigenen Hände.

In jedem von uns ist eine Schatztruhe mit einer Fülle an Wissen dafür vorhanden, gesammelt aus den vielen Erfahrungen unseres Lebens. Dieses Wissen, die Inhalte dieser Schatztruhe, lassen sich hervorragend für die Gestaltung Ihrer Beziehung zu Ihrer Partnerin / oder Ihrem Partner, zu Ihrem Mann / Ihrer Frau nutzen.

Auf dem Boden liegen ganz viele Bilder. Gleich, wenn Sie die Augen wieder geöffnet haben, betrachten Sie diese Bilder einmal unter der Fragestellung: „Was kann ich selbst dazu beitragen, dass ich mich in der Beziehung zu meinem Mann, zu meiner Frau, zu meinem Partner, zu meiner Partnerin wohl und zu Hause fühle?" Lassen Sie sich beim Betrachten der Bilder von Ihrem Spüren, Ihrem Gefühl leiten, von welchem Bild Sie sich angesprochen fühlen. Auch wenn Sie im ersten Moment noch gar nichts damit anfangen können, trauen Sie diesem Spüren.

Wenn Sie sich für ein Bild entschieden haben, gehen Sie ein Stück zurück, bis auch Ihre Partnerin oder Ihr Partner sich für ein Bild entschieden hat. Erst dann sagen Sie, welches Bild Sie nehmen wollen.

Nun öffnen Sie die Augen und lassen sich von den Bildern beeindrucken und entscheiden sich für ein Bild.

3. Assoziationen zu den Bildern sammeln: Nach der Einstimmung nimmt sich jeder sein Bild. Beide setzen sich wieder, und der Mann zeigt sein Bild. In einem Brainstorming sammeln nun Partnerin und Therapeutin in einem „Ideenkorb" Assoziationen zu dem Bild. Dieses Sammeln hat keine bewusste Zielrichtung. Der Bildbesitzer schreibt alles auf, was genannt wird. Wenn sich Pausen kreativen Schweigens ergeben: einen Moment warten, bis die neue Inspiration kommt!

Danach: Wechsel zum Bild der Partnerin.

4. Hausaufgabe: Jeder bekommt die Aufgabe, mindestens noch zwei Freunden oder Arbeitskolleginnen die Bilder zu zeigen und jeweils Assoziationen für den Ideenkorb zu sammeln, ohne dass die Gefragten wissen, worum es inhaltlich geht (!). Diese Sammlung wird zur nächsten Beratungsstunde mitgebracht.

Darauffolgende Beratungsstunde:

1. Somatische Marker spüren: Vor dem Aussuchen eines Bildes wurde bereits in der meditativen Einstimmung das Ziel *„Was kann ich selbst dazu beitragen, dass ich mich in der Beziehung zu meinem Mann, zu meiner Frau, zu meinem Partner, zu meiner Partnerin wohl und zu Hause fühle?"* induziert. Im Rahmen der Sitzung wurde ein Ideenkorb erstellt, mithilfe eines Brainstormings zum gefundenen Bild und anschließenden Ergänzungen von Freunden. Für den Einzelnen gilt es nun zu spüren: Bei welchen (zwei bis drei) Begriffen fühle ich mich wohl, ohne genau zu wissen warum? Diese Begriffe sind die somatischen Marker (Storch 2011).

2. Mottoformulierung: Sodann formuliert jeder mithilfe der gefundenen Assoziationen aus dem Ideenkorb ein Motto. Diese Mottofindung kann durch die Beraterin oder den Partner unterstützt werden. Was genau alles mit diesem Motto gemeint ist, weiß nur jeweils der/die Betreffende selbst. Ihm/ihr zeigt es Wege auf, das Ziel zu erreichen. Dieses Motto aktiviert für jeden von beiden die jeweils unbewussten Ressourcen, die nur er/sie – unabhängig vom Anderen – zum Gelingen der Partnerschaft beitragen kann.

Es kann hilfreich sein, im Alltag Erinnerungsanker für das Mottos zu schaffen. Das ausgewählte Bild etwa könnte abfotografiert als Bildschirmschoner für den PC genutzt werden. Eine sehr schöne Geste ist es auch, dass die Partner*innen sich gegenseitig ein Geschenk machen, das den Anderen an sein Motto erinnert.

Beispiele:

1. Ein Mann wählt das Bild eines jungen Fuchses aus, der durch eine Wiese streunt.

Motto: Vor mir liegt das Leben. Entschieden und spielerisch ergreife ich es.

2. Eine Frau wählt ein Bild aus, auf dem ein etwa achtjähriges Mädchen, mit Strickjacke, Rock und derben Schuhen bekleidet, eine große Harke senkrecht aufgerichtet in der Hand hält. Mit zufriedenem und stolzem Blick steht es neben einem großen, selbst zusammen gerechten Laubhaufen.

Motto: Ich schlage die Trommel und fürchte mich nicht!

Hinweis: Eine sehr anschauliche Beschreibung dieses Prozesses, von der Aufgabenstellung über die Bildsuche bis hin zum Motto, findet sich im Manual zum ZRM (Krause & Storch 2018). Ergänzend dazu gibt es die Bildersammlung. Beides zusammen wird auch als Bundle angeboten. Bei den Bildern haben Sie die Wahl zwischen den Formaten DIN A4 und DIN A6.

4.3.2 *Das spiegelnde Resonanzgespräch*

Hintergrund: Zu Beginn einer Paartherapie werfen die Partner*innen einander nicht selten vor, der Andere würde nicht richtig zuhören oder er hätte etwas gehört, das man nicht gesagt habe (Pásztor & Gens 2004). Wenn es dann zu heftigen verbalen oder handgreiflichen Streiteskalationen kommt, ist das oft ein Hinweis darauf, dass es im unbewussten impliziten Modus des Miteinanders zu Übertragungen in frühere Szenen kommt. Im Leibgedächtnis abgespeicherte Erfahrungen führen zu Verwechslungen und Verstrickungen, in denen der Partner mit seiner Aussage, bildlich gesprochen, einen Klingelknopf drückt und damit eine Reaktion, das Klingeln, auslöst. Die Leitungen zur Klingel wurden allerdings schon lange vor Beginn der Partnerschaft gelegt. Sehr eindrucksvoll machen Storch & Tschacher (2014) darauf aufmerksam, dass Kommunikation „embodied“, also immer verleiblicht ist. Und Klees (2018, S. 36 f.) weist darauf hin, dass es sich bei einer solchen Eskalation sehr häufig um eine traumazentrierte Beziehungsstörung handelt.

Da solche Situationen von emotionaler Anspannung und Stress gekennzeichnet sind, wird die Mentalisierungsfähigkeit, die Fähigkeit also, sich in den Anderen hineinversetzen zu können, blockiert (Plitt 2020). Deshalb geht es in den ersten beiden Modulen zunächst um die Suche nach den tiefer liegenden Ursachen der Interaktions- und Kommunikationsstörungen (Kröger & Sanders 2013). Erst wenn diese sich immer mehr auflösen, wird es möglich, Kommunikationsregeln einzuüben.

Ziel: Ein Hauptanliegen des spiegelnden Resonanzgesprächs ist es, im Miteinander die *Erfahrung* von Sicherheit und Wohlwollen zu machen. Der Zuhörer hat die Aufgabe, für den Sprecher wie ein Spiegel zu sein, in dem er sich „sehen" kann. Dem Sprecher dient der Spiegel dazu, sich besser in der Resonanz des Anderen zu spüren und sich auf diese Weise immer mehr selbst zu erfahren.

Der Sprecher erzählt etwas, über die Begegnung mit einer Nachbarin am Vormittag, ein Problem mit dem Gegenüber oder den Kindern oder über eine lange zurückliegende Kränkung, die seither auf der Seele liegt und bisher noch nicht ausgesprochen wurde. Der Sprecher erzählt *immer* von sich selbst, in seiner ganz *ihm gehörenden* subjektiven Sicht, seiner Narration. Wichtig ist die Erfahrung, ein Recht zu haben, etwas *so* erlebt zu haben. Für viele ist diese Erfahrung existenziell, weil sie oft in ihrer Kindheit falsch mentalisiert wurden. Wenn ein Kind hinfällt und weint und bekommt statt tröstender Worte zu hören: „Das tut doch nicht weh!", dann verliert es den Kontakt zu sich selbst. Wenn jemand das Recht auf seine eigene Erfahrung nicht mehr gegen den Partner verteidigen muss, wenn diese *als solche* einfach gewürdigt wird, eröffnet sich die Möglichkeit, die Deutung von Erfahrungen zu relativieren, sie im Licht früherer traumatischer Erlebnisse als eine wichtige Überlebensstrategie zu deuten, als den Ast, auf den man sich gerettet hat.

Durch Resonanz macht der Sprecher die *Erfahrung,* dass die Zuhörerin ihn umfassend versteht und ihn wohlwollend mit emotionaler Wärme betrachtet. Wichtig ist hier der Unterschied zwischen Empathie und Resonanz:

- **Empathie** heißt, man kann sich in eine andere Person hineinversetzen, sich in sie einfühlen, ihre Erfahrungen verstehen, ihren emotionalen Zustand deuten und vielleicht eine ähnliche Emotion empfinden. Empathie setzt nicht voraus, dass Geber und Empfänger ein *Wir,* also Teil einer Resonanz sind.
- In **Resonanz** zu sein bedeutet für die Sprecherin die Erfahrung: „Mein Gegenüber ist ganz bei mir und versteht mich. Für Flüchtlinge, die aus Seenot gerettet werden, können wir Empathie haben, wenn wir im Fernsehen die Bilder sehen. Sie werden aber von unseren Gefühlen niemals wissen, und wir können nicht in Resonanz mit ihnen sein. Resonanz ist eine Erfahrung, die eine Beziehung voraussetzt und zu der mindestens zwei Menschen gehören (Peyton 2019, S. 23).

Durch die Erfahrung von Resonanz verändert sich das eigene Mentalisierungssystem, das für das Zusammenleben eine wichtige Funktion hat. Es bietet den evolutionären Vorteil, das Verhalten anderer Menschen ebenso wie das eigene zu verstehen, zu deuten und vorauszusagen. Insofern ist es ein Eckstein sozialer Intelligenz und für die verschiedensten Formen von Arbeit, Spiel und Kooperation entscheidend

(Wallin 2016, S. 66). Gleichzeitig erlebt der Sprecher Wohlwollen seitens der Zuhörerin. Klann & Scholl (2017) konnten durch die Auswertungen empirischer Daten aufzeigen, dass *Wohlwollen* dem Partner gegenüber die wichtigste Grundlage für Vergebungsbereitschaft ist. Einer konstruktiven Zwischenleiblichkeit wird so wieder ein Raum verschafft.

Auch der jeweilige Spiegel, also die Zuhörerin, macht in diesem Prozess wichtige implizite Lernerfahrungen. Sie begegnet dem Anderen nicht nur mit Freundlichkeit und Wohlwollen, sondern sie lernt gleichzeitig, aus Verstrickungen auszusteigen. Sie soll das, was der Andere sagt, wortwörtlich wiederholen (nicht paraphrasieren) und muss sich so ganz auf den Anderen konzentrieren, ganz bei ihm sein. Sie erlebt sich als eigenständige Person, mit eigenen Gefühlen und Gedanken und unabhängig vom Anderen. Anders als in der Alltagskommunikation hält sie jetzt ihren Impuls zurück, direkt auf eine Aussage zu antworten, sie zu relativieren oder sich zu verteidigen. Sie springt also nicht „über das Stöckchen", das ihr vermeintlich hingehalten wird, und macht die Erfahrung: *Wenn ich den Anderen so lasse, wie er ist, dann darf auch ich so sein, wie ich bin.*

Sollte die Sprecherin einen Konflikt innerhalb des Paars ansprechen, ist es sinnvoll, dass der Zuhörer im spiegelnden Resonanzgespräch mit seiner Antwort einen Tag wartet. Diese bewusste Pause hilft dem klugen Unbewussten (Dijksterhuis 2010), das Gehörte in aller Ruhe zu verarbeiten. Gemeinsame Probleme, Herausforderungen oder Themen werden dann eher nicht nur in einem Kompromiss enden, sondern das Paar wird ganz neue Lösungswege generieren. Beide gelangen so zu *Lösungen zweiter Ordnung* und dadurch zu einer größeren Komplexität des Miteinanders (Haken 2014).

Viele Paare empfinden diese Form des Gesprächs zunächst als sehr gewöhnungsbedürftig. Sie machen allerdings zunehmend die Erfahrung: Wenn sie diese Form eine Zeit lang regelmäßig üben, ändert sich ihr Kommunikationsverhalten insgesamt, und das wiederum zeigt sich darin, dass sie sich immer mehr die Fähigkeiten zu eigen machen, die einen gelungenen Dialog (Isaacs 2011; ↗ http://dialogprozess.org/william-isaac) auszeichnen.

- *Zuhören* als ein Auf-sich-wirken-Lassen des Gehörten, aus einem inneren Schweigen heraus;
- *Respektieren* als Verzicht auf jede Form von Abwehr, Schuldzuweisung, Abwertung oder Kritik gegenüber dem Anderen;
- *Suspendieren* als Erkennen und Beobachten eigener Gedanken, Emotionen und Meinungen, ohne in eine Fixierung zu verfallen;
- *Artikulieren* als das Finden der eigenen, authentischen Sprache und des Aussprechens der eigenen Wahrheit.

Ablauf:

Beide Partner*innen bekommen ein Arbeitsblatt mit den Regeln. Die Therapeutin achtet auf deren genaue Einhaltung und unterstützt gegebenenfalls durch Vorformulierungen, falls es jemandem schwerfällt, „ich" statt „man" zu sagen. Sie unterbricht bei Verallgemeinerungen wie „immer" oder „nie" und auch dann, wenn die Sätze zu lang und verschachtelt werden.

Arbeitsblatt: Regeln für das spiegelnde Resonanzgespräch

Regeln für Zuhörende:

- Ich bin dir ein Spiegel.
- Ich bin dir ganz zugewandt. Es geht jetzt nur um dich.
- Ich wiederhole wörtlich, was du sagst.
- Hilf mir dabei, indem du *ganz kurze* Sätze machst.
- Am Schluss teile ich dir mit, was ich gerade spüre, und bedanke mich bei dir, dass ich dein Spiegel sein durfte.

Regeln für Sprechende:

- Ich erzähle nur von mir, meinen Erlebnissen, meinen Gefühlen, meinen Gedanken.
- Ich mache keine Aussagen über dich, indem ich ein *Du* vermeide im Sinne von: „Du bist …", „Du hast …", Du solltest eigentlich …".
- Ich verzichte auf Verallgemeinerungen wie „man", „immer" oder „nie".
- Ich erzähle über eine Begebenheit, eine aktuelle Erfahrung oder ein Erlebnis. Dabei bin ich sehr konkret.
- Oder ich erzähle dir etwas, das mir lange schon auf der Seele liegt, das ich vielleicht noch gar nicht richtig formulieren kann.
- Vielleicht erzähle ich dir zwischendurch auch etwas darüber, was ich gerade spüre oder fühle.
- Am Ende teile ich dir mit, wie es mir jetzt gerade geht, in diesem Moment, in dem ich dir das erzähle.
- Bei allem, was ich sage, habe ich in keiner Weise die Absicht, dich damit zu verletzen. Mir ist einfach wichtig, dass du weißt, dass es sich dabei immer um meine Wirklichkeit handelt und du vielleicht eine ganz andere Wirklichkeit hast.
- Zum Schluss bedanke ich mich bei dir dafür, dass du mir ein Spiegel warst.

Beispiel:

Sprecher: Ich habe heute Morgen eine alte Nachbarin wieder getroffen.

Zuhörerin: Du hast heute Morgen eine alte Nachbarin wieder getroffen.

Sprecher: Sie hat mir von ihrer pflegebedürftigen Mutter erzählt.

Zuhörerin: Sie hat dir von ihrer pflegebedürftigen Mutter erzählt.

Usw.

Am Ende des spiegelnden Resonanzgesprächs schließen beide zunächst die Augen und kommen in ein Spüren. Dann sagen sie, wie es ihnen mit dieser Übung gegangen ist, was sie konkret erlebt haben und was das vielleicht für ihr Miteinander bedeuten könnte, wenn sie ab und an diese Übung zu Hause machen würden.

4.3.3 *Imagination: Das macht mich aus, ich bin attraktiv und liebenswert*

Zeit: ca. 90 Minuten

Benötig werden: Decken als Unterlage, Plakatkarton, Farbstifte bzw. Ölkreiden, Schreibzeug und Therapieheft

Ziel: Sich der Vielfalt und Schönheit des eigenen Wesens (4.4.5) bewusst sein und die eigene Würde spüren – beides sind wichtige Grundlagen, um einer Partnerin auf Augenhöhe zu begegnen. In ihrer Kindheit konnten viele Ratsuchende nicht die Erfahrung machen, dass sie als Person mit ihrer Einmaligkeit gewürdigt wurden. Sie konnten sich nicht als Subjekt entfalten, sondern wurden zu Objekten (Hüther 2018). So mussten sie sich ganz „verrückte" Dinge einfallen lassen: Immer lieb sein, um bloß nicht die Wutanfälle der Mutter auszulösen; den Vater als Neunjähriger mit Überredungskünsten aus der Kneipe abholen; als Zwölfjähriger, nachdem der Vater gestorben war, plötzlich für die Mutter und drei Schwestern als einziger „Mann im Haus" verantwortlich zu sein. Wenn eine mit zunehmendem Alter wachsende Kompetenz *(Ich habe früh gelernt, Verantwortung zu übernehmen)* immer noch vernebelt wird durch die ursprüngliche Erwartung des familiären Systems *(Ich muss an Vaters Stelle handeln)* und die damit erfahrene kindliche Überforderung *(Dafür bin ich doch noch viel zu klein)*, hat das Folgen in einer späteren Paarbeziehung. Eine eigentlich fürsorgliche Kompetenz wirkt sich im Paargeschehen nicht bereichernd und unterstützend aus, sondern es kommt zu einer Verstrickung mit den sich wieder aktualisieren Überforderungssymptomen *(Ich bin hier wirklich für alles verantwortlich)* und mit der Unfähigkeit, den Anderen etwas auf seine Art machen zu lassen *(Nicht einmal die Spülmaschine kann sie richtig einräumen).*

In der Paartherapie ist mit diesem 3. Modul eine Phase erreicht, in der frühe Überlebenskünste als „Heldentaten" gelabelt werden können. *Liebsein* z. B. kann als Kompetenz verstanden werden, in herausfordernden Situationen ruhig und gelassen zu reagieren. *Überredungskünste* können als wichtige Kompetenz gelten, einen alkoholkranken Partner zur Teilnahme an Treffen der Anonymen Alkoholiker zu bewegen. Und die Fähigkeit, sehr früh einen *Vater in der Familie zu vertreten,* als Kompetenz, für andere Verantwortung zu übernehmen.

Anleitung:

(Alles ganz langsam und mit vielen Pausen vorlesen.)

Nehmen Sie sich eine Decke und legen sich ganz bequem auf die Matte. Vielleicht brauchen Sie noch ein Kissen? Oder eine weitere Decke, um sich zuzudecken?

Falls es Ihnen nicht möglich ist, sich hinzulegen, dürfen Sie sich gerne auch auf einen Stuhl und an einen Tisch setzen.

Neben Ihnen liegt das Arbeitsmaterial, ein Malblock, Ölmalkreiden und Ihr Heft, in welches Sie anschließend etwas schreiben können. Den genauen Ablauf werde ich jeweils ankündigen, sodass Sie sich jetzt völlig entspannen können. Ganz wichtig ist, dass Sie alles nur richtig machen können! Gleich werde ich von der Anrede Sie zur Anrede Du wechseln; das hilft, die Entspannung zu vertiefen.

Lege dich ganz entspannt hin. Spüre, wie der Atem von ganz alleine kommt und geht, wie du einatmest und ausatmest. Jetzt gehe einmal mit deiner Aufmerksamkeit zu deiner linken Hand und balle sie zur Faust. Und dann löse ganz langsam wieder die Anspannung. Jetzt mache noch einmal eine Faust und löse sie wieder und spüre, wie du dich bei jedem Mal mehr entspannst.

Jetzt versuche einmal, beim Ausatmen in ein leichtes Tönen zu kommen, vielleicht wie das Nebelhorn eines Schiffs, wuuuu, ganz leicht und kaum hörbar, sodass du wahrnehmen kannst, wie dein Brustkorb leicht vibriert. Vielleicht spürst du dieses Vibrieren auch im ganzen Körper. Ich unterstütze dich, indem ich mitsumme *(ca. eine Minute).*

Nun noch dreimal, dann kannst du das Summen wieder verklingen lassen.

Erinnere dich an dein Entspannungswort und lasse es nach einiger Zeit aufsteigen, wie einen Ballon in den Himmel. Nimm wahr, wie sich immer mehr Ruhe und Entspannung in dir ausbreiten. Vielleicht spürst du auch, wie dein Körper ganz schwer und ruhig auf dem Boden liegt, und der Atem kommt und geht.

Wenn du magst, kannst du dir jetzt vorstellen, dass du oben an einer Wendeltreppe stehst und mit jedem Ausatmen die Treppe eine Stufe hinabgehst. Bei jeder Stufe entspannst du dich mehr, und du gelangst zu deiner inneren Weisheit, die dich durch dein Leben leitet.

Stell dir vor, du bist gerade im Urlaub. Du wohnst in einem kleinen Künstlerdorf, es ist warm, und du hast dich schon gut erholt. Zu dieser Erholung hat insbesondere eine Freundschaft beigetragen, die du zufällig zu einem Bildhauer entwickelt hast. Gleich zu Beginn deines Urlaubs bist du auf seine Werkstatt gestoßen. Und zwischen euch beiden entwickelte sich sofort eine tiefe Verbindung. Irgendwie fühltest du dich von ihm sehr verstanden. Häufig hast du ihn besucht, und ihr habt Wein zusammen getrunken, Käse und Brot geteilt und euch intensiv unterhalten.

Aber alles hat sein Ende. So kommt auch der Tag des Abschieds für dich. Du gehst ein letztes Mal zu dem Bildhauer. Er sagt dir, dass er eine Überraschung für dich vorbereitet hat. Er schickt dich zu einem dunklen Weg in ein abgelegenes Atelier. Dort sollst du einmal schauen, welches Geschenk er dir gemacht hat. Du gehst diesen Weg und stößt am Ende auf eine schwere Tür. Diese öffnest du langsam und stehst in einem dunklen Raum, der nur durch etwas diffuses Licht erhellt wird. Vor dir steht auf einem Podest eine Figur. Sie ist vielleicht aus Holz oder aus Stein, vielleicht auch aus Ton, das ist alles nicht ganz so wichtig.

Du spürst sofort: Das bin ja ich. Irgendwie hat dein Freund dich sehr gut erkannt und in der Figur ausgedrückt, was alles in dir steckt. Ganz vorsichtig ertastest du die Plastik mit deinen Händen und fühlst sie. Je mehr sich deine Augen an das diffuse Licht gewöhnt haben, desto besser kannst du die Einzelheiten erkennen. Du bist ganz gerührt, weil dein Freund dich so gut getroffen hat.

Vielleicht kannst du dir auch vorstellen, einmal in diese Gestalt hineinzuschlüpfen. Ganz diese Gestalt zu werden. Wie fühlt sich das an? Wie fühlst du dich dann? Welche Ausstrahlung geht von dir aus? Welche Fähigkeiten, Kompetenzen, Talente stecken in dir? Lass dir ein wenig Zeit, dich mit dieser Figur und ihren Eigenschaften vertraut zu machen.

Wenn du eben in diese Figur geschlüpft bist, ihre Gestalt angenommen hast, so löse dich jetzt daraus und betrachte sie wieder von außen. Jetzt nimmst du sie und gehst mit ihr diesen Weg zurück zu deinem Freund. Du bedankst dich bei ihm mit einer herzlichen Umarmung für dieses Geschenk.

Dann verabschiedest du dich von ihm und nimmst deine Statue mit. Dein ganzes Herz ist voller Freude, von dieser schönen Begegnung und von diesem schönen Geschenk. Gleich, wenn du wieder mit vollem Bewusstsein hier bist, wirst du das, was du alles gerade gespürt hast, was alles in dir steckt, alles, was dich ausmacht, in Formen und Farben zum Ausdruck bringen.

Nun komm langsam mit deiner inneren Aufmerksamkeit wieder in diesen Raum zurück. Achte wieder auf deinen Atem und spüre, wie du einatmest und ausatmest. Spüre, wie du mit jedem Einatmen ein bisschen frischer und wacher wirst. Wenn du zuvor eine Wendeltreppe hinabgestiegen bist, so steige sie jetzt wieder langsam, Stufe für Stufe mit jedem

Einatmen hinauf. Jetzt gehe mit deiner Aufmerksamkeit in die linke Hand und balle sie zur Faust, ganz fest, und jetzt löse die Spannung wieder. Jetzt mache noch einmal mit der linken Hand eine Faust und löse die Spannung wieder. Und dann räkle und strecke dich, und wie nach einem tiefen erholsamen Schlaf bist du jetzt wieder ganz frisch und wach da.

Malphase:

Erster Schritt: Nun nimmt jeder einen Malstift und bringt das, was er gerade gespürt und erlebt hat, in seinem eigenen Tempo zum Ausdruck.

Zweiter Schritt: Wer fertig ist, lässt sich von seinem Werk beeindrucken und schreibt die Eindrücke auf: eine Überschrift, eine Wortsammlung oder einen Text, vielleicht als Gedicht verdichtet (expressives Schreiben).

Dritter Schritt: Nach dem expressiven Schreiben notiert jeder für sich, unter dem Eindruck von Bild und Text, welche Fähigkeiten oder Kompetenzen er darin verborgen sieht.

Vierter Schritt: Sind beide fertig, werden Bild, Text und dann die Kompetenzen des Partners vorgestellt. Diese guten Eigenschaften werden zunächst von der Partnerin, dann durch die Therapeutin ergänzt. Es wird auf solche Fähigkeiten und Eigenschaften hingewiesen, die den Protagonisten ebenfalls auszeichnen, die er aber noch nicht benannt hat.

Dann Wechsel zu Bild, Text und Kompetenzen der Partnerin.

Fünfter Schritt: Bis zur nächsten Sitzung haben beide die Aufgabe, auf Grundlage des Bildes und des Textes einen besonderen Ausdruck zu finden für das, was die eigene Persönlichkeit ausmacht. Leitgedanke: Wie in einer Suchanzeige für Partnerschaften – man kennt sich also noch nicht – gilt es, sich für den Anderen als attraktiv zu präsentieren, um ihn für sich zu gewinnen. Hier sind der Kreativität keine Grenzen gesetzt. Das Ergebnis kann eine Collage sein, eine PowerPoint-Präsentation, ein selbst komponiertes Musikstück, ein Gedicht oder ein neues Bild. All dies kann in der nächsten Sitzung präsentiert werden.

Es ist allerdings auch möglich, sich z. B. gemeinsam mit der Therapeutin einen Ort außerhalb der Praxisräume zu suchen: ein Baum in voller Blüte, die Stille einer Kirche oder Kapelle oder ein einsamer Weiher.

Am Ende dieser Präsentation erhält der Protagonist grundsätzlich Applaus! Danach sagen die Partnerin und die Therapeutin noch etwas zu der Präsentation, der Protagonist hat das Schlusswort.

Danach präsentiert sich der Andere.

4.3.4 Übung: Ich stehe zu meinen Wünschen und Bedürfnissen, und ich teile sie dir mit

Zeit: 60 Minuten

Ziel: Viele Klient*innen haben als Kind nicht die Erfahrung machen können, dass ihre Bedürfnisse berücksichtigt und sie nach ihren Wünschen gefragt wurden. Sie mussten irgendwie überleben und tun, was die Erwachsenen sagten. Bedürfnisse und Wünsche gegenüber dem Partner zu benennen gehört jedoch zum Ausdruck der eigenen Würde. Ob der Partner willens oder in der Lage, diese Wünsche und Bedürfnisse zu erfüllen, spielt erstmal keine Rolle.

In der folgenden Übung geht es darum, der Partnerin die Liste der Wünsche langsam und ruhig vorzulesen und sie dabei anzuschauen. Das hat zwei Konsequenzen:

1. Durch das Vorlesen bzw. Aussprechen wird das Benennen von Bedürfnissen und Wünschen in den neuronalen Erregungsmustern des Gehirns gebahnt.
2. Gleichzeitig trägt es dazu bei, seine Bedürfnisse und Wünsche besser zu spüren.

Ablauf:

1. Schritt: Zu Beginn werden die Partner*innen gefragt, welche Erfahrungen sie damit haben, dem Anderen ihre Bedürfnisse oder Wünsche mitzuteilen.

2. Schritt: Danach werden sie über die Wichtigkeit aufgeklärt, Bedürfnisse oder Wünsche überhaupt auszusprechen, und darüber, dass es in der Übung erstmal darum geht, der Partnerin in aller Ruhe ein vorformuliertes Arbeitsblatt vorzulesen.

3. Schritt: Haben beide einander die zehn vorformulierten Wünsche vorgelesen, werden sie nun aufgefordert, je drei eigene Bedürfnisse bzw. Wünsche aufzuschreiben. Die Therapeutin soll darauf achten, dass für diese Schreibphase ausreichend Zeit und Muße vorhanden ist und dass niemand unter Druck gerät, weil der Andere schon fertig ist.

4. Schritt: Danach werden die selbst formulierten Wünsche oder Bedürfnisse einander vorgelesen.

5. Schritt: Nach dem Wechsel wird das Anfangsthema, Erfahrungen und Wünsche zu benennen, erneut aufgegriffen. Nach der aktuellen Erfahrung soll jeder zunächst *nachspüren,* wie es ihm mit dem Äußern von Wünschen bzw. den Bedürfnissen des Partners gerade gegangen ist. Wie leicht oder schwer war es, Bedürfnisse bzw. Wünsche zu äußern? Was haben die beiden jeweils erlebt und gefühlt, welche Gedanken sind ihnen dabei gekommen?

Durch die aktuell gemachten Erfahrungen sind die entsprechenden neuronalen Netzwerke aktiviert und bestens vorbereitet, neue Muster zu bahnen (Grawe 2004). Das ist ein wichtiger Moment, denn jetzt lässt sich gegebenenfalls dechiffrieren, *warum* es dem Einzelnen noch schwerfällt, sich für seine Bedürfnisse einzusetzen. Therapeutisch gesprochen: Unter Bezugnahme auf die Erfahrungen im zweiten Modul kann man hier Zusammenhänge zwischen früh gelernten Überlebensstrategien und dem heutigen Verhalten aufzeigen und dieses für eine neue Erfahrung nutzen. Manchmal lässt sich auch eine Verbindung mit der Plastik zur impliziten Diagnostik (4.1.13) herstellen, etwa wenn jemand sich selbst deutlich kleiner dargestellt hat, als den Partner. Ebenso ist eine Erinnerung an das persönliche Motto zielführend: *„Ich schlage die Trommel und fürchte mich nicht!“* (4.3.1)

Nach diesem Klärungsprozess ist es sinnvoll, genau das, womit man bisher Schwierigkeiten hatte, ganz bewusst zu tun. Das heißt: Unter Anleitung des Therapeuten sich innerlich zu zentrieren, darauf zu achten, dass im Sitzen beide Füße auf der Erde stehen, sich aufzurichten, die Partnerin anzuschauen und ihr in aller Ruhe einen ganz bestimmten Wunsch, ein ganz bestimmtes Bedürfnis zu sagen. Das geschieht zum einen aus Übungszwecken, zum anderen – bei mindestens zweimaliger Wiederholung –, um die entsprechenden Verschaltungen im Gehirn zu verstärken. Ich habe häufig erlebt, dass in der Zwischenleiblichkeit eine Stille eingetreten ist, ein „Heiliger Moment“, in dem sich Heilung ereignet. Beide Partner*innen spüren dann: Hier wurde ein wesentlicher Entwicklungsschritt für ihr Miteinander, hin zu mehr Ausgeglichenheit und Zufriedenheit, vollzogen.

Auf die selbst formulierten Bedürfnisse wird hier nicht eingegangen, denn das Ziel besteht vorerst darin, sie überhaupt äußern zu lernen. Bei Gesprächsbedarf können ggf. in der nächsten Sitzung die Inhalte aufgegriffen werden.

Arbeitsblatt:
Ich stehe zu meinen Wünschen und Bedürfnissen, und ich teile sie dir mit

1. Bitte hör mir einfach zu.
2. Nimm mich einmal bitte nur in den Arm.
3. Kannst du mir bitte dabei helfen?
4. Ich möchte jetzt im Moment einfach mal die volle Aufmerksamkeit für mich.
5. Ich habe das Bedürfnis, dass du beim Sex die Initiative ergreifst.
6. Ich möchte gerne mit dir kuscheln.
7. Ich wünsche mir, dass du mir sagst, dass ich dir gefalle.
8. Ich brauche dringend mehr Zeit mit dir, um über unsere Kinder zu sprechen.

9. Ich wünsche mir täglich eine halbe Stunde wertvolle Zeit mit dir, ohne Fernsehen, ohne Smartphone, einfach nur so wir zwei.
10. Ich wünsche mir, von dir zärtlich berührt zu werden.

Auflistung eigener Wünsche und Bedürfnisse

____

____

____

____

____

____

4.3.5 *Imagination: Was ich ausstrahle, strahlt auf mich zurück*

Zeit: ca. 90 Minuten

Benötigt werden: Decken als Unterlage, Plakatkarton, Farbstifte oder Ölkreiden, Schreibzeug und Therapieheft.

Ziel: Beide wissen zunehmend mehr darüber, über welche Kompetenzen und Fähigkeiten sie verfügen. Dieses Wissen wird nun an ein Wohlwollen dem eigenen Leib gegenüber gekoppelt. Dieses Wohlwollen sich selbst gegenüber macht es möglich, auch der Partnerin damit zu begegnen. Auf diese Weise wird ein responsiver Prozess zwischen den Partner*innen in Gang gesetzt, der die Zwischenleiblichkeit hin zu mehr Wertschätzung, Akzeptanz und Wohlwollen verändert.

Anleitung:

(Alles ganz langsam und mit vielen Pausen vorlesen.)

Nehmen Sie sich eine Decke und legen sich ganz bequem auf die Matte. Vielleicht brauchen Sie noch ein Kissen? Oder eine weitere Decke, um sich zuzudecken?

Falls es Ihnen nicht möglich ist, sich hinzulegen, dürfen Sie sich gerne auch auf einen Stuhl und an einen Tisch setzen.

Neben ihnen liegt das Arbeitsmaterial, der Ton/die Plastiziermasse, ein Malblock, Ölmalkreiden und Ihr Heft, in welches Sie anschließend etwas schreiben können. Den genauen Ablauf werde ich jeweils ankündigen, sodass Sie sich jetzt völlig entspannen können. Ganz wichtig ist, dass Sie alles nur richtig machen können! Gleich werde ich von der Anrede Sie zur Anrede Du wechseln; das hilft, die Entspannung zu vertiefen.

Lege dich ganz entspannt hin. Spüre, wie der Atem von ganz alleine kommt und geht, wie du einatmest und ausatmest. Jetzt gehe einmal mit deiner Aufmerksamkeit zu deiner linken Hand und balle sie zur Faust. Und dann löse ganz langsam wieder die Anspannung. Jetzt mache noch einmal eine Faust und löse sie wieder, und spüre, wie du dich bei jedem Mal mehr entspannst.

Jetzt versuche einmal, beim Ausatmen in ein leichtes Tönen zu kommen, vielleicht wie das Nebelhorn eines Schiffs, wuuuu, ganz leicht und kaum hörbar, sodass du wahrnehmen kannst, wie dein Brustkorb leicht vibriert. Vielleicht spürst du dieses Vibrieren auch im ganzen Körper. Ich unterstütze dich, indem ich mitsumme *(ca. eine Minute).*

Nun noch dreimal, dann kannst du das Summen wieder verklingen lassen.

Erinnere dich an dein Entspannungswort und lasse es nach einiger Zeit aufsteigen, wie einen Ballon in den Himmel. Nimm wahr, wie sich immer mehr Ruhe und Entspannung in dir ausbreiten. Vielleicht spürst du auch, wie dein Körper ganz schwer und ruhig auf dem Boden liegt, und der Atem kommt und geht.

Wenn du magst, kannst du dir jetzt vorstellen, dass du oben an einer Wendeltreppe stehst und mit jedem Ausatmen die Treppe eine Stufe hinabgehst. Bei jeder Stufe entspannst du dich mehr, und du gelangst zu deiner inneren Weisheit, die dich durch dein Leben leitet.

Und nun erinnere dich einmal an deinen eigenen inneren Raum (siehe 4.1.12). Du kannst ihn spüren, wenn du einatmest. Nimm noch einmal wahr, wie groß dieser im Moment ist. Vielleicht magst du noch ein bisschen tiefer atmen, um ihn größer zu machen. Vielleicht erinnerst du dich noch daran, wie du ihn eingerichtet hast. Vielleicht möchtest du auch etwas jetzt verändern. Vielleicht willst du noch ein Möbelstück oder ein Accessoire hinzufügen, das bisher fehlte. Hier in deinem Raum kannst du dich völlig sicher und wohlfühlen. Du spürst jetzt, wie angenehm es ist, in diesem Raum zu sein. Und vor allen Dingen, ihn jederzeit und an jedem Ort aufsuchen zu können.

Nimm jetzt ganz bewusst deinen eigenen Stand ein. Du konzentrierst dich auf deine Fußsohlen und stellst dir vor, dich zu verwurzeln. Du spürst, wie die Erde dich trägt, und du lässt deine Kniescheiben sich ein wenig nach vorne strecken, wie zwei Scheinwerfer eines Autos. Vom Becken aus lässt du die Wirbelsäule sich nach oben schlängeln, wie eine Wasserpflanze, die zum Licht will, und lässt dich oben, am Scheitelpunkt, von einem silbernen Faden wie eine Marionette nach oben ziehen. So stehst du ganz fest und sicher, aufgerichtet und voller Würde auf deinen eigenen Beinen.

Deine Wurzeln unterstützen nicht nur deinen festen Stand und deine Sicherheit, sondern aus der Erde kannst du auch ganz viel Nahrung tanken, so wie das Getreide, die Blumen und Bäume. Wir alle sind miteinander verbunden und schöpfen Energie und Nahrung aus der Erde, atmen die gleiche Luft.

Nun stell dir vor, dass die Energie der Erde sich durch deine Wurzeln in deinem Körper ausbreitet. Zuerst an den Füßen. Mit dieser Energie strahlen deine Füße Licht und Liebe aus und begegnen so der Welt mit Wohlwollen; diese Energie breitet sich aus und steigt höher hinauf in deine Unterschenkel; auch diese strahlen Licht und Liebe und Wohlwollen aus. Dann in deine Oberschenkel, auch diese strahlen Licht und Liebe und Wohlwollen aus. Nun erreicht diese Energie dein Geschlecht, auch dieses strahlt Licht und Liebe und Wohlwollen aus. Dann steigt diese Energie höher hinauf, in deinen Magen, deine Leber, deine Lunge, deine Milz, dein Herz. All deine inneren Organe strahlen Licht und Liebe aus und betrachten die Welt mit Wohlwollen. Nun ist sie bei deiner Brust, deinen Schultern und deinen Armen angekommen, auch sie strahlen Licht und Liebe und Wohlwollen aus. Sie breitet sich weiter aus und erreicht deinen Hals und dein Gesicht. Auch sie strahlen Licht und Liebe und Wohlwollen aus. Und wenn du genau hinspürst, dann merkst du, dass auch dein Rücken, dein Po, Licht und Liebe und Wohlwollen ausstrahlen. Jetzt leg einmal deine Hand auf dein Herz und spür, wie es klopft. Nimm ganz bewusst war, wie viel Liebe und Wohlwollen in deinem Herz vorhanden sind. Vielleicht rührt es dich sogar, dass du ein Mensch bist. Du fühlst dich verbunden mit diesem großen Schatz, der in allen Menschen, in ihrer Würde präsent ist, dieser Schatz an Liebe und Wohlwollen. Und je mehr du diesen Schatz in dir spürst, desto mehr strahlst du Liebe und Wohlwollen in diese Welt. Dann geht von deinem ganzen Leib eine Atmosphäre von Licht, Liebe und Wohlwollen aus.

Nun stell dir vor, dass du mit diesem Strahlen hinaus in die Welt trittst. Spür einmal, wie es sich anfühlt, so deinem Mann oder deiner Frau, deinem Partner oder deiner Partnerin, deinen Kindern, deinen Nachbarn und Freunden zu begegnen. Spür, wie in all diesen Begegnungen mit dieser Energie von Licht und Liebe Wohlwollen sich entwickelt, wie du ganz neu Menschen anschauen kannst, sodass es ihnen ganz warm ums Herz wird. Und plötzlich spürst du, wie auch sie dir mit ihrem Licht, ihrer Liebe und ihrem Wohlwollen begegnen.

Nun lass dir noch ein wenig Zeit, sodass du deinen eigenen Gefühlen und Gedanken Raum gibst, wahrzunehmen, was es bedeutet, wenn du in diese Welt hinein Licht und Liebe strahlst.

Nun komm langsam mit deiner inneren Aufmerksamkeit wieder in diesen Raum zurück. Achte wieder auf deinen Atem und spüre, wie du einatmest und ausatmest. Spüre, wie du mit jedem Einatmen ein bisschen frischer und wacher wirst. Wenn du zuvor eine Wendeltreppe hinabgestiegen bist, so steige sie jetzt wieder langsam mit jedem Einatmen Stufe für Stufe hinauf. Jetzt gehe mit deiner Aufmerksamkeit in die linke Hand und balle sie zur Faust, ganz fest, und jetzt löse die Spannung wieder. Jetzt mache noch einmal mit der linken Hand eine Faust und löse die Spannung wieder. Und dann räkle und strecke dich, und wie nach einem tiefen erholsamen Schlaf bist du jetzt wieder ganz frisch und wach da.

Mal- / Modellierphase:

Nun nimmt sich jeder einen Malstift und bringt das, was er gerade gespürt und erlebt hat, zum Ausdruck. Wer damit fertig ist, lässt er sich von seinem Werk beeindrucken und schreibt dazu eine Überschrift, eine Wortsammlung oder einen Text, vielleicht als Gedicht verdichtet.

Danach werden Bild und Text dem Partner vorgestellt. Dieser und die Therapeutin geben dazu eine Rückmeldung und sagen, was das Bild und der Text in ihnen zum Schwingen gebracht hat. Danach hat die Protagonistin ein Schlusswort.

Danach stellt der Andere Text und Bild vor.

Zum Ende werden beide Bilder nebeneinandergestellt und das Verbindende und Gemeinsame in diesen Bildern gesucht. Auch hier hat die Therapeutin die wichtige Aufgabe, dieses Verbindende zu primen und hervorzuheben.

Abschluss der Sitzung mit der Achtsamkeitsübung (4.1.6)

Anmerkung: Statt eines Bildes kann auch eine Plastik erstellt werden.

4.3.6 Psychoedukation: Ich bin dir ein Anderer

Eine große Herausforderung für alle Paare ist die Differenzierung im Miteinander. Konkret heißt das: Jeder ist eine eigene Persönlichkeit, mit eigenen Gedanken, Gefühlen und vor allen Dingen mit einer eigenen Wirklichkeit. Bei manchen sind jedoch diese Kompetenz und das Gefühl, ein eigener Mensch, eine einmalige Persönlichkeit sein zu dürfen und somit eine eigene Würde (Hüther 2018) zu haben, noch wenig ausgeprägt. Es mangelt an frühen Erfahrungen, eine eigene Meinung haben zu dürfen, die vielleicht der Meinung der Eltern diametral entgegensteht. Und das Ergebnis können Verschmelzungsfantasien mit dem Partner sein. Damit wird eine Beziehungsfalle beschrieben, die dem Partner nicht das zur Verfügung stellt, was er für seine persönliche Entwicklung vielleicht braucht.

Nicht selten habe ich den Eindruck, dass es genau dieser Grund ist, dieses Anderssein, der die Partner*innen füreinander attraktiv macht und sie als Paar zueinander geführt hat. Und ganz plötzlich, aus vermeintlicher Sorge, den Anderen damit zu verletzen, „verdunstet" diese Herausforderung, sein Anderssein, seine eigene Wirklichkeit neben die des Partners zu stellen. Dahinter kann die unbewusste Überzeugung stehen: *„Ich bin für dein Glück zuständig."* Wenn das zutrifft, ist man automatisch auch für das Unglück des Anderen zuständig. Damit überhebt man sich im wahrsten Sinne des Wortes, entwickelt Nacken- und Rückenscherzen, weil man es ja nicht schafft, den anderen glücklich zu machen. Gemeinsames Wachsen bedeutet aber auch, miteinander zu ringen, sich gegenseitig herauszufordern und dem Anderen ein standhaftes Gegenüber zu sein. Statt sich selbst aufzugeben, zu verschmelzen, sich aufzuopfern, geht es in einem Paar um die Erfüllung der Ziele und Aufgaben des gemeinsamen Prozesses, d. h. in Verbundenheit mit dem Partner einen persönlichen Entwicklungsrahmen zu haben, „Am Du zum Ich zu werden" (Buber 1983) (siehe auch 1.4).

In diesem dritten Modul wird die Realität, der Partnerin ein Anderer zu sein, psychoedukativ in den Vordergrund gestellt. Sie bündelt damit Erfahrungen, die etwa mit den Übungen: *Die Standübung* (4.1.11), *Mein eigener Raum* (4.1.12), *Das spiegelnde Resonanzgespräch* (4.3.2) oder mit der Stabübung: *Entschiedener Akteur und standhaftes Gegenüber* (4.5.14) gemacht wurden, und fasst sie Worte.

Ablauf:

- Mithilfe des Arbeitsblatts, durch Vorlesen der Einführung auf dem Arbeitsblatt, kommt die Therapeutin mit dem Paar in ein Gespräch über dieses Thema.
- Anschließend beantworten die Klient*innen in Einzelarbeit die Fragen auf dem Arbeitsblatt.
- Danach stellen sie einander, moderiert durch die Therapeutin, ihre Antworten vor.
- Zum Schluss dieses Prozesses ist die Frage wichtig, was die Beantwortung und das gemeinsame Gespräch bei den Einzelnen ausgelöst haben.

Arbeitsblatt: Ich bin dir ein Anderer

Einleitung: Manche Menschen haben intuitiv die Idee, dass es ganz „normal" sei, für das Glück des Partners zuständig zu sein. In der Definition einer Beziehung ist es für nicht wenige sogar ein Muss. Das ist allerdings eine Beziehungsfalle. Denn wenn jemand für das Glück des Anderen zuständig ist, folgt logischerweise daraus, auch für dessen Unglück verantwortlich zu sein.

An einigen Stellen haben Sie bisher die Erfahrung machen können, wie wichtig es ist, dem Partner ein Gegenüber mit einer ganz eigenen Meinung, oft auch mit einer ganz anderen Wirklichkeit zu sein. Etwa in der *Standübung*, mit der wir jede Sitzung beginnen, im *spiegelnden Resonanzgespräch* oder auch in der *Stabübung aus der Budo-Kampfkunst*. In allen diesen Übungen konnten Sie erleben, wie gerade ein „standhaftes Gegenüber" es einem „entschiedenen Akteur" ermöglicht, zu seinem Eigenen zu kommen. Dieses „Aufrichten am Anderen" ist ein wechselseitiger Prozess. Aber dadurch passiert noch etwas anderes. Jeder hat seine eigene Wirklichkeit, und erst, wenn diese auch von der Partnerin wertgeschätzt wird, ist es überhaupt möglich, diese gegebenenfalls zu verändern bzw. sie hinter sich zu lassen. Dann kann man sich vielleicht aus alten Verstrickungen heraus*ent-wickeln*.

Völlig unverhofft kann so manchmal aus zwei scheinbar nicht zueinander passenden Ideen oder Wirklichkeiten eine ganz neue gemeinsame Wirklichkeit entstehen, eine ganz neue Lösung, an die keiner von beiden vorher gedacht hat. Das sind „Lösungen zweiter Ordnung". Stellen wir uns vor, ein Paar hat bisher auf dem Schiff seiner Ehe kräftig die Ruder betätigt, aber jeder will Kurs auf seine eigene „richtige Richtung" nehmen. Beide sind davon völlig erschöpft, und doch haben sie sich nur im Kreis gedreht. Mit einer „Lösung zweiter Ordnung", fangen sie nun an, das Schiff ihrer Ehe wieder auf Kurs zu bringen, um ihr Ziel zu erreichen. Jedes System verfügt über alle Kräfte, die nicht nur seiner Erhaltung dienen, sondern ausreichen, sich zu mehr Komplexität hin zu entwickeln.

Bitte beantworten Sie folgende Fragen:

Wenn ich an unser Miteinander denke, habe ich Schwierigkeiten, dir folgende Verhaltensweisen, Gefühle, Gedanken zuzugestehen:

Mir fällt es schwer, mir selbst folgende Verhaltensweise, Gefühle und Gedanken zuzugestehen:

Ganz besonders schätze ich an dir:

Ganz besonders schätze ich an mir:

Ganz zum Schluss: Was sind wohl Lösungen „erster Ordnung"?

4.3.7 Psychoedukation: Was ist ein gelungener Dialog?

Ziel: Zu Beginn einer Paartherapie gehört zu den wichtigsten Zielen der Partner*innen der Wunsch, ihre Kommunikation zu verbessern. In der Regel können sie allerdings nicht genau sagen, was sie damit meinen. Im dritten Modul haben sie wichtige Erfahrungen hinsichtlich ihres Weges zu einer Partnerschaft auf Augenhöhe machen können. Jeder von ihnen hat sich immer mehr zu einer stabilen Persönlichkeit, einem stabilen Selbst im Angesicht des Partners bzw. der Partnerin entwickelt. Eine besondere Rolle spielen dabei die Evidenzerfahrungen, einerseits wahrgenommen, verstanden und gehört zu werden; andererseits die Erfahrung, während des Spiegelnden Resonanzgesprächs (4.3.2) in Ruhe ausreden und beim Anderen mit seiner Botschaft landen zu können. Dabei waren sie in Resonanz miteinander verbunden, was nicht selten zu einem Berührtsein angesichts der plötzlich erfahrenen Nähe führt. Als Abrundung dieser Phase gilt es nun deutlich zu machen, was wesentlich für einen gelungenen Dialog ist. Grawe (2000) weist darauf hin, dass es wichtig ist, die implizit gemachten Erfahrungen auch in Worte zu fassen, damit sie aus dem Arbeits- ins Langzeitgedächtnis gelangen und somit schneller zur Verfügung stehen.

Den Partner*innen ist es insbesondere gelungen, aus einer Verstrickung auszusteigen und sich als zwei einzelne Persönlichkeiten mit einer je eigenen Geschichte zu begreifen. Sie spüren immer mehr, dass das Gemeinsame wächst, indem sie einander anders sein lassen können und genau davon profitieren. Dies bietet einen guten Einstieg, resümierend noch einmal die Frage aufzugreifen, was einen gelungenen Dialog auszeichnet. Leitend sind dabei vier Begriffe: *zuhören, respektieren, suspendieren* und *artikulieren* (Isaacas 2011).

Vorgehensweise: Die Therapeutin stellt den Partner*innen die Frage, was sie sich unter einer gelungenen Kommunikation vorstellen, was für sie ein gelungener Dialog sei. Dazu bittet sie beide, auf ihren bisherigen paartherapeutischen Prozess zurückzublicken und zu benennen, was aus ihrer je eigenen Sicht eine gelungene Kommunikation, einen gelungenen Dialog ausmacht. Dieses wird zunächst gemeinsam erörtert. Sehr förderlich dabei ist die Vorgehensweise, wie sie im sokratischen Dialog beschrieben wird (Stavemann 2015).

Dann wird den Partner*innen das Arbeitsblatt ausgehändigt und unter Rückbezug dessen, was bereits im Gespräch erarbeitet wurde, von der Therapeutin noch einmal zusammenfassend vorgestellt.

Arbeitsblatt: Was zeichnet eine gute Kommunikation aus, was einen gelungenen Dialog?

William Isaacs (2002) stellt in seinem Buch *Dialog als Kunst gemeinsam zu denken* seine Erfahrungen zum Thema Dialog in seiner Beratungstätigkeit vor. Er geht davon aus, dass wir in alltäglichen Gesprächen nicht in der Lage sind, einander richtig zuzuhören. Für ihn ist der Dialog die Möglichkeit, von der Verteidigung eigener Sichtweisen wegzukommen, hin zu einem gemeinsamen Verständnis.

„Dialog verfolgt tiefere und weitergehende Bedürfnisse als ein Einfaches erzielen eines ‚Ja' in der Auseinandersetzung mit Anderen. Das Ziel einer Verhandlung ist es, zwischen Parteien mit unterschiedlichen Sichtweisen jeweils die Zustimmung zu erlangen. Der Dialog hingegen dient dazu, neues Verständnis zu erreichen und dadurch eine ganz neue Basis für zukünftiges Denken und Handeln zu schaffen. Im Dialog werden nicht nur Probleme gelöst, sie lösen sich auf" (Isaacs 1999, S. 18).

Dieser entfaltet sich in vier Grunddimensionen:

- *Zuhören:* Hier bin ich ganz bei dem Anderen. Innerlich schweige ich und stelle mich auf mein Gegenüber völlig zugewandt ein. Ich komme in Resonanz und spüre, was in ihm vorgeht. Ich nehme an seinem So-Sein jetzt im Moment teil und lass dieses auf mich wirken.
- *Respektieren:* Der Andere darf so sein, wie er ist. Dazu passt keine Kritik oder Schuldzuweisung. Ich begegne ihm mit einer gewisser Neugier, als ob ich ihn gar nicht kennen würde. Und zutiefst spüre ich und weiß, dass sein Anderssein auch eine Bereicherung für mich sein kann.
- *Suspendieren:* Ich bin mit mir, mit meinen eigenen Gefühlen in Kontakt. So kann ich unterscheiden, ob es sich um primäre, also authentische Gefühle, der Situation angemessene, handelt oder um sekundäre falsche Gefühle, die durch Übertragungssituationen ausgelöst werden (Welding 2021). Die daraus entstehenden Bewertungen bin ich in der Lage zu überprüfen, meine Impulse zu kontrollieren und für die daraus abgeleiteten Handlungen Verantwortung zu übernehmen (Stavemann 2015). Ich bin in der Lage, den Partner an diesem inneren Prozess teilhaben zu lassen, so dass er diesen nachvollziehen kann und um mich weiß.
- *Artikulieren:* Indem ich von mir erzähle, von meiner Wahrheit, und von der Wahrheit des Anderen als dessen eigener Wahrheit höre, wird es möglich, dass eine ganz neue Wahrheit plötzlich entsteht, eine gemeinsame, mit der vorher keiner gerechnet hätte. Aus Lösungen 1. Ordnung (der Streit um die Frage, wer recht hat) werden Lösungen 2. Ordnung (eine Komplexitätserweiterung des Systems des Paars) (Haken 2014).

4.4 Modul 4: Sexualität – ein Ort der Lust und Kraftquelle

4.4.1 *Die Erstarrung auflösen und in der Zwischenleiblichkeit in den Fluss kommen*

Da es in der therapeutischen Arbeit mit einem Paar vor allem um das WIE, das intersubjektive Geschehen zwischen zwei Personen, deren „Zwischenleiblichkeit" geht, gilt es für beide, ein Gespür davon zu bekommen, wo mögliche Blockaden sich dem Fluss der Lust und Leidenschaft, des Begehrens und Begehrtwerdens in den Weg stellen. Doch wie entdeckt man diese Blockaden? Hier hilft es, etwas über die Funktionsweise des Autonomen Nervensystem (ANS) zu wissen.

Das ANS empfängt Signale aus dem Innern des Leibes und aus der äußeren Umgebung. Daraus bildet sich die Basis des Erlebens (Porges 2010). Abhängig davon, was der Leib bisher in seinen Beziehungserfahrungen über die Welt lernen konnte, wird er eher Gewohnheiten der Verbundenheit oder der der Schutzsuche entwickeln.

„Das ANS reagiert auf die Herausforderung, mit denen wir im Alltagsleben konfrontiert werden, indem es uns nicht sagt, *was* oder *wer,* sondern *wie* wir sind. Es steuert unseren Umgang mit Gefahr und erzeugt Muster der Verbundenheit, indem es unseren physiologischen Zustand verändert … Traumata verringern unsere Fähigkeit zur Kontaktaufnahme, indem sie Muster der Verbundenheit durch den (Selbst-)Schutz dienende Muster ersetzen. Bleiben diese (früh entstandenen) zunächst adaptiven überlebenssichernden Reaktionen unaufgelöst bestehen, verwandeln sie sich in habituelle autonome Muster" (Dana 2019, S. 15).

Diese frühen, einer Lebendigkeit und Expression widersprechenden selbstschädigenden Abläufe hat das Gehirn nachhaltig während der Phase der Hirnentwicklung in seinen neuronalen Erregungsmustern programmiert (Hüther 2001). In den beiden ersten Modulen werden diese dechiffriert und zu Heldentat umgedeutet, als Versuche zum Schutz der leiblichen Unversehrtheit. Reagiert jemand z. B. auf eine sich liebevoll nähernde Hand mit spontaner Abwehr, so muss das keine Zurückweisung des Gegenübers bedeuten. Dahinter steckt vielleicht die große Fähigkeit, sich vor der sich plötzlich und unerwartet nähernden, zur Ohrfeige ansetzenden Hand der Mutter zu schützen.

Im 3. Modul wird durch Erfahrungen der Selbstwirksamkeit immer mehr die sozialbezogene Autonomie des Einzelnen gefördert, und es werden neue adaptive Muster gebahnt, z. B. dem Anderen seine Stärke zu zeigen, ohne ihn zu verletzen (Siegele 2018). Diese neuen Muster ermöglichen es auch, in Gestaltung der Sexualität wieder in einen gemeinsamen Fluss zu kommen. Und darum geht es in diesem 4. Modul.

In diesem gemeinsamen Fluss aktualisiert sich die Zwischenleiblichkeit immer wieder aufs Neue. Deshalb kann man streng genommen auch nicht von *der* Sexualität eines Paars sprechen, sondern es gibt *viele* Sexualitäten, die aus unterschiedlichsten Rahmenbedingungen gespeist werden. Die Zwischenleiblichkeit entwickelt sich im Lauf des Lebens. Bei einer jungen Frau, die schwanger werden möchte, ist sie anders als bei einer älteren Frau, die nach der Menopause keinen Kinderwusch mehr hat. Wieder anders sieht sie bei einem jungen Mann aus, der über Lustlosigkeit oder erektile Dysfunktion klagt, und dem nicht bewusst ist, dass er seine Lust z. B. durch Pornokonsum völlig absorbiert und in andere Kanäle lenkt. Laut Kinsey-Report aus dem Jahr 1940 lagen die Werte für erektile Dysfunktion bei Männern unter 30 Jahren bei 1 %, bei Männern im Alter zwischen 30 und 45 bei 3 %. Heute liegen diese Werte für Männer im jungen und mittleren Alter bei bis zu 30 %. Nicht ohne Grund sind viele Männer heutzutage dermaßen auf starke Reize durch Pornografie konditioniert, dass sie nur noch abgestumpft und mit Verunsicherung auf partnerschaftlichen Sex reagieren (Melzer 2018). Es folgen nun einzelne Faktoren, die einer lebendigen und lusterfüllten Sexualität im Wege stehen können.

Die Bedeutung des Hormons Oxytocin

Ist Sexualität in erster Linie eine Möglichkeit der Weitergabe des Lebens oder eine biologisch vorgegebene Möglichkeit für Lust-, Erlebnis- und Intimitätssuche? In ihrem Aufsatz *Bindungsunsicherheit und unzureichende Funktion des Oxytocin-Systems* weist Kerstin Uvnäs-Moberg (in: Brisch 2015, S. 126) in diesem Zusammenhang auf die Bedeutung des Hormons Oxytocin hin. Es hilft z. B., schwierige Situationen zu bewältigen, fördert soziales Verhalten, setzt die Schmerzschwelle herauf und hat tief reichende stressmindernde Effekte. Im Allgemeinen werden positive und freundliche soziale Interaktionen durch Oxytocin gefördert, während Aggressivität reduziert wird. Alles Zustände und Folgen, durch die Gesundheit und Wohlbefinden gefördert werden.

Oxytocin wird aktiviert durch sensorische Hautnerven, durch Nähe und bestimmte Stimuli wie Berührung, leichten Druck, massageähnliches Streicheln und Wärme – alles Verhaltensweisen, die bei einer Sexualität in Sicherheit und Verbundenheit zum Tragen kommen. Und diese durch direkte taktile Stimulation erzielte Oxytocin-Aktivierung sei anderen Verabreichungsformen, etwa durch ein Spray, bei Weitem vorzuziehen. Es „ergeben sich weit deutlichere Anti-Stress-Effekte als im Falle der mentalen Stimulation oder der Verabreichung von Oxytocin-Sprays. Die positive Interaktion mit anderen Menschen, der Kontakt durch Berührung, ist mit Sicherheit der beste Weg, um sich eine Ausschüttung von Oxytocin samt deren Wirkungen zu verschaffen", so Uvnäs-Moberg (2015, S. 126).

Auch daran wird deutlich, welche große Bedeutung eine *gelebte* Sexualität für die psychische und physische Gesundheit des Einzelnen hat.

Dualismus Körper und Seele

Über viele Jahrhunderte wurde Sexualität als Quelle allen Übels angesehen – sie war prinzipiell böse, und das weitgehend unabhängig von ihrem Kontext. Die Quelle dafür lässt sich verorten in einem dualistisch konzipierten Menschenbild mit extremer Körper- und Diesseitsverachtung, welches von Platon (427–348 v. Chr.) entwickelt wurde. Körper und Seele wurden als eigenständige unabhängige Identitäten gesehen. Obwohl diese Seelenkonzeption dem biblischen Zeugnis widersprach – Jesus Christus war nicht als Seele, sondern leibhaftig auferstanden –, unterwanderte diese platonische Seelenvorstellung christliches Denken. „Zu verdanken ist dies vor allem gebildeten Kirchenvätern, die sich bemühten, den christlichen Glauben (und damit die neu entstehende christliche Religion) in der kulturellen und geistesgeschichtlichen Umgebung ihrer Zeit intellektuell besser profilieren und damit strategisch effizienter am pluralen religiösen Markt positionieren zu können" (Nauer, 2010, S. 35). So suchte Origenes (185–254), ein früher Kirchenvater, Antworten zu Themen von großer Tragweite wie dem Leben nach dem Tod nicht nur in der Bibel, sondern auch im Platonismus: „Gott schuf die gegenwärtige Welt, und er fesselte die Seele an den Körper zu ihrer Bestrafung" (a. a. O., S. 273).

Bis heute hat die Spaltung zwischen Körper und Seele einen implizit großen Einfluss auf viele in unserem Kulturkreis sozialisierte Menschen, unabhängig von einer Religionszugehörigkeit. Dazu ein Beispiel: Eine Tänzerin, die für die formalisierten Bewegungen und Posen im Ballett im täglichen Training ihren Körper wie eine „Maschine" behandeln muss, hat große Schwierigkeiten im Aufbau einer partnerschaftlichen Beziehung. Das Miteinander mit ihrem Partner handhabt sie ähnlich regelhaft und kontrolliert wie ihr Körpertraining. Durch die Anästhesierung der Schmerzimpulse ihres Körpers im Training ist zudem ihre Fähigkeit zur zwischenleiblichen Resonanz blockiert.

Ein anderes Beispiel: Ein Klient erzählt ganz selbstbewusst, er brauche eine Frau für seine Seele und eine fürs Bett. Seine Frau verweigert seit Längerem das gemeinsame Nachtlager und seine Besuche im Swingerclub hinterlassen ein immer faderes Gefühl.

Sexualfeindliches Denken

Ein weiteres Denksystem, das sich unterhalb der Bewusstseinsschwelle verheerend auf Sexualität und Zwischenleiblichkeit auswirkt, ist die Vorstellung, gelebte Sexualität sei eine Folge der auf dem gesamten Menschengeschlecht lastenden „Erbsünde". Paulus, ein erfolgreicher Missionar der Urchristen (10–60), sieht den Menschen in einer Situation des Unheils, aus der er sich nicht aus eigener Kraft befreien kann. Für

Paulus handelt es sich um die Macht der Sünde, der die Menschen unterworfen sind und die den Menschen spaltet. „Jesus Christus hat auf die Initiative des göttlichen Vaters hin durch seinen Gehorsam, der ihn ans Kreuz brachte, diese Macht der Sünde gebrochen und die Rechtfertigung der Sünder durch den Glauben ermöglicht, so daß sie durch den Heiligen Geist zu einem neuen Leben befähigt sind" (Vorgrimler 2000, S. 164). Augustinus von Hippo (354–430) stellt das sexuelle Begehren in diesen Kontext. Zwar verteidigt er nachdrücklich die Ehe gegen zeitgenössische asketisch-ehefeindliche Extremströmungen. Diesen zufolge war die Ehe Folge der Sünde und etwas Verwerfliches bzw. durch den Sündenfall ganz und gar verdorben. Dem stellt Augustinus seine Lehre von den drei Ehegütern – Nachkommenschaft, Treue und Sakrament (Ehe als Bund fürs Leben) – entgegen, weshalb die Ehe gut sei. Doch auch Augustinus sieht den Menschen seinen um sich selbst kreisenden Bestrebungen ausgeliefert. Auch das eheliche Miteinander werde durch diese Konkupiszenz beeinflusst, weshalb der Mensch nicht mehr seinem freien Willen folge und sich nicht mehr von der Erkenntnis des Guten leiten lasse. Dies kommt für Augustinus u.a. in sexuellen Regungen oder in der Wildheit sexueller Lust zum Ausdruck (Knapp 1999, S. 75 f.; Demel 1997, S. 26). „Alles, was aus dem Beischlaf geboren wird, nennt er ‚Sündenfleisch', das an der Ursünde teilhat. Das führt zu einer Ehelehre, die den stets sündhaften Beischlaf nur dadurch zu entschuldigen vermag, dass die Handelnden nicht die Lust intendieren, sondern den ‚Zweck' der Ehe [u.a. Kinder zu zeugen, Ergänzung R.S.]. Diese Konstruktion hat sich bis in die kirchliche (katholische) Ehelehre der Gegenwart erhalten …, von Papst Paul VI. erneut bestätigt … Ihre Folgen von Sündenangst und einem ständig schlechten Gewissen haben alle christlichen Generationen erlitten. Vielen wurde die Ehe vergällt, die Sexualität von Jugend auf madig gemacht, auch wenn dieses tägliche Machtinstrument, damit über die Menschen zu herrschen, seit einigen Jahrzehnten verschlissen ist" (Halbfas 2018, S. 120).

Solche Ideen, die mit massiven Ängsten, Schuld- und Minderwertigkeitsgefühlen einhergehen, haben mit der ursprünglichen Botschaft des Jesus von Nazareth und seinen Gleichnissen vom Reich Gottes rein gar nichts zu tun. Im Gleichnis von den beiden Söhnen etwa wird ein junger Mann, der sein Erbe mit Glücksspiel und Trinkgelagen verprasst, vom Vater mit überschwänglicher Freude empfangen, nur weil er nach Hause zurückkehrt (LK. 15, 11-32). Gott, den Jesus Vater nennt, liebt den Menschen, so wie er ist, und nimmt ihn vorbehaltlos an.

Demgegenüber führte der Dualismus der Antike zu einer Abwertung des Leibes. So hatte der Manichäismus mit seinen asketischen Grundzügen einen negativen Blick auf die Sexualität. Der von Augustinus gesehene Zusammenhang zwischen der Erbsünde und egoistischer Begierde des Menschen als direkte Folge der Erbsünde (Knapp 1999, S. 75; Demel 1997, S. 25) verdunkelte für lange Zeit den christlichen Blick auf den Eros. Hier ist auch die im Mittelalter verbreitete Vorstellung von der

Sündhaftigkeit geschlechtlichen Begehrens grundgelegt und damit ein Sexualpessimismus, der viel Unheil hervorgerufen hat. Gruber (2002, S. 382) resümiert: „Die spätantike Mischung aus Platonismus und Gnosis tropft seither als leibfeindliche, sexualneurotische und frauenverachtende Essenz durch die Geschichte des Christentums."

„Einen Lichtblick inmitten dieser von Abwehr, Misstrauen und Zurückhaltung geprägten … Sicht der Sexualität" (Schockenhoff 2019, S.4) ist das Nachsynodale Apostolische Schreiben *Amoris laetitia* von Papst Franziskus (2016). Auch er warnt vor einer „giftigen Mentalität" (Nr. 153), sexuelle Körper wie Gegenstände zu benutzen. Gleichzeitig würdigt er in *Amoris laetitia* Sexualität als Bereicherung und Ausdrucksform des gemeinsamen Lebens von Ehepartnern. Papst Franziskus wörtlich: „Wir dürfen also die erotische Dimension der Liebe keineswegs als ein geduldetes Übel oder als eine Last verstehen, die zum Wohl der Familie toleriert werden muss, sondern müssen sie als Geschenk Gottes betrachten, das die Begegnung der Eheleute verschönert" (*Amoris laetitia*, Nr. 152).

Sexuelle Liberalisierung und ihre Folgen

Die entgegengesetzte Richtung erleben wir als Folge einer Liberalisierung der Sexualität seit den 1960er-Jahren. Die Häufigkeit des Geschlechtsverkehrs mit einem zielorientiert anzusteuernden Orgasmus – nicht selten den des Mannes – steht im Vordergrund, das Quantum des Vollzugs wird maßgeblich für die Qualität und den Fortbestand einer Beziehung. Alles andere in diesem Zusammenhang wird als ein in Kauf zu nehmendes Vorspiel abgewertet. Ernüchternd wirken die Ergebnisse wissenschaftlicher Untersuchungen: Obwohl eine Vielzahl von Faktoren berücksichtigt wurde, können nur 22 % der Varianz der *sexuellen Zufriedenheit* mit der koitalen Aktivität erklärt werden (von Sydow & Seifert 2015, S. 31).

Nichtsdestotrotz ist es gelungen, für eine „unstillbare Begehrlichkeit" einen großen Markt zu schaffen. Aus den vielfältigen Formen in der Zwischenleiblichkeit eines Paars wurde die Genitalität mit einer Fixierung auf den Orgasmus in den Vordergrund gestellt. Manche Sexualtherapien erhöhen den Druck durch eine Unterscheidung zwischen „schlechtem", „mittelmäßigem" und „gutem" Sex (z. B. Clement 2004, S. 215 ff.). Und wer will nicht guten Sex? Aus diesem „Mangel" lässt sich Kapital schlagen! Führt nun die Liberalisierung zu einem Leistungsdruck, einem Orgas*muss,* verweigert sich der Leib als Körper-Geist-Wesen mit einem Mangel an Lust. Denn Lust ist immer gekoppelt an den Austausch von Gefühlen, an solch wesentliche Komponenten wie Vertrauen und Exklusivität.

Als kapitalistische Lösung legt ein mechanistisches Menschenbild nahe, diesen „Mangel" an Lust zu medikalisieren (Maß & Bauer 2016). Konsequenterweise wird mangelndes sexuelles Verlangen erstmals 1980 im DSM-III (Diagnostic and Statistical Manual of Mental Disorders) als Störung mit Krankheitswert diagnostiziert. Im DSM-5 (2015) vollzieht sich eine bemerkenswerte Änderung der Sichtweise: Es ist nicht mehr, wie im DSM-III, von Begehren oder Verlangen die Rede, das sich immer auf ein WIR, auf eine Interaktion zweier Persönlichkeiten, deren Zwischenleiblichkeit bezieht; jetzt geht es um die Störung der Lust, der Erregung und des Interesses. Damit wird der Beziehungsaspekt zugunsten einer persönlichen Eigenschaft bzw. der Krankheit eines Einzelnen verändert. So beeinflussen die Lobbyverbände der pharmazeutischen Industrie die Gesundheitspolitik in Deutschland maßgeblich. Eine massive Werbung suggeriert einen Krankheitswert, denn mit der „Beseitigung" von Krankheit lässt sich viel Geld verdienen. Viagra® ist das meistverkaufte pharmazeutische Produkt aller Zeiten; es suggeriert, Erektionsfähigkeit sei vor allem ein medizinisches Thema, für das eine medizinische Lösung vorhanden sei. Gleichzeitig impliziert Viagra®, *immer zu können und zu müssen,* eine Falle männlicher Sexualität, vor der Zilbergeld (1983) warnt. Übrigens: Mit einem Augenzwinkern ist es möglich, Rat suchende Männer darauf hinzuweisen, dass Kniebeugen und ein Anheben der Beine die Blutversorgung in der Beckenregion verbessern und dass beides wirksamer ist als Viagra (Komisaruk et al. 2012, S. 103).

In ihren bahnbrechenden Untersuchungen zum sexuellen Verhalten stellten schon Masters & Johnson (1973, S. 12) fest: „... die Angst vor der eigenen Unzulänglichkeit ist das größte bekannte Hindernis für effektives sexuelles Funktionieren, einfach weil sie das angstvolle Individuum so vollständig von seiner natürlichen Reaktionsfähigkeit ablenkt, indem die Wahrnehmung sexueller Reize, die vom Partner ausgehen oder zurückgegeben werden, abgeblockt wird." Diese Erkenntnis wurde später durch die Polyvagal-Theorie auch theoretisch untermauert. Aufgrund der reziproken Regulation unserer autonomen Zustände spüren wir, ob wir sicher genug sind, uns auf Verbundenheit einzulassen; sicher genug, eine vertrauensvolle Beziehung einzugehen, die Grundlage jeder befriedigenden Beziehung zwischen Menschen ist. Wird diese Sicherheit nicht gespürt, reagiert das ANS mit Kampf, Flucht oder Immobilisation (Dana 2019), ein Penis reagiert mit Erschlaffung.

Ich möchte noch auf zwei weitere Störquellen hinweisen. Das ist zum einen die Macht des Smartphones, das den *leiblichen ganzheitlichen* Spürsinn, die Antennen für sich selbst, den Anderen und damit für das Miteinander, in der Zwischenleiblichkeit verkümmern lässt (Spitzer 2019). Zum anderen ist das der körperliche Optimierungswahn, wie er sich im Full-Body-Training zum Muskelaufbau oder in Schönheitsoperationen zeigt, die auch vor den weiblichen Geschlechtsteilen nicht haltmachen. In ihrem Film *Vulva 3.0* (2014) zeigen Ulrike Zimmermann und Claudia Richarz, dass in diesen hoch sexualisierten Zeiten der Umgang mit dem eigenen Körper für viele Frauen immer noch schambehaftet ist. Die Intimchirurgie hat für sich als lukratives Geschäftsmodell entdeckt, normierte Scheiden operativ zu erzeugen. Mit ihrer umfangreichen und sachlichen Recherche zur Geschichte dieses Teils der weiblichen Anatomie im 21. Jahrhundert durchleuchten die Regisseurinnen sämtliche Aspekte des Themas, vom Aufklärungsunterricht bis zur Zensur, vom Retuschieren „unförmiger“ Schamlippen in pornografischen Bildern bis zu der Arbeit von Aktivist*innen gegen Genitalverstümmelung (↗ https://www.moviepilot.de/movies/vulva-3-0).

In beiden Fällen gilt es, mit liebevoller Akzeptanz gemeinsam die dahinterliegende Intention zu entschlüsseln. Das gilt für denjenigen, der sich mit dem Smartphone im Sofa versinkend vor übergriffigen Einflüssen von außen wie durch eine unsichtbare Mauer schützt. Das gilt auch für diejenigen, die die Hoffnung hegen, mit einer Operation und der damit erhofften Verschönerung von Körperteilen dann doch endlich geliebt zu werden. Letzteres könnte ein Versuch sein, das Schema Unattraktivität (Roediger 2016, S. 86) durch ein Styling des Körpers zu kompensieren.

Warum das Thema Sexualität erst jetzt?

Wenn doch schwindende sexuelle Lust und sexuelle Außenbeziehungen häufig ein Anlass sind (vor einer endgültigen Trennung), eine Paartherapie aufzusuchen: Warum wird dieses Thema in der Partnerschule relativ spät aufgegriffen?

Lust und Begehren sind etwas Zwischenleibliches, und deshalb ist die Sexualität immer ein fester Bestandteil einer Paartherapie. So bezeichnet der bekannte Sexualtherapeut David Schnarch „schlechten Sex als Segen für jedes Paar“ (2012). Warum? Weil der Frust zum Motor der persönlichen Weiterentwicklung wird. Laut Schnarch haben diejenigen, für die eine solche Weiterentwicklung zu anstrengend ist, eine Affäre oder lassen sich scheiden. Oder sie verfallen in völlige Gleichgültigkeit und führen eine schreckliche Beziehung. Alle anderen bleiben zusammen und lassen sich auf einen persönlichen Entwicklungsprozess ein, der Verstrickungen zu überwinden hilft und die Differenzierung des Einzelnen in Verbundenheit mit dem Anderen im Blick hat (Schnarch 2011).

Das Ergebnis dieses Prozesses sind souveräne Persönlichkeiten, die sich nicht abhängig machen vom Urteil der Partnerin oder des Partners. Statt sich den Vorstellungen des Anderen anzupassen, stehen sie auf eigenen Füßen. Sie wissen, wer sie sind und welche wichtigen Ziele sie haben. Außerdem entwickeln sie die Fähigkeit, sich selbst zu beruhigen und die eigenen Ängste zu überwinden. Im Streit benötigen sie nicht die Entschuldigung des Partners, um Frieden schließen zu können, sondern sie sind selbst in der Lage, ihre Emotionen zu regulieren. Sie reagieren gelassen und können sich mit dem eigenen Unbehagen auseinandersetzen, statt die Partnerin dafür verantwortlich zu machen. Jeder, der bereit ist, sich mit der Partnerin auf diesen gemeinsamen Weg einzulassen, wird laut Schnarch intimeren und erfüllenderen Sex erfahren.

Somit beantwortet sich die eingangs gestellte Frage, warum die gemeinsame Sexualität erst zum Ende des durch die Partnerschule angestoßenen Entwicklungsprozesses des Einzelnen und damit auch der Zwischenleiblichkeit des Paars in den Fokus genommen wird. Durch das Durchlaufen der vorigen Module konnten beide eine hinreichend sozial bezogene Autonomie entwickeln. Erst dann, wenn jemand eine Ahnung davon bekommen hat, warum er so „tickt", wie er „tickt", wenn er alte Verstrickungen mit dem Partner, die durch die Bewältigungsmuster der Duldung, Vermeidung oder Kompensation entstanden sind, durch adaptive Verhaltensweisen ersetzen konnte, ist er auch in der Lage, einer Partnerin in der Sexualität auf Augenhöhe zu begegnen. Mit einem wachsenden Bewusstsein, in der leibhaftigen Präsenz einer sozial bezogenen Autonomie und Persönlichkeit, werden jetzt durch Übungen weitere Wachstumsimpulse gesetzt.

4.4.2 *Fragebogen: Erster Zugang zum Thema Sexualität*

Zeit: 60–90 Minuten

Ziel: Das Paar lernt, über das Thema Sexualität in einen Austausch zu kommen. Das Entscheidende ist, dass beide überhaupt anfangen, darüber zu reden. Deshalb ist es auch nicht notwendig, alle Themen „abzuarbeiten". Wie in allen Therapiesitzungen geht es darum, „einen Stein ins Rollen zu bringen". Auf der Basis eines veränderten Spürens, Fühlens, Denkens und Handelns passieren die wesentlichen Entwicklungen zu Hause im Alltag und nicht in der Sitzung.

Ablauf:

Um dem Paar einen Einstieg in das Thema zu ermöglichen, bearbeitet jeder zunächst den Fragebogen in Einzelarbeit (ca. 15 Minuten):

- Drei bis fünf Aussagen ankreuzen, die absolute „No-Gos" sind
- Drei bis fünf Aussagen ankreuzen, mit denen ich mich voll identifizieren kann

Unter Moderation des Therapeuten kommen beide anschließend in den Austausch über die Ergebnisse.

Sex und Liebe sind nicht voneinander zu trennen.		
Nur wenn der Alltag harmonisch läuft, ist es auch möglich, einander sexuell zu begegnen.		
An meinen Eltern konnte ich erleben, dass Sexualität für sie eine wichtige Begegnung im Alltag war.		
Sex ohne Liebe ist nur eine halbe Sache.		
Wenn das Drumherum nicht stimmt, werde ich nicht sexuell erregt.		
Es ist nicht gut für eine Beziehung, wenn eine Frau schon mit mehreren Männern geschlafen hat.		
Es ist wichtig, seine sexuellen Gefühle unter Kontrolle zu halten.		
Es ist besser, vor der Ehe keine sexuellen Kontakte zu haben.		
Erotische Bilder oder Filme anzuschauen erregt nur unnötig.		
In der Sexualität sollten Frauen die führende Rolle haben.		
Wenn man Lust hat, sollte man für eine schnelle Befriedigung sorgen.		
Es ist nicht gut, wenn allzu viel sexuelle Freizügigkeit in der Gesellschaft herrscht.		
Es ist wichtig, dass sich Partner ihre körperlichen Bedürfnisse gegenseitig voll und ganz erfüllen.		
Es ist wichtig, sich gegenseitig zu sagen, was man beim Geschlechtsverkehr mag und was nicht.		
Es ist gut, wenn beide das gleiche Maß an sexuellen Wünschen haben.		
Männer sind bei der körperlichen Liebe eigensüchtiger als Frauen.		
Die religiöse Erziehung ist häufig hinderlich für eine erfüllende Sexualität.		
Gerade bei der Sexualität gibt es in einer Beziehung die häufigsten Missverständnisse.		
In der Sexualität versteht man sich so, da braucht man nicht noch drüber zu reden.		
Für eine glückliche Ehe spielen Zärtlichkeit und Sexualität die größte Rolle.		

4.4.3 Psychoedukation: Sexualität als Ressource eines Paars

Ziel: Die letzte Sitzung aufgreifend sollen die Partner*innen in dieser Stunde das Thema Sexualität miteinander vertiefen. Es geht zum einen darum, das Sprechen über die gemeinsame Sexualität zu üben. Zum anderen sollen Spuren dafür gebahnt werden, einer leistungsorientierten Sexualität zu entwachsen und stattdessen absichtslose Offenheit für ein entspanntes Miteinander zu entwickeln und für das, was zwischenleiblich geschieht (Schmidt 2014), um dann im Flow, wie Csikszentmihalyi (2004) es nennt, *Jenseits von Angst und Langeweile: Im Tun aufzugehen.*

Ablauf:

1. Schritt: Die Partner*innen bekommen Arbeitsblatt 1 und können jeweils zwei Themen auswählen, von denen sie sich angesprochen fühlen.

2. Schritt: Die Therapeutin moderiert das Gespräch und lässt je nach Themenwahl psychoedukativ Informationen aus der Einleitung zu diesem Modul einfließen.

3. Schritt: Abschließend wird das Modell einer lustfördernden und die Ressourcen stärkenden Sexualität im Gegensatz zu einer leistungsorientierten vorgestellt und diskutiert (Arbeitsblatt 2).

Sexualität als Ressource eines Paars: Arbeitsblatt 1

Auf dem Arbeitsblatt sehen Sie einige Äußerungen und Fragen zum Thema Sexualität. Von welchen fühlen Sie sich angesprochen? Welche lösen bei Ihnen eine körperliche Reaktion aus?

- Wie hat sich meine Sexualität im Laufe meines Lebens verändert?
- Welche Bedeutung hat Sexualität in meiner Herkunftsfamilie gespielt?
- Wie wurde zu Hause über Sexualität gesprochen?
- Habe ich erlebt, dass meine Eltern zärtlich miteinander umgegangen sind, sich z. B. geküsst haben?
- Wie leicht oder schwer fällt es mir, mich mit meiner Partnerin / meinem Partner darüber auszutauschen?
- Was weiß ich von den Wünschen meiner Partnerin / meines Partners hinsichtlich der Gestaltung unserer gemeinsamen Sexualität?
- Wie viel erzähle ich von mir, von meinen Wünschen, Vorstellungen etc.?
- Was GENAU gehört für mich zu einer befriedigenden Gestaltung meiner Sexualität, und was genau kann ICH dazu beitragen?
- Mit Sexualität verbinde ich folgendes innere Leit- oder „Leid"-Bild: Sexualität ist für mich wie …

- ____
- ____
- ____

Sexualität als Ressource eines Paars: Arbeitsblatt 2

Sexualität – Leistung oder Lust?	
Leistungsorientiert	**Lust- und ressourcenförderlich**
Entladung sexueller Spannung	berühren und berührt werden
Aufmerksamkeit in der Vergangenheit und / oder in der Zukunft	genießen – Flow
tun / machen	Nur der Augenblick zählt – Achtsamkeit
werten	zulassen
Fantasien	Begegnung mit dir
gefallen wollen, Leistung	Ich begegne dir so, wie ich jetzt bin.
zielgerichtet	spielerisch
Anspannung	Entspannung, dem Gespräch der Körper folgen
Orgasmus als Ziel	Orgasmus als Teilaspekt
anstrengend	energetisierend

4.4.4 Imagination: Im Herzen aufräumen und Platz schaffen

Zeit: ca. 25 Minuten, danach Auswertung

Benötigt werden: Decken als Unterlage.

Ziel: Viele Ratsuchende haben das Problem, dass immer noch alte Erinnerungen, Verletzungen und negative Erfahrungen mit ganz konkreten Personen ihre innere Kraft absorbieren. In dieser Trance haben sie die Gelegenheit zu überprüfen, wem sie im Herzen noch Platz einräumen wollen und wem nicht mehr. So kann Platz werden für die Menschen, die einem selbst wohlgesonnen sind und die man selbst auch liebt.

Anleitung:

(Alles ganz langsam und mit vielen Pausen vorlesen.)

Nehmen Sie sich eine Decke und legen sich ganz bequem auf die Matte. Vielleicht brauchen Sie noch ein Kissen? Oder eine weitere Decke, um sich zuzudecken?

Falls es Ihnen nicht möglich ist, sich hinzulegen, dürfen Sie sich gerne auch auf einen Stuhl und an einen Tisch setzen.

Gleich werde ich von der Anrede Sie zur Anrede Du wechseln; das hilft, die Entspannung zu vertiefen.

Lege dich ganz entspannt hin. Spüre, wie der Atem von ganz alleine kommt und geht, wie du einatmest und ausatmest. Jetzt gehe einmal mit deiner Aufmerksamkeit zu deiner linken Hand und balle sie zur Faust. Und dann löse ganz langsam wieder die Anspannung. Jetzt mache noch einmal eine Faust und löse sie wieder und spüre, wie du dich bei jedem Mal mehr entspannst.

Jetzt versuche einmal, beim Ausatmen in ein leichtes Tönen zu kommen, vielleicht wie das Nebelhorn eines Schiffs, wuuuu, ganz leicht und kaum hörbar, sodass du wahrnehmen kannst, wie dein Brustkorb leicht vibriert. Vielleicht spürst du dieses Vibrieren auch im ganzen Körper. Ich unterstütze dich, indem ich mitsumme *(ca. eine Minute)*.

Nun noch dreimal, dann kannst du das Summen wieder verklingen lassen.

Erinnere dich an dein Entspannungswort und lasse es nach einiger Zeit aufsteigen, wie einen Ballon in den Himmel. Nimm wahr, wie sich immer mehr Ruhe und Entspannung in dir ausbreiten. Vielleicht spürst du auch, wie dein Körper ganz schwer und ruhig auf dem Boden liegt, und der Atem kommt und geht.

Wenn du magst, kannst du dir jetzt vorstellen, dass du oben an einer Wendeltreppe stehst und mit jedem Ausatmen die Treppe eine Stufe hinabgehst. Bei jeder Stufe entspannst du dich mehr, und du gelangst zu deiner inneren Weisheit, die dich durch dein Leben leitet.

Stell dir einmal vor, dass du dich auf einer Wiese befindest. Am Ende dieser Wiese ist vielleicht ein großer dunkler Wald. Es ist Sommer, und es ist ganz warm und angenehm. Du schaust dich um und siehst ein altes Haus. Es ist schon ein wenig in die Jahre gekommen, sieht aber ganz gemütlich aus, es hat einen kleinen Vorgarten mit schönen Blumen. Vor dem Haus befindet sich eine Bank, auf der man sich in der Abendsonne gemütlich hinsetzen und die Wärme genießen kann. Vielleicht sind die Fensterläden noch geschlossen. Wenn du das Haus siehst, nimmst du eine ganz bestimmte Atmosphäre oder einen ganz besonderen Duft wahr.

Dieses Haus ist dein Herz. Heute willst du einmal überprüfen, wer alles in deinem Herzen wohnt. Vielleicht gibt es Menschen, die gar nicht mehr hierhergehören.

Denn alle, die in deinem Herzen wohnen, haben Erwartungen, haben Wünsche an dich. Und auch du hast Erwartungen und Wünsche an sie. Auch willst du ihnen gerne etwas zur Verfügung stellen, ihnen etwas schenken. Deinen Kindern gibst du gerne, ohne dass du etwas zurückhaben willst. Du hast einfach Freude an ihrer Entwicklung, und das ist dir Lohn genug. Aber mit den Erwachsenen, die in deinem Herzen wohnen, ist es wichtig, dass das Geben und das Empfangen im Ausgleich sind. Deshalb ist es wichtig, hin und wieder zu überprüfen, welche Erwachsenen in deinem Haus, in deinem Herzen wohnen. Überprüfe, ob hier das gegenseitige Miteinander ausgewogen ist. Es kann sein, dass mal der eine für eine gewisse Zeit etwas mehr gibt, und mal der Andere. Es ist die Gesamtbilanz, die auf Dauer zählt.

Nun öffnest du die Tür zu deinem Haus, zu deinem Herzen. Ist die Tür zu deinem Herzen eigentlich leicht oder schwer zu öffnen? Vielleicht brauchen die Angeln ein wenig Öl, wenn sie quietschen? Zunächst zündest du das Licht an. Wenn du keinen Strom in dem Haus hast, kannst du eine Kerze anzünden oder eine Öllampe. Wann hast du eigentlich das letzte Mal überprüft, wer alles im Haus deines Herzens wohnt?

In der Stube des Hauses, dem Wohnzimmer, befinden sich all die Menschen, die du gerne hast, von denen auch du weißt, dass sie dich lieben und dass du einen Platz in ihrem Herzen hast. Ihr begrüßt euch ganz herzlich, nehmt einander in die Arme. Es tut dir einfach gut, dass diese Menschen in deiner Stube wohnen. Auch wenn du sie gern hast und sie gerne in deinem Herzen wohnen, überprüf trotz allem einmal die Gesamtbilanz des Gebens und Bekommens.

Manchmal kann es sein, dass du Menschen sehr lieb hast. Sie dürfen auf jeden Fall in deinem Herzen wohnen, und trotzdem haben sie vielleicht Aufträge für dich, die du gar nicht erfüllen kannst. Dann kannst du ihnen sagen: „Diesen Auftrag gebe ich dir zurück. Diese Verantwortung kann ich nicht für dich tragen. Ich gebe sie an dich zurück."

Nun entschließt du dich, auch einmal nachzuschauen, wer sich in den anderen Räumen befindet. Vielleicht sind dort einige Menschen, die dir einmal sehr wehgetan haben, die dich enttäuscht oder betrogen haben. Vielleicht hast du dich mit deiner Liebe zu ihnen getäuscht. Und ganz unbewusst lässt du ihnen noch Raum in deinem Herzen. Vielleicht hegst du immer noch die Hoffnung, dass auch sie einmal dich lieben werden. Wahrscheinlicher ist, dass sie Platz in deinem Herzen einnehmen und dass dieser Platz dadurch unnötig besetzt ist.

Was hindert dich, diese Menschen aus deinem Herzen herauszubitten? Vielleicht wollen sie auch weiter in deinem Herzen wohnen bleiben, finden es so angenehm dort, dass du ihnen immer noch Aufmerksamkeit schenkst, ohne dass sie dafür Gegenleistungen bringen müssten. Bitte sie mit klarer und deutlicher Stimme, das Haus zu verlassen. Vielleicht wollen sie auch gar nicht das Haus verlassen, weil sie schon immer dort gewohnt haben. Weil sie doch so nett zu dir waren oder weil es einfach so gemütlich und bequem bei dir ist. Sie beschweren sich vielleicht und sagen: „Du hast dich bis jetzt immer um uns gekümmert, uns versorgt. Das ist doch deine Aufgabe.“ Wenn sie nicht gehen wollen, dann lass dir helfen, sie gemeinsam mit deinen Freunden aus dem Haus zu bitten. Achte auch darauf, dass sie ihr Gepäck, ihre Zahnbürste, ihre Kleider mitnehmen.

Jetzt geh durch alle Räume und fordere all diejenigen auf, dein Herz zu verlassen, die nicht bereit sind, auch dich in ihrem Herzen wohnen zu lassen. Das können Verwandte, frühere Freunde, Partner, Arbeitskollegen sein. Vielleicht kannst du ihnen Lebewohl sagen oder Adieu, damit sie den Schatten ihrer Erinnerung mitnehmen. Nun geh noch einmal durch alle Räume deines Herzens und schau, ob sich nicht doch jemand noch dort versteckt hält, den du nicht mehr in deinem Herzen haben möchtest. Jemand, der sich vielleicht ganz hartnäckig weigert, dein Haus zu verlassen. Sage ihm nochmals klar und deutlich, mit all deiner Kraft und Stärke, dass er augenblicklich dein Haus verlassen soll.

Jetzt spür, wie auf einmal Platz wird für die Menschen, die du liebst. Das sind diejenigen, die dich wertschätzen, die sich an dir freuen und gerne mit dir zusammen sind. Wenn du mit ihnen zusammen bist oder auch nur an sie denkst, spürst du, dass du auch bei ihnen einen festen Platz in ihren Herzen hast. Du weißt zutiefst, dass eure Bilanz des Miteinanders ausgeglichen ist, dass du allen auf Augenhöhe begegnen kannst, dass du ihnen geben kannst und sie dir das freudig geben, was sie dir von Herzen geben können.

Vielleicht hörst du Musik und hast den Duft einer guten Mahlzeit in der Nase. Vielleicht mögt ihr auch zusammen essen, feiern und tanzen.

Und noch etwas ist passiert, wenn du genau hinspürst. Du hast jetzt Platz in deinem Herzen, all die Menschen hinein zu bitten, die auch dich lieb haben, die auch dich mögen, die dein Leben bereichern. Du brauchst keine Angst mehr zu haben, dass dein Herz zu klein ist oder dass du leer ausgehst.

Nun komm langsam mit deiner inneren Aufmerksamkeit wieder in diesen Raum zurück. Achte wieder auf deinen Atem und spüre, wie du einatmest und ausatmest. Spüre, wie du mit jedem Einatmen ein bisschen frischer und wacher wirst. Wenn du zuvor eine Wendeltreppe hinabgestiegen bist, so steige sie jetzt wieder langsam mit jedem Einatmen Stufe für Stufe hinauf. Jetzt gehe mit deiner Aufmerksamkeit in die linke Hand und balle sie zur Faust, ganz fest, und jetzt löse die Spannung wieder. Jetzt mache noch einmal mit der linken Hand eine Faust und löse die Spannung wieder. Und dann räkle und strecke dich, und wie nach einem tiefen erholsamen Schlaf bist du jetzt wieder ganz frisch und wach da.

Abschluss: Anschließend erzählt jeder, was er erlebt hat.

4.4.5 *Imagination: Ich bin schön*

Zeit: ca. 90 Minuten

Benötigt werden: Decken als Unterlage, Plakatkarton, Farbstifte oder Ölkreiden, Schreibzeug und Therapieheft.

Ziel: Frühe Zurückweisungen und Verletzungen hinsichtlich der körperlichen Erscheinung, sei es in der Familie oder in der Schule, können das Selbstbild sehr beschädigt haben. Man fühlt sich einfach nicht attraktiv, nicht schön genug, sich dem Anderen zu zeigen. In dieser Imagination wird dazu ein Gegenbild gesetzt. Mithilfe einer bildhaften Vorstellung, bezogen auf die eigene Leiblichkeit, soll das emotionale Befinden dazu beeinflusst werden.

Anleitung:

(Alles ganz langsam und mit vielen Pausen vorlesen.)

Nehmen Sie sich eine Decke und legen sich ganz bequem auf die Matte. Vielleicht brauchen Sie noch ein Kissen? Oder eine weitere Decke, um sich zuzudecken?

Falls es Ihnen nicht möglich ist, sich hinzulegen, dürfen Sie sich gerne auch auf einen Stuhl und an einen Tisch setzen.

Neben Ihnen liegt das Arbeitsmaterial, ein Malblock, Ölmalkreiden und Ihr Heft, in welches Sie anschließend etwas schreiben können. Den genauen Ablauf werde ich jeweils ankündigen, sodass Sie sich jetzt völlig entspannen können. Ganz wichtig ist, dass Sie alles nur richtig machen können! Gleich werde ich von der Anrede Sie zur Anrede Du wechseln; das hilft, die Entspannung zu vertiefen.

Lege dich ganz entspannt hin. Spüre, wie der Atem von ganz alleine kommt und geht wie du einatmest und ausatmest. Jetzt gehe einmal mit deiner Aufmerksamkeit zu deiner linken Hand und balle sie zur Faust. Und dann löse ganz langsam wieder die Anspannung. Jetzt mache noch einmal eine Faust und löse sie wieder, und spüre, wie du dich bei jedem Mal mehr entspannst.

Jetzt versuche einmal, beim Ausatmen in ein leichtes Tönen zu kommen, vielleicht wie das Nebelhorn eines Schiffs, wuuuu, ganz leicht und kaum hörbar, sodass du wahrnehmen kannst, wie dein Brustkorb leicht vibriert. Vielleicht spürst du dieses Vibrieren auch im ganzen Körper. Ich unterstütze dich, indem ich mitsumme *(ca. eine Minute)*.

Nun noch dreimal, dann kannst du das Summen wieder verklingen lassen.

Erinnere dich an dein Entspannungswort und lasse es nach einiger Zeit aufsteigen, wie einen Ballon in den Himmel. Nimm wahr, wie sich immer mehr Ruhe und Entspannung in dir ausbreiten. Vielleicht spürst du auch, wie dein Körper ganz schwer und ruhig auf dem Boden liegt, und der Atem kommt und geht.

Wenn du magst, kannst du dir jetzt vorstellen, dass du oben an einer Wendeltreppe stehst und mit jedem Ausatmen die Treppe eine Stufe hinabgehst. Bei jeder Stufe entspannst du dich mehr, und du gelangst zu deiner inneren Weisheit, die dich durch dein Leben leitet.

Nun stell dir einmal vor, dass du an einem wunderschönen Ort bist, an deinem Lieblingsort. Das kann auch dein innerer Raum sein, den du dir schön eingerichtet hast, der dir jederzeit zur Verfügung steht. Jetzt stellst du dich einmal bewusst hin, auf deine eigenen Füße und spürst den Boden unter den Füßen. Du spürst: Hier stehe ich ganz fest und sicher.

Dann stell dir vor, du stehst vor einem Spiegel. Und jetzt betrachtest du einmal voller Neugier, wertschätzend und wohlwollend deine Füße. Du siehst, wie schön sie sind, wie sie dich durch dein Leben tragen, sie sind wunderschön. Du schaust ein Stückchen höher und siehst deine Unterschenkel, deine Kniescheiben, deine Oberschenkel, welch schöne Beine du hast. Dein Blick richtet sich auf die Kniescheiben, auf deine Knie, wie wunderbar sie sind. Schöne Knie hast du. Du wanderst höher hinauf und richtest deinen Blick auf dein Geschlecht. Was für ein schönes Geschlechtsorgan habe ich, stellst du mit Freude fest. Du wanderst weiter mit einem dir selbst wohlwollenden Blick höher hinauf und siehst, was für einen schönen Bauch du hast. Dann wandert dein Blick hin zu deiner Brust, zu deinen Brüsten, und du siehst, wie schön sie sind, einfach wunderschön. Es sind deine einmaligen Brüste, die zu dir gehören. Es ist deine einmalige Brust, die zu dir gehört. Jetzt wanderst du wieder höher hinauf, kommst du deinen Schultern. Du betrachtest die Schlüsselbeine, wie schön sie mit deinen Schultern in Verbindung sind. Dann geht dein Blick zu deinen Armen und zu deinen Händen, wie schön sie sind, wunderschön. Du betrachtest jetzt ganz aufmerksam deine Hände und freust dich darüber, wie schön diese sind. Nun geht dein Blick hinauf zu deinem Hals, deinem Kinn, deinem Gesicht mit Nase, Mund, Augen und Wangen. Wunderschön ist alles. Du bist ganz entzückt von dem, was du siehst. Und jetzt siehst du deine Ohren, deine Haare, einfach wunderschön alles.

Und du stehts vor einem Klappspiegel, sodass du dich auch von hinten betrachten kannst. Du blickst schräg in diesen Spiegel, und du siehst deine Rückenpartie, deine Beine von hinten, deinen Po. Alles wunderschön, einmalig und nur zu dir gehörend. Jetzt nimmst du wieder deine Gestalt als ganze wahr. Du schaust sie an und siehst im Spiegel eine wunderschöne Frau, einen wunderschönen Mann. So wie du bist, wunderschön und einmalig. Jetzt legst du einmal eine Hand auf dein Herz und spürst, wie es klopft. Dann machst du ganz langsam, wirklich ganz langsam kreisende Bewegungen auf deinem Herzen. Jetzt komm langsam mit dem Kreisen zu Ende, und plötzlich merkst du, wie auch noch ein Strahlen von dir ausgeht. Dieses Strahlen kommt vom Inneren. Es kommt daher, weil du spürst, wie schön du bist. So strahlt diese Schönheit auch nach außen. Nun stell dir vor, mit dieser Schönheit, mit dieser Ausstrahlung trittst du aus deinem Raum hinaus in die Welt, und begegnest mit dieser Schönheit deinem Liebsten oder deiner Liebsten.

Nun kannst du langsam dieses Bild wieder verblassen lassen, und du spürst tiefst in deinem Inneren, dass du wunderschön bist, genau so und einmalig, wie du bist. Dass alles bei dir zusammenspielt, dein Körper, dein Geist und deine Seele, alles fließt ineinander und macht dich aus, und du siehst und spürst, wie wunderschön du bist, und das ist in dir und bleibt in dir.

Nun komm langsam mit deiner inneren Aufmerksamkeit wieder in diesen Raum zurück. Achte wieder auf deinen Atem und spüre, wie du einatmest und ausatmest. Spüre, wie du mit jedem Einatmen ein bisschen frischer und wacher wirst. Wenn du zuvor eine Wendeltreppe hinabgestiegen bist, so steige sie jetzt wieder langsam mit jedem Einatmen Stufe für Stufe hinauf. Jetzt gehe mit deiner Aufmerksamkeit in die linke Hand und balle sie zur Faust, ganz fest, und jetzt löse die Spannung wieder. Jetzt mache noch einmal mit der linken Hand eine Faust und löse die Spannung wieder. Und dann räkle und strecke dich, und wie nach einem tiefen erholsamen Schlaf bist du jetzt wieder ganz frisch und wach da.

Malphase: Jeder nimmt einen Malstift und beginnt das, was er gerade gespürt und erlebt hat, in seinem ganz eigenen Tempo zum Ausdruck zu bringen.

Wer fertig ist, lässt sich von seinem Werk beeindrucken und schreibt dazu etwas auf: eine Überschrift, eine Wortsammlung oder einen Text, vielleicht auch zu einem Gedicht verdichtet.

Wenn beide fertig sind, wird zunächst der Text und dann das Bild der Partnerin vorgestellt. Dann gibt zuerst der Partner, anschließend die Therapeutin dazu eine wertschätzende Rückmeldung.

Zum Ende werden beide Bilder nebeneinandergestellt und das Verbindende und Gemeinsame in diesen Bildern gesucht. Auch hier hat die Therapeutin die wichtige Aufgabe, dieses Verbindende zu primen und hervorzuheben.

4.4.6 *Imagination: Mein Herz und mein Geschlecht im Gespräch*

Zeit: ca. 90 Minuten

Benötigt werden: Decken als Unterlage, Plakatkarton, Farbstifte oder Ölkreiden, Schreibzeug und Therapieheft.

Ziel: Die Energie des Herzens – Symbol für die Liebe und auch ihr Ort – wird mit der Energie des Geschlechtsteils – Ort der Lust und vitaler Lebenskraft – zusammengebracht. So wird eine Verbindung, wird ein Zusammenfließen beider gefördert. Eine intime, das persönliche Wachstum und die Resonanz in der Zwischenleiblichkeit förderliche Beziehung ist nur durch eine Aufhebung des Dualismus, der Spaltung zwischen Körper und Seele, zwischen Lust und Liebe, möglich.

Anleitung:

(Alles ganz langsam und mit vielen Pausen vorlesen.)

Nehmen Sie sich eine Decke und legen sich ganz bequem auf die Matte. Vielleicht brauchen Sie noch ein Kissen? Oder eine weitere Decke, um sich zuzudecken?

Falls es Ihnen nicht möglich ist, sich hinzulegen, dürfen Sie sich gerne auch auf einen Stuhl und an einen Tisch setzen.

Neben Ihnen liegt das Arbeitsmaterial, ein Malblock, Ölmalkreiden und Ihr Heft, in welches Sie anschließend etwas schreiben können. Den genauen Ablauf werde ich jeweils ankündigen, sodass Sie sich jetzt völlig entspannen können. Ganz wichtig ist, dass Sie alles nur richtig machen können! Gleich werde ich von der Anrede Sie zur Anrede Du wechseln; das hilft, die Entspannung zu vertiefen.

Lege dich ganz entspannt hin. Spüre, wie der Atem von ganz alleine kommt und geht, wie du einatmest und ausatmest. Jetzt gehe einmal mit deiner Aufmerksamkeit zu deiner linken Hand und balle sie zur Faust. Und dann löse ganz langsam wieder die Anspannung. Jetzt mache noch einmal eine Faust und löse sie wieder, und spüre, wie du dich bei jedem Mal mehr entspannst.

Jetzt versuche einmal, beim Ausatmen in ein leichtes Tönen zu kommen, vielleicht wie das Nebelhorn eines Schiffs, wuuuu, ganz leicht und kaum hörbar, sodass du wahrnehmen kannst, wie dein Brustkorb leicht vibriert. Vielleicht spürst du dieses Vibrieren auch im ganzen Körper. Ich unterstütze dich, indem ich mitsumme *(ca. eine Minute)*.

Nun noch dreimal, dann kannst du das Summen wieder verklingen lassen.

Erinnere dich an dein Entspannungswort und lasse es nach einiger Zeit aufsteigen, wie einen Ballon in den Himmel. Nimm wahr, wie sich immer mehr Ruhe und Entspannung in dir ausbreiten. Vielleicht spürst du auch, wie dein Körper ganz schwer und ruhig auf dem Boden liegt, und der Atem kommt und geht.

Wenn du magst, kannst du dir jetzt vorstellen, dass du oben an einer Wendeltreppe stehst und mit jedem Ausatmen die Treppe eine Stufe hinabgehst. Bei jeder Stufe entspannst du dich mehr, und du gelangst zu deiner inneren Weisheit, die dich durch dein Leben leitet.

Jetzt spür einmal deinen Körper, nimm wahr, wie du wohlig und warm auf der Erde liegst. Die Erde trägt dich, und du bist jetzt im Moment ganz geborgen. Dann lege einmal eine Hand auf dein Herz, fühle es und nimm Kontakt zu ihm auf. Spüre, wie es klopft, wie es in deinem ganzen Körper das Blut fließen lässt. Vielleicht fallen dir Worte ein, die die Bedeutung des Herzes zum Ausdruck bringen. „Herzallerliebste mein", „herzlich umarmen", „Herzensgüte", ein „zerbrochenes Herz", ich habe dich „von Herzen lieb". Darin wird deutlich, wie wir das Herz zum Symbol und Zeichen unsere Fähigkeit zu lieben machen. Ohne Worte spürt unser Leib diese Herzenswärme, diese Güte, die mein Gegenüber zu mir ausstrahlt. Der Leib hört die Stimme des Herzens.

Jetzt stell dir einmal vor, dass dein Herz mit dem gleichen Wohlwollen, mit der gleichen Liebe auch dir etwas sagen will. Was mag das sein, was möchte dein Herz dir erzählen?

(ca. eine Minute Zeit lassen)

Das Geschlechtsorgan ist der Ort in unserem Körper, mit dem wir eine leibhaftige Verbindung mit unserer Partnerin oder unserem Partner aufnehmen können. Hier können wir „ein Fleisch werden". In der sexuellen Begegnung können Same und Eizelle miteinander verschmelzen, sodass neues Leben entsteht. Über diese große Bedeutung hinaus bietet die sexuelle Begegnung eine Fülle an Lust und Lebensfreude. Diese Lust und Lebensfreude ist ein wichtiger Teil von uns, der uns ausmacht, mit dem wir das Miteinander bereichern wollen.

Jetzt leg einmal die andere Hand auf dein Geschlecht.

Spüre, welche Nachrichten, welche Botschaften dein Geschlecht für dich hat. Was wollte es dir schon immer einmal erzählen? Und höre auch deinem Geschlechtsorgan voller Aufmerksamkeit und Wohlwollen zu.

Jetzt nimm ein wenig Abstand zu beiden. Stell dir vor, du könntest deinem Herz und deinem Geschlecht zuschauen und lauschen, wie sie miteinander in einen Austausch kommen, vielleicht in eine Debatte oder eine Auseinandersetzung, in ein gemeinsames Fließen. Spüre, wie sich das anfühlt, wenn beide scheinbare Gegensätze hinter sich lassen und immer mehr in einen Einklang kommen.

Nun lass dieses Bild in dir verblassen. Zutiefst spürst eine innere Kraft. Die Quelle dieser Kraft sind dieser Einklang und deine immer stärker werdende Fähigkeit, diesen Einklang zu spüren, dich davon leiten zu lassen. Daraus erwächst dir eine Intuition, die dich deine Sexualität mit deinem Partner, mit deiner Partnerin, mit deinem Mann, mit deiner Frau ganz neu gestalten und erleben lässt. Und wenn du gleich wieder mit vollem Bewusstsein hier bist, wirst du das, was du gespürt hast, mit den Malstiften in Formen und Farben zum Ausdruck bringen.

Nun komm langsam mit deiner inneren Aufmerksamkeit wieder in diesen Raum zurück. Achte wieder auf deinen Atem und spüre, wie du einatmest und ausatmest. Spüre wie du mit jedem Einatmen ein bisschen frischer und wacher wirst. Wenn du zuvor eine Wendeltreppe hinabgestiegen bist, so steige sie jetzt wieder langsam mit jedem Einatmen Stufe für Stufe hinauf. Jetzt gehe mit deiner Aufmerksamkeit in die linke Hand und balle sie zur Faust, ganz fest, und jetzt löse die Spannung wieder. Jetzt mache noch einmal mit der linken Hand eine Faust und löse die Spannung wieder. Und dann räkle und strecke dich, und wie nach einem tiefen erholsamen Schlaf bist du jetzt wieder ganz frisch und wach da.

Malphase: Jeder nimmt einen Malstift und beginnt das, was er gerade gespürt und erlebt hat, in seinem ganz eigenen Tempo zum Ausdruck zu bringen.

Wer fertig ist, lässt sich von seinem Werk beeindrucken und schreibt dazu etwas auf: eine Überschrift, eine Wortsammlung oder einen Text, vielleicht auch zu einem Gedicht verdichtet.

Wenn beide fertig sind, wird zunächst der Text und dann das Bild der Partnerin vorgestellt. Dann gibt zuerst der Partner, anschließend die Therapeutin dazu eine wertschätzende Rückmeldung.

Zum Ende werden beide Bilder nebeneinandergestellt und das Verbindende und Gemeinsame in diesen Bildern gesucht. Auch hier hat die Therapeutin die wichtige Aufgabe, dieses Verbindende zu primen und hervorzuheben.

Abschluss der Sitzung mit der Achtsamkeitsübung (4.1.6).

4.4.7 Übung: Achtsame Berührung

Zeit: ca. 45 Minuten, einschließlich Auswertung

Hintergrund: Diese Übung ist eine Fortführung von „Sich durch Berühren Gutes tun“ (4.2.7), einer Übung aus dem zweiten Modul. Hier gilt es zu lernen, wacher und präsenter im gegenwärtigen Augenblick zu sein, bewusster wahrzunehmen, was gerade geschieht, ohne es zu bewerten und sich vom Leistungsdenken („Ich muss funktionieren“) zu lösen. Diese Erfahrung ist gekoppelt mit Absichtslosigkeit, was hier bedeutet: sich allmählich von der üblichen Zielorientierung zu lösen, Sex müsse, um gut zu sein, immer mit einem Orgasmus enden (Fuchs 2010).

Berührungen haben für jeden Menschen eine unterschiedliche Bedeutung, lösen Wohlfühlen oder Ablehnung aus. Sie können sogar Reaktionen triggern wie Immobilisation, Aggression oder Flucht.

Aktuelle Berührungen wecken Erinnerungen an liebevolle Berührungen seitens der Eltern, an ein Geborgensein, aber auch an Zurückweisung, sexuelle Gewalt, Ohrfeigen oder Schläge. All das ist im Leibgedächtnis gespeichert und kann in der Zwischenleiblichkeit zu heftigen Irritationen führen und dazu, dass manche Paare unbewusst Berührungen gänzlich vermeiden. Die Sehnsucht, berührt zu werden, ist dann jedoch deutlich größer (was nicht selten vehement bestritten wird …). Das äußert sich dann z. B. in Vorwürfen der Partnerin gegenüber, man wolle häufiger in den Arm genommen werden. Unbewusst bleibt jedoch der eigene Anteil an den ausbleibenden Berührungen. Meist handelt es sich um die sensumotorisch gespeicherte Furcht vor der Reaktivierung einer traumatischen Situation (Barwinski 2020).

Die Fähigkeit, die Partnerin zu berühren und auch sich berühren zu lassen, ist für das Miteinander von zentraler Bedeutung. Ohne viele Worte ermöglicht sie es, Vertrauen herzustellen, dem Anderen zu signalisieren: „Ich bin an deiner Seite, was auch immer passiert." Sie fördert durch Zärtlichkeit Wohlwollen und Verbindung. Sie ermöglicht auch dem Anderen mitzuteilen, ich habe Lust auf dich, ihn zu sexueller Aktivität einzuladen, zu ermuntern oder zu verführen.

Ziel: Durch ein Handauflegen sollen die Klient*innen in ein eigenleibliches Spüren kommen. Spüren ist immer absichtslos. Was auch gespürt wird, ist deshalb immer richtig. Das gilt insbesondere auch für unangenehme Gefühle wie Unwohlsein, Ekel oder etwa Angst (etymologisch: Enge!), die durch die Berührung ausgelöst werden.

Der Austausch über dieses Spüren wird im Anschluss als Ausgangspunkt genutzt, um gegebenenfalls, als Zweitreaktion, ein neues Spüren zu etablieren. Wenn bisher z. B. eine plötzliche liebevolle Berührung seitens des Partners automatisch Schutzreaktionen vor möglichen Ohrfeigen auslöste, so wird es in dieser Übung möglich, der Berührung eine neue Bedeutung zu geben und die Kraft und Liebe, die in ihr steckt, in die Zwischenleiblichkeit zu integrieren. Durch eine bewusste Zweitreaktion und deren Einübung können Klient*innen in ein neues Spüren, Fühlen, Denken und Handeln kommen.

Ablauf:

Einer der Partner liegt auf einer Decke auf dem Boden. Der Andere hat die Aufgabe, ihn an drei intuitiv ausgewählten Körperstellen zu berühren. Es wird lediglich die Hand für jeweils ca. fünf Minuten auf diese Stellen gelegt; keinerlei Streicheln, Massieren etc.

Danach findet ein Wechsel statt.

Im Anschluss findet ein Austausch unter Anleitung des Therapeuten statt. Wenn beide erzählt haben, was sie jeweils gespürt haben, vielleicht welche Erinnerungen oder Gedanken ihnen dabei gekommen sind, gilt es, die Bedeutung der täglichen Berührung eines Paars herauszuarbeiten und zu betonen. Es kann hilfreich sein, diese Übung dem Paar als Hausaufgabe mit auf den Weg zu geben.

Anmerkung: Es ist wichtig, dass der Therapeut die ganze Zeit mit Wohlwollen präsent ist, um das Paar in diesem Rahmen zu halten. Auch wenn dies selbstverständlich sein sollte: Er darf in dieser Zeit auf keinen Fall in einem Buch blättern, auf sein Handy schauen etc.

4.4.8 *Imagination: Innerer Mann – innere Frau*

Zeit: ca. 90 Minuten für das Erstellen und Besprechen der Figuren.

Abhängig davon ab, wie intensiv die Klient*innen mit der Erstellung der Plastik beschäftigt sind, wird ggf. eine zusätzliche Einheit für die Arbeit zur Diagnostik benötigt.

Benötigt werden: Decken als Unterlage, zwei Holzbretter als Unterlage für die Plastiken, Plastiziermasse oder Ton, Therapieheft, Schreibzeug.

Ziel: Jeder Mensch trägt sowohl männliche als auch weibliche Anteile in sich. Ob er mit den Geschlechtsorganen als Mann oder Frau oder nicht so eindeutig geboren wird, entscheidet sich im Lauf der pränatalen Entwicklung. Eine feinfühlige Erziehung ermöglicht, die jeweilige geschlechtliche und sexuelle Identität zu fördern. In dieser Übung geht es darum, sich einmal in die Gegengeschlechtlichkeit des Partners hineinzuversetzen und dadurch das Verständnis füreinander und die Fähigkeit der Einfühlung zu fördern.

Ablauf:

(Alles ganz langsam und mit vielen Pausen vorlesen.)

Nehmen Sie sich eine Decke und legen sich ganz bequem auf die Matte. Vielleicht brauchen Sie noch ein Kissen? Oder eine weitere Decke, um sich zuzudecken?

Falls es Ihnen nicht möglich ist, sich hinzulegen, dürfen Sie sich gerne auch auf einen Stuhl und an einen Tisch setzen.

Neben Ihnen liegt das Arbeitsmaterial, Plastiziermasse und Ihr Heft, in welches Sie anschließend etwas schreiben können. Den genauen Ablauf werde ich jeweils ankündigen, sodass Sie sich jetzt völlig entspannen können. Ganz wichtig ist, dass Sie alles nur richtig machen können! Gleich werde ich von der Anrede Sie zur Anrede Du wechseln; das hilft, die Entspannung zu vertiefen.

Lege dich ganz entspannt hin. Spüre, wie der Atem von ganz alleine kommt und geht, wie du einatmest und ausatmest. Jetzt gehe einmal mit deiner Aufmerksamkeit zu deiner linken Hand und balle sie zur Faust. Und dann löse ganz langsam wieder die Anspannung. Jetzt mache noch einmal eine Faust und löse sie wieder und spüre, wie du dich bei jedem Mal mehr entspannst.

Jetzt versuche einmal, beim Ausatmen in ein leichtes Tönen zu kommen, vielleicht wie das Nebelhorn eines Schiffs, wuuuu, ganz leicht und kaum hörbar, sodass du wahrnehmen kannst, wie dein Brustkorb leicht vibriert. Vielleicht spürst du dieses Vibrieren auch im ganzen Körper. Ich unterstütze dich, indem ich mitsumme (ca. eine Minute).

Nun noch dreimal, dann kannst du das Summen wieder verklingen lassen.

Erinnere dich an dein Entspannungswort und lasse es nach einiger Zeit aufsteigen, wie einen Ballon in den Himmel. Nimm wahr, wie sich immer mehr Ruhe und Entspannung in dir ausbreiten. Vielleicht spürst du auch, wie dein Körper ganz schwer und ruhig auf dem Boden liegt, und der Atem kommt und geht.

Wenn du magst, kannst du dir jetzt vorstellen, dass du oben an einer Wendeltreppe stehst und mit jedem Ausatmen die Treppe eine Stufe hinabgehst. Bei jeder Stufe entspannst du dich mehr und du gelangst zu deiner inneren Weisheit, die dich durch dein Leben leitet.

Zu einer achtsamen, aufeinander bezogenen und dann lustvollen Sexualität gehört, dass wir in der Lage sind, uns ganz unbewusst immer mehr auch auf das Gegenüber einzuschwingen. So wirst du in dieser Geschichte, die ich dir jetzt erzähle, dich in eine Frau oder in einen Mann verwandeln und ihre oder seine Gestalt für eine kurze Zeit annehmen und erkunden, wie sich das anfühlt und was das für dich bedeuten würde.

Eines schönen Sommertags bist du auf einer Wanderung unterwegs und stößt auf eine große Wiese mit vielen Wildblumen und Kräutern, die wunderbar duften. Auf dieser Wiese führt ein Weg in die Ferne. Ganz selbstvergessen schlenderst du ein wenig auf diesem Weg entlang. Plötzlich taucht am Horizont eine Gestalt auf, die dir entgegenkommt. Und als sie dir näher kommt, spürst du, dass du sie kennst. Du spürst: „Das bin ja ich. Nur jetzt sehe ich aus wie eine Frau, wie ein Mann, und trotzdem bin ich es." Und in dem Moment, wo ihr aufeinandertrefft, nehmt ihr euch in den Arm, und du nimmst langsam ihre/seine Gestalt an. Immer mehr wirst du zum Mann, immer mehr zur Frau.

Spür einmal, wie deine Körperformen sich verändern, wie du auf einmal eine Brust bekommst oder Brüste. Wie dir vielleicht Haare auf der Brust wachsen, wie deine Arme, deine Muskeln sich verändern, wie deine Hände zarter oder kräftiger werden. Spür einmal, wie dein Geschlecht sich verändert, du einen Penis oder eine Vagina bekommst. Und nimm einmal wahr, wie du jetzt die Frisur eines Mannes oder die einer Frau hast, wie sich für dich als Mann oder als Frau jetzt alles völlig stimmig und richtig anfühlt.

Und spür einmal, wie du dich im Körper einer Frau oder eines Mannes bewegst, wie du deine Schritte setzt. Hör einmal, wie deine Stimme jetzt klingt, die Stimme eines Mannes oder einer Frau. Vielleicht magst du auch dir vorstellen, einmal zu singen.

Und stell dir jetzt auch vor, die Kleidung eines Mannes, die Kleidung einer Frau anzuhaben.

Wie fühlt es sich an, ein Mann zu sein oder eine Frau zu sein?

Was würde das für deinen Alltag bedeuten? Für deinen Arbeitsplatz, für deinen Umgang in der Nachbarschaft, mit Freunden, in deiner Herkunftsfamilie?

Und dann stell dir einmal vor, wie du um die Aufmerksamkeit einer Frau oder eines Mannes wirbst, wie du deutlich machst: „Hier bin ich, nimm mich wahr." Wie machst du dich dann schön als Frau oder als Mann? Und wie ist das, selbst wahrgenommen zu werden von einem Mann oder einer Frau, auf welche Signale reagierst du? Wie nimmst du Kontakt auf?

Und dann stell dir vor, wie du eine Begegnung als Frau oder als Mann gestaltest. Was erzählst du von dir? Was ist dir wichtig, vom Anderen zu hören?

Dann stell dir einmal vor, wie du Sexualität mit einem Mann oder einer Frau leben würdest. Wie würdest du deinen Wunsch danach ihm oder ihr zeigen? Wie würdest du diese Begegnung gestalten? Was genau würdest du tun, dass es dir als Mann oder als Frau guttut?

Lass es alles vor deinem inneren Auge geschehen und spür einmal, wie viel Freude du in dieser Begegnung entwickeln kannst. Lass dir Zeit, dir ein wenig ein Leben als Mann oder als Frau vorzustellen.

Und jetzt verabschiede dich langsam wieder von dem Bild. Du merkst auf einmal, dass du wieder auf diesem Weg bist, den du schon einmal gegangen bist. Ganz weit aus der Ferne kommt dir ein Mensch entgegen, den du sehr gut kennst. Du bist es selbst. Vielleicht gibt es etwas, was du deiner inneren Frau oder deinem inneren Mann von dir erzählen magst? Vielleicht, was er, was sie in dieser inneren Vorstellung erlebt hat? Vielleicht, was du von deinem inneren Mann, deiner inneren Frau lernen kannst?

Und dann umarmt ihr euch, und du sagst ihm oder ihr, was dir wichtig ist.

In dieser Umarmung spürst du plötzlich, wie du dich wieder zu dem entwickelst, der du bist, zu diesem Mann, dieser Frau, der oder die du bist. Deine Hände werden wieder so, wie sie vorher waren, du nimmst die Gestalt an, die du vorher hattest, deine Arme, dein ganzer Körper, deine Haare, dein Geschlecht – alles verwandelt sich wieder so zurück, wie es zuvor war. Und du verabschiedest deine innere Frau und deinen inneren Mann, du weißt aber, dass du sie jetzt kennengelernt hast und dass er oder sie ein Teil von dir ist und zu dir gehört. Dieses Wissen macht dich sehr glücklich und zufrieden.

Nun komm langsam mit deiner inneren Aufmerksamkeit wieder in diesen Raum zurück. Achte wieder auf deinen Atem und spüre, wie du einatmest und ausatmest. Spüre, wie du mit jedem Einatmen ein bisschen frischer und wacher wirst. Wenn du zuvor eine Wendeltreppe hinabgestiegen bist, so steige sie jetzt wieder langsam mit jedem Einatmen Stufe für Stufe hinauf. Jetzt gehe mit deiner Aufmerksamkeit in die linke Hand und balle sie zur Faust, ganz fest, und jetzt löse die Spannung wieder. Jetzt mache noch einmal mit der linken Hand eine Faust und löse die Spannung wieder. Und dann räkle und strecke dich, und wie nach einem tiefen erholsamen Schlaf bist du jetzt wieder ganz frisch und wach da.

Arbeit an der Plastik: Jeder nimmt nun, in aller Ruhe in seinem eigenen Tempo, am einfachsten mit geschlossenen Augen die Plastiziermasse / den Ton in die Hand und nimmt Kontakt mit dem Material auf, spürt einmal, wie es sich anfühlt, knetet und schlägt es. Und dann lassen Sie Ihre Hände das formen, was Sie gerade in der Geschichte gespürt haben, was Sie vielleicht gesehen haben. Und seien Sie gewiss: Alles, *was* Sie machen und *wie* Sie es machen, welche Form entsteht, alles ist richtig und schön. Am besten ist es wirklich, die Augen geschlossen zu halten, dann haben Sie keinerlei Stress. Und Ihre Hände wissen, was sie machen können. Oft sind sie viel klüger als unsere Gedanken.

Wenn beide mit der Plastik fertig sind, ermuntert die Therapeutin, sich zunächst einmal die Hände zu waschen.

Dann wird jeder eingeladen, sich von seinem eigenen Kunstwerk beeindrucken zu lassen. Hier ist es hilfreich, es mit einer Haltung zu betrachten, als würde man die Erstlingswerke von Kindern betrachten, also ganz wohlwollend. Diesen Eindruck schreibt dann jeder in sein Heft, vielleicht ein paar Worte, vielleicht einige Gedanken, vielleicht etwas zu einem Gedicht Verdichtetes. Das Ganze kann vielleicht mit einer passenden Überschrift versehen werden.

*Wenn einer schon fertig, ermuntern Sie als Therapeut*in den anderen, weiter zu schreiben, sich alle Zeit zu nehmen, die er braucht. Dieser Prozess dauert i. d. R. etwa 10–20 Minuten.*

Wenn beide mit dem Aufschreiben fertig sind, beginnt einer und stellt dem Partner Text und Figur vor. Als Erstes wird der Text vorgelesen und dann etwas zur Plastik gesagt. Nun antwortet der Andere und erzählt, was das Gehörte und Gesehene bei ihm ausgelöst hat. Vielleicht entdeckt er noch anderes in der Figur und im Text. Anschließend sagt auch die Therapeutin etwas zu Kunstwerk und Text. Sie entdeckt die Ressourcen, die in jedem Kunstwerk stecken, und labelt sie ganz bewusst. Sie hebt die „verborgenen Schätze", zu denen die Betreffenden selbst oftmals keinen Zugang haben oder von denen sie vielleicht auch meinen, dass sie sie ablehnen müssen.

In einer Partnerschaft ist es wichtig, nicht zu meinen, an traditionellen Rollenbildern festzuhalten zu müssen, sondern flexibel das zu tun, was ansteht und was man kann. Vielleicht kann die Frau eine Waschmaschine reparieren, weil sie das früher mit ihrem Vater auch gemacht hat, und der Mann kann ganz liebevoll und fürsorglich zu seinen Kindern sein.

Zum Abschluss darf die Protagonistin noch ein Schlusswort sagen.

Dann stellt der andere Partner seinen Text und seine Plastik in ähnlicher Weise vor.

Abschließend werden beide Plastiken nebeneinandergestellt, und es wird das Gemeinsame, das Verbindende herausgearbeitet. Auch ein solcher ressourcenorientierter Blick ist zunächst die Aufgabe der Therapeutin. Implizit lernen die Partner*innen, dass es möglich ist, Dinge auch anders zu betrachten, ihnen einen anderen Rahmen zu geben.

Abschluss der Sitzung mit der Achtsamkeitsübung (4.1.6).

4.5 Modul 5: Die Partnerschule bringt Paare in Bewegung (Renate Lissy-Honegger)

4.5.1 *Einführung in die Arbeit mit dem Körper*

Paare, die in die Partnerschule kommen, sind zunächst überrascht, welch große Rolle Körperarbeit in diesem Verfahren spielt. Im Lauf des Beratungsprozesses merken sie jedoch, dass Beziehungsphänomene über die Körperebene spürbar werden, zum Ausdruck kommen und Veränderung nachhaltig gelingen kann. Was steckt dahinter? Wie lässt sich der Einsatz von körpertherapeutischen Methoden als tragendes Element begründen?

Leben ist Bewegung

Wir nehmen die Welt über unseren Körper wahr, Sinneseindrücke und Begegnungen bringen etwas in uns zum Schwingen, lösen emotionale Bewegung aus. Gleichzeitig laufen in unserem Körper Prozesse ab, die wir nicht bewusst steuern können – Vorgänge des Aufnehmens und Abgebens wie Atmung und Verdauung. In jeder Zelle finden laufend Bewegung, Umschichtung, Neuordnung statt. Leben und Bewegung hängen zusammen. Leben ist Bewegung.

Im Wort Bewegung steckt *Weg*. Wenn ich mich in Bewegung setzte, mache ich mich auf den Weg. Paare, die sich in einer krisenhaften Phase befinden, beschreiben ihre Situation oft als festgefahren. Sie erleben sich als eingeengt und nicht in der Lage, sich aus der Erstarrung zu befreien. Die Partnerschule bietet nun einen Rahmen, in dem diese Paare Erfahrungen machen, die zu Veränderungen führen können. Diese müssen real sein, von den Partnerschüler*innen mit allen Sinnen erlebt werden und nicht nur als verbale Repräsentanzen von Erfahrungen stattfinden (Grawe 2004). Körpertherapeutische Übungen spielen dabei eine tragende Rolle. Wenn sich die Ratsuchenden darauf einlassen können, kommen sie in Bewegung, jede und jeder für sich. Sie erleben aber auch eine neue Qualität des Miteinanders, die einengende Strukturen aufbrechen und sie Lebendigkeit spüren lässt.

Ganzheitlichkeit – das Konzept des Leibes

„Menschen – Frauen und Männer – verfügen … über körperliche, seelische, geistige Dimensionen und leben in sozialen und ökologischen Lebenskontexten … Sie sind Leibsubjekte in der Lebenswelt“ (Petzold 2009). Schon seit langer Zeit denken Menschen über die verschiedenen Ebenen des Seins nach. Die Unterscheidung von

Körper, Seele und Geist hilft dabei, komplexe Vorgänge zu beschreiben, es ist ein Versuch, diese zu verstehen und zu erklären. Durch Erkenntnisse der Neurowissenschaften in den letzten Jahren ist deutlich geworden, wie eng diese drei Bereiche miteinander verwoben sind. Inneres Erleben wirkt sich auf den Körper aus, und umgekehrt beeinflusst der Körperzustand eines Menschen, die Art, wie er sich bewegt, die Psyche. Das Phänomen, dass psychische Prozesse in den Körper eingebettet sind, wird als Embodiment, als Ver-*leib*lichung, bezeichnet (Storch et al. 2006). Aber was ist der Leib?

Dass wir Menschen einen Körper haben, dass Klärung und Bewältigung von Interaktions- und Kommunikationsstörungen nicht allein über eine Redekur zu verändern sind, setzt sich erst langsam in der Therapieszene durch. Wir *haben* einen Körper, aber wir *sind* Leib. Darauf hat Petzold (1990) mit der Entwicklung der Integrativen Therapie (IT) ab den 1960er-Jahren immer hingewiesen. Bei dem *Konzept des Leibes* handelt es sich um das zentrale Konzept, von dem einerseits ein vertieftes philosophisch-erkenntnistheoretisches Verständnis der menschlichen Existenz und des Wesens des Menschseins als Körper-Seele-Geist-Ganzheit und seines Zur- und In-der-Welt-Seins erschlossen wird, und welches andererseits so grundsätzliche Konzepte der IT wie Intersubjektivität, Zwischenleiblichkeit und Lebenswelt fundiert (Hofer-Moser 2018).

Für die IT spielt dieses Konzept sowohl im Verständnis der therapeutischen Beziehung als auch in der Begründung ganz konkreter leiborientierter Intervention eine tragende Rolle. Es handelt sich somit um ein Spezifikum der IT, im Vergleich zu den meisten anderen Psychologieschulen.

Dass das Messer auf dem Tisch liegt heißt nicht, dass ich nach ihm greifen kann. Der Leib ist stets gegenwärtig, in jedem Vorhaben und in jeder Wahrnehmung. Er ist unser Standpunkt und Ausgangspunkt, kurz unser totales Bezugszentrum. Deshalb lässt der Leib sich zunächst auch nicht als solcher erkunden, um erst dann in seinem Weltbezug untersucht zu werden. Der Leib ist keine Scheibe zwischen mir und der Welt, sondern unser primäres In-der-Welt-Sein. Dank seiner sind wir je schon draußen bei den Dingen.

Deshalb spielt das Prinzip komplexer Achtsamkeit eine zentrale Rolle in der IT. So kann etwa ein Mensch seine Gedanken, seine Gefühle, seine Willensregungen, seine Körperempfindungen, seine Handlungsimpulse beobachten. Also ist er mehr als seine Gedanken, seine Gefühle und so weiter. Erst das ermöglicht es etwa, mit Achtsamkeit ein Aussteigen aus Denk-, Fühl-, Wollens- und Verhaltensautomatismen zu fördern.

Weil das Prinzip Achtsamkeit in der IT seit Beginn eine zentrale Rolle spielt, ist im Gegensatz zu anderen Psychotherapieschulen die Achtsamkeitswelle bisher kaum explizit über ausführliche Veröffentlichung aufgegriffen worden. Petzold und Sieper sprechen sogar von *komplexer Achtsamkeit,* die auf den Leib und die Lebenswelt gerichtet ist. Für sie ist das eine nicht ohne das andere zu begreifen, zu haben oder interventiv zu beeinflussen. Zielrichtung soll dabei die Entwicklung einer *euthymen Achtsamkeit* sein, eine Sensibilität für das eigene Wohl und das Wohlergehen Anderer (Petzold & Sieper 2012, S. 35). In der modernen Psychotherapie hat man sich meistens mit den „lauten Gefühlen" – Wut, Freude, Schmerz, Trauer usw. – befasst. Dagegen wurden die „sanften Gefühle" wie Ruhe, Frieden, Heiterkeit, Zärtlichkeit, Dankbarkeit usw. vernachlässigt. Sie haben aber ein hohes, die Gesundheit förderndes Potenzial (vgl. Freund & Lehr 2020), das als Euthymie, Eudämonie schon im Altertum bekannt war. Es wird im Folgenden durch Übungen „komplexer Achtsamkeit" zur Reflexion der gemachten Erfahrungen genutzt.

Zusammengefasst geht es in einer Leibtherapie, so wie Petzold sie in der Integrativen Therapie konzipiert hat und wie sie für die Partnerschule als roter Faden gilt, um zweierlei: Zum einen den äußeren sinnlichen Erfahrungen in einer als hektisch und besinnungslos erlebten Zeit allgemein wieder mehr Aufmerksamkeit zu schenken und Bedeutung zuzumessen und so über ein achtsames Eintauchen in diesen Strom der sinnlichen Eindrücke unter gleichzeitiger Vertiefung der Fähigkeit zum eigen leiblichen Spürbewusstsein ein Gefühl der Verbundenheit mit sich selbst als Leib und mit der sozialen und ökologischen Lebenswelt zu kultivieren. Zum anderen erwächst aus diesem Einlassen auf diese sinnliche Erfahrung gleichzeitig auch individueller und kollektiver Sinn. Sinn ruht in den Sinnen, denn sie selbst gehören diesem Gewebe von Bezogenheit, von Sehen und Gesehenwerden, von Berühren und Berührtwerden an. Wenn im Folgendem vom Körper die Rede ist, ist dieser lebendige, bewegte Leib damit gemeint.

Psychisches Geschehen findet Ausdruck im Körpergeschehen, umgekehrt wirkt sich Körpergeschehen auf die emotionale Verfassung aus. In den körpertherapeutischen Übungen wird die Relevanz des Körpers für Lernprozesse genutzt. Vertraute Körperhaltungen und -muster werden erkannt. Für die Akteurin hatten bzw. haben sie eine wichtige Funktion, z. B. sich durch eine geschlossene Haltung zu schützen. Deshalb werden sie gewürdigt, aber durch die Möglichkeit, mit Bewegungsthemen zu experimentieren, können alternative Körperhaltungen und Bewegungsabläufe (z. B. sich zu öffnen) ausprobiert und durch Wiederholung etabliert werden. Beim Angebot der Übungen ist entscheidend, diese nicht zu werten. Für den einen kann es wichtig sein, sich durch eine offene Haltung der Welt, dem Partner zuzuwenden, die andere wiederum braucht das Zu-sich-Kommen, das Sich-berühren und Spüren in einer sich verschließenden Geste (siehe 4.5.10, „Öffnen und Schließen"). Lernen ist dann besonders veränderungswirksam, wenn körperlich-sinnhaftes Erleben, seelisch-emotionale Erfahrungen und kognitive Einsicht in zwischenmenschlichen Begegnungen und konkreten Umweltkonstellationen verbunden werden (Höhmann-Kost 2018).

Zwischenleiblichkeit

Intersubjektivität entwickelt sich ein Leben lang und beginnt wahrscheinlich in ihren Vorformen bereits in der vorgeburtlichen Phase. So entsteht vom Beginn des Lebens an *Beziehungs*wissen, das in seinen Fundamenten *Bewegungs*wissen darstellt (Geißler 2014). Das Baby wird von Mutter oder Vater gewiegt, getragen, aber vielleicht auch geschüttelt oder angeschrien. Durch evolutionäre Verhaltensprogramme wissen die erwachsenen Bezugspersonen intuitiv, wie sie auf die Sprache des Säuglings oder Kleinkinds antworten können. So entsteht ein Dialog zwischen Leib und Leib im Wechsel von Impuls und Antwort (Hausmann & Neddermeyer 2011). Dieser Vorgang setzt sich im Lauf des Lebens fort. Wenn wir Menschen begegnen, interagieren unsere Körper in einer Sphäre von Wechselwirkungen, die wir nicht oder nur sehr begrenzt bewusst steuern können (Fuchs 2003). Es entsteht ein Raum, dem beide Menschen angehören. Merleau-Ponty, auf dessen phänomenologischem Weltbild die Integrative Therapie baut, nennt dies „Zwischenleiblichkeit" (1994). Auf dem Weg zur Identitätsbildung spielt das Gegenüber eine tragende Rolle, der Mensch wird am Du zum Ich (Martin Buber 1983).

Jede nahe Begegnung spielt für diesen Prozess eine Rolle, schreibt sich in den Leib ein, hinterlässt ihre Spuren. Dabei wird auf frühe Erfahrungen aufgebaut, Neues entsteht und wird laufend verändert. Gerade in der Partnerschaft werden Erfahrungen früher Zwischenleiblichkeit aktiviert. Handlungsabläufe und Reaktionen werden aus dem impliziten Leibgedächtnis gespeist und von den Protagonist*innen nicht bewusst wahrgenommen. In den körpertherapeutischen Übungen wird ein Rahmen zur Verfügung gestellt, in dem sich die Partner*innen ganz auf der nonverbalen leiblichen Ebene erfahren können. Dabei kommt man mit weit in frühkindliche Erfahrungen reichenden, verborgenen Ursachen von Handlungsabläufen und Mustern in Kontakt. Deshalb werden die Paare im Anschluss an die Übungen eingeladen, mit komplexer Achtsamkeit in ein Spüren zu kommen, um anschließend davon dem Partner zu erzählen. Damit wird das Aufgetauchte greifbar, und es ergibt sich die Möglichkeit, Alternativen auszuprobieren. Eine qualitative Studie (Lissy-Honegger 2015) ergab, dass die Teilnehmer*innen eines Partnerschule-Basisseminars gerade in der Bewegungsarbeit die Klärung interaktioneller Phänomene in ihrer Beziehung erfahren haben. So stellte eine Teilnehmerin fest: „Man konstruiert sich eine Welt zurecht, aber in dieser Körperwahrnehmung ist es einfach sehr pur und unmittelbar.

Und da ist nicht mehr viel dazwischen von Denken oder Jetzt-bastel-ich-mir-was, sondern ich erfahre tatsächlich, was da ist" (Lissy Honegger 2015, S. 63).

Persönlichkeit entfalten

Der intensive Umgang mit dem Körper-Selbst schafft ein Gefühl, einmalig und wertvoll zu sein. Voraussetzung dafür ist eine Atmosphäre von nicht wertendem Lernen, die Kategorie richtig oder falsch spielt dabei eine untergeordnete Rolle. „Es muss nicht schön sein, sondern wahrhaftig", so der Tanzpädagoge Rudolf Laban. Er fand schon in den 1920er-Jahren einen Zusammenhang zwischen äußerer und innerer Bewegung und entwickelte ein Konzept, das durch die Ausbildung eines möglichst breiten Bewegungsrepertoires Persönlichkeitsentwicklung fördert. Durch Bewusstheit in Bewegung – „Know what you are doing!" (Rudolf Laban, nach Lissy-Honegger 2015, S. 41) – wird Bewusstheit über sich selbst gewonnen und damit die Voraussetzung für ein stabiles Selbst geschaffen. Dies wiederum bildet eine wesentliche Basis dafür, dem Partner, der Partnerin als souveräne Persönlichkeit gegenüberzustehen, Widerstand zu leisten, aber auch Mitschwingen zu können. So wird z. B. in der Standübung der Körper dafür geweitet, sich mit euthymer Achtsamkeit „lauten Gefühlen" wie Wut, Freude, Schmerz und Trauer ebenso zu öffnen wie den „sanften Gefühlen" wie Ruhe, Frieden, Heiterkeit, Zärtlichkeit und Dankbarkeit. Durch Spiegeln und Resonanz auf Impulse des Partners lernen Paare in Improvisationen, sich aufeinander einzustellen und einzuschwingen.

Zu den Übungen

Das Bewegungskonzept der Partnerschule basiert auf der Bewegungslehre von Rudolf Laban (1988). Erkenntnisse und Übungen körpertherapeutischer Ansätze, wie z. B. der Integrativen Bewegungstherapie (Petzold 1990), sind eingeflossen. Das Bewegungsangebot ermöglicht als erlebniszentrierte, stimulierende Methode, sich in Einzel- und Paarübungen genauer kennenzulernen und neue Erfahrungen zu machen.

Die folgende Auswahl an elementaren Bewegungsübungen ist, je nach aktueller Situation der Konfliktlage des Paars, in allen Modulen einsetzbar. Es macht Sinn, sie zu wiederholen, damit sich die neu erfahrenen Bewegungsmuster tiefer einprägen und mit der Zeit zu einer neuen inneren Haltung führen. Die meisten Übungen sind sowohl mit einem Paar in der Einzel-Paarberatung als auch in Gruppen anwendbar.

4.5.2 *Mit Abklopfen in Schwung kommen*

Ziel: Diese Übung hat zwei Effekte: eine belebende, erfrischende Wirkung und das Spüren der Körpergrenzen. Sie kann jederzeit im Einzel- und Gruppensetting eingesetzt werden. Sie eignet sich gut als Starter, kann aber auch als Break sinnvoll sein, wenn Ermüdung spürbar wird.

Ablauf:

- Klopfe dich im Stehen mit den Fingerspitzen der leicht gespreizten Hand oder mit leicht geballten Fäusten ab.
- Beginne bei deiner Körpermitte, wandere weiter zum Brustkorb (wenn du möchtest, kannst du auch Töne dabei herauslassen) über die Schultern zu den Armen.
- Vergiss auch deinen Rücken nicht und „beklopfe" dann deinen Po, die Ober- und Unterschenkel und die Füße.
- Schließlich betupfe deinen Kopf, speziell dein Gesicht.
- Streife nun mit beiden Händen vom Scheitelpunkt deines Kopfs an den Außenseiten deines Körpers entlang nach unten bis zur Erde (drei Mal).

Variation:

- Klopfe deine linke Körperhälfte ab – in derselben Reihenfolge wie oben angeführt – und spüre in dich hinein. Kannst du einen Unterschied zwischen den beiden Körperhälften wahrnehmen?
- Dann beklopfe die rechte Seite. Am Ende spüre noch einmal nach, ob sich etwas verändert hat.

4.5.3 *Paarweise abklopfen*

Ziel: Die Partner*innen können sich gegenseitig etwas Gutes tun. Sie unterstützen einander bei der Aktivierung und beim Erleben der Körpergrenze. Dies ergibt paardynamisch einen positiven Effekt, da diese Übung praktisch immer als angenehm erlebt wird.

Ablauf:

Eine steht mit lockeren Knien, der Oberkörper hängt locker vorneüber. Der Partner klopft mit flacher Hand oder leicht geballter Faust über den ganzen Körper – Rücken (Achtung bei Wirbelsäule und Nierengegend), Po, Beine – den Kopf mit den Fingern tupfen nicht vergessen. Zum Schluss vom Scheitelpunkt über den Rücken nach unten streichen und die Partnerin dabei unterstützen, sich vom Kreuzbein aus nach oben hin aufzurichten.

Dank an den Partner. Dann die Rollen wechseln.

4.5.4 *Vom Stehen ins Gehen kommen*

Ziel: Die Teilnehmer*innen werden eingeladen, in Bewegung zu kommen. Sie bestimmen den Zeitpunkt dafür selbst. Auf diese Weise induziert dieser Schritt auf der körperlichen Ebene auch die Entscheidung, Schritte auf einem Weg zur Klärung der Fragen anzugehen, die die Teilnehmer*innen in das Seminar bzw. die Beratung geführt haben.

Ablauf:

Die Teilnehmer*innen haben sich in der Standübung (4.1.11) einen guten Stand erarbeitet.

- Bewege dich nun im Rhythmus deines Atems am Platz.
- Wenn für dich der Zeitpunkt gekommen ist, bewege dich vom Platz weg in den Raum hinein – ein Schritt beim Einatmen, ein Schritt beim Ausatmen (Zeit lassen; im Gruppensetting: bis alle in Bewegung sind und sich eine Zeit lang im Raum bewegt haben).
- Nun werde etwas schneller, überhole den Rhythmus deines Atems, steigere langsam die Geschwindigkeit, bis du vom Gehen ins Laufen kommst (Zeit lassen).
- Dann wieder langsamer werden, ins Gehen kommen und dann in Zeitlupentempo bewegen und schließlich stehen.

4.5.5 *Gehen*

Ziel: Gehen, eine Bewegung, die wir in unserem Alltag regelmäßig vollziehen, wird hier aufmerksam wahrgenommen. Wenn das Gewicht von einem auf das andere Bein verlagert wird, ergibt sich ein Wechsel von stabiler und labiler Position. Daraus ergibt sich ein Rhythmus, der das Selbsterleben auf natürliche Weise ordnet. Bewusstes Gehen ist deshalb immer wieder als Element zu Beginn der Bewegungseinheiten einsetzbar und zwischen verschiedenen Übungen.

Ablauf:

- Gehe durch den Raum und nimm wahr, wie deine Füße den Boden berühren. Kommst du zuerst mit der Ferse auf oder mit den Zehen? Nimm das Gehen als Vorgang wahr, bei dem du dein Gewicht von einem Bein auf das andere verlagerst. Nimm den Moment der Balance zwischen beiden wahr. Finde dein Tempo, setze deine Schritte.

Je nach Thema können die Schritte verschieden gestaltet werden. Beispiele:
- Stell dir vor, es ist frischer Schnee gefallen und du machst ein Muster in den Schnee – kleine Schritte, große, feste, leichte.
- Du kannst deine Schritte in verschiedene Richtungen setzen: Vorwärts, rückwärts, seitwärts – spiele mit den Möglichkeiten.
- Setze deine Schritte mit fester Energie in den Boden hinein oder leicht wie eine Feder mit ganz feiner Energie über dem Boden schwebend. Wechsle diese beiden Qualitäten ab (unterstützt von akustischen Signalen des Leiters / der Leiterin).

4.5.6 *Innehalten*

(Gruppensetting)

Ziel: Die Teilnehmer*innen sollen den Unterschied zwischen Bewegt-Sein und In-Ruhe-Sein bewusst wahrnehmen. Nach Beendigung einer Bewegungssequenz soll die Körperhaltung noch kurz „eingefroren" und dann losgelassen und entspannt werden. So werden Bewegungssequenzen durch einen klaren Anfang und Schluss strukturiert, und es wird deutlich, dass es sich dabei um bewusst gestaltete Bewegungen handelt, die sich von Alltagsbewegungen unterscheiden.

Ablauf:

Die Teilnehmer*innen gestalten Wege und Muster durch den Raum (siehe 4.5.5, „Gehen").

- Bleibe auf ein Signal (von einem Tambourin oder einem anderen Schlaginstrument) hin stehen und halte deine momentane Körperhaltung noch kurz. Dann lass sie los und entspanne dich wieder. Als Vorstellungshilfe erinnere dich vielleicht an die Kinderspiele „Donner, Wetter, Blitz" oder „Versteinern", wo man den Bewegungsfluss sehr abrupt abstoppt und in der sich daraus ergebenden Körperhaltung verharrt, bis diese wieder laut Spielregel aufgelöst werden darf.

Dann üben die Teilnehmer*innen den Rhythmus von Bewegen und Innehalten im vorgegebenen Rhythmus der Leitung (mit Schlaginstrument) und / oder in ihrem eigenen Rhythmus.

Variation:

Die Übung kann noch erweitert werden, indem die Teilnehmer*innen eingeladen werden, aus der Position des Innehaltens eine Bewegung im Stehen entstehen zu lassen. Sie werden ermuntert, verschiedene Teile des Körpers im Spiel zu bewegen. So entsteht der Ablauf: Schritte setzen – Innehalten – Bewegung im Stehen.

Dieser Ablauf kann mit einem gut phrasierten Musikstück unterstützt und belebt werden.

Musiktipp: Paco de Lucia, *Fuente y caudal,* **Track 1:** *Entre dos Aguas*

4.5.7 Mein Raum – dein Raum

Ziel: Der Bewegungsanalytiker Rudolf Laban stellte fest, dass jeder Mensch einen Raum um sich trägt. Er nannte diesen Kinesphäre. Diese Vorstellung existiert auch in anderen kulturellen und religiösen Zusammenhängen, z. B. als Aura. Den eigenen Raum wahrzunehmen, zu gestalten und zu schützen ist für alle Lebensbelange wichtig. In der Partnerschaft bedeutet das, mehr Bewusstsein zu erlangen für die Gestaltung des Miteinanders. Die Übung ermöglicht die Erfahrung, sowohl sich selbst als auch die Partnerin wieder genauer in den Blick zu nehmen und den Umgang mit dem eigenen Raum und dem der Partnerin zu erkunden (siehe auch 4.1.12 „Mein eigener Raum").

Ablauf:

1. Den eigenen Raum mit einer Decke erfahren
   - Lege dich zunächst auf einer Decke auf den Rücken, streck dich weit aus und spüre so die ganze Länge deines Körpers (im Stehen ist die Wirbelsäule immer etwas zusammengedrückt, im Liegen können wir uns ganz ausdehnen und strecken). Schau, wie viel Raum du erreichen kannst, indem du deine Arme und Beine von deiner Mitte her nach außen bewegst, bis du an Grenzen stößt. Dann richte dich über die Seite auf und knie die hin. Lote auch hier aus, wie weit du mit deinen Armen und Beinen reichen kannst. Dann komm in den Stand und erkunde den Raum von da aus.
   - Verlasse die Decke ganz bewusst und schau dir deinen Raum aus der Entfernung an. Kehre dann zurück und betrete deinen Raum (deine Decke), nimm die Haltung ein, die für dich gerade gut passt, und spüre den Raum um dich.
   - Geh nun von deiner Decke herunter und mach dich dann auf den Weg. Umrunde die Decken der anderen, achtsam und vorsichtig, bis du wieder bei deiner Decke angekommen bist. Nimm dann auf deiner Decke die Haltung ein, die gerade gut passt – stehend, kniend oder liegend.

2. Die Kinesphäre erkunden
   - Die Decke hat deinen persönlichen Raum repräsentiert. Nun erkunde den Raum einfach so. Komm dazu in einen guten Stand (kleine Erinnerung an die Standübung, 4.1.11), klopfe deine Körpermitte wach und ziehe von da aus Linien, zunächst mit den Armen, wie Strahlen oder Fahrradspeichen, in alle Richtungen. Komm dabei immer wieder zur Körpermitte zurück und setze auch deine Beine ein – lote auf diese Weise deinen Eigenraum aus (vor und hinter dir, links und rechts, oben und unten).
   - Stell dir dann vor, dass du einen Pinsel in die Hand nimmst und die Endpunkte der Linien miteinander verbindest und damit die Grenze deines Eigenraums markierst. Du kannst diese Grenze mit zarter Energie ausstreichen, aber auch mit kräftigen „Pinselstrichen". Du machst dir deine Grenze dicht.
   - Nun komme wieder zu deiner Mitte zurück und fülle deinen Raum mit deiner Beweglichkeit. D. h., mache die Bewegung, die gerade in dir ist, lasse sie aus dir herauskommen – groß oder klein, mit dem ganzen Körper oder nur mit Körperteilen, mit kraftvoller oder zarter Energie, gerade oder ... Deiner Fantasie, deinem Ausdruck sind keine Grenzen gesetzt.
   - Und dann spanne diesen Raum von der Mitte her auf und trage ihn durch den großen Raum. Stell dir vor, dass er wie eine Eischale um dich herum ist, oder wie ein Ballon, den du vorsichtig, achtsam durch den Raum trägst und bewegst. Versuche, möglichst nirgendwo anzustoßen.

Erweiterungsmöglichkeit: Den ganzen Ablauf noch einmal mit Musik durchmachen.

Musiktipp: Hugh Laurie, *Let them talk,* **Track 1:** St. *James Infirmary*

4.5.8 In den Raum des Partners gehen

Ziel: Im Anschluss an die Raumübungen (4.5.7) erweitern oder stärken die Teilnehmer*innen in dieser Sensibilisierungsübung das Gespür für den eigenen Raum und den des Partners. Die damit gemachten Erfahrungen werden anschließend im gegenseitigen Austausch bewusst gemacht und unterstützen so die Klärung der Paardynamik.

Ablauf:

Im Gruppensetting wird diese Übung zunächst mit einem fremden Partner ausprobiert.

Beide stehen einander so gegenüber, dass jeder in seinem Raum steht und sich die Räume nicht überschneiden (wenn es der Raum erlaubt: ca. fünf bis sieben Meter). Einer steht, die andere setzt sich in Bewegung und geht sehr bewusst in den Raum des Partners hinein. Dabei nimmt sie den Eintritt in den fremden Raum ganz bewusst wahr. Sie nähert sich dem Übungspartner, so weit es für sie passt, und bleibt dann stehen. Diese Position wird lange gehalten, dann zieht sich die Akteurin wieder zurück. Beide nehmen sich wieder in ihrem eigenen Raum wahr. Anschließend werden die Rollen gewechselt und die Übung mit einem verbalen Austausch abgeschlossen.

Dann wird der ganze Ablauf mit dem eigenen Partner durchgeführt.

Anmerkung: Beim abschließenden verbalen Austausch werden viele für die Partnerschaft wichtige Themen bewusst gemacht. Wie viel Raum braucht jeder? Wie geht es mir, wenn du in meinen Raum kommst bzw. wenn ich in deinen Raum gehe? Hat der Abstand für mich gestimmt?

Im Gruppensetting: Wie habe ich den Unterschied zwischen dem fremden und dem eigenen Partner erlebt?

4.5.9 *Nähe-Distanz-Übung*

Ziel: Das Thema Nähe und Distanz ist ein zentrales in jeder Partnerschaft. Diese Übung dient dazu, ein Gespür für die eigenen Bedürfnisse und Grenzen zu bekommen und diese auszudrücken. Gleichzeitig werden die Bedürfnisse und Grenzen des Partners wahrgenommen. Der verbale Austausch am Ende dieser Übung ist besonders wichtig.

Ablauf:

- Stellt euch in einem großen Abstand (ca. fünf bis sieben Meter, wenn es der Raum erlaubt) einander gegenüber.
- Eine von euch steht, der andere geht auf die Partnerin zu.
- Die Stehende signalisiert mit einer deutlichen Handgeste STOPP, wenn der Abstand für sie stimmig ist.
- WICHTIG: Haltet diese Position und fühlt euch hinein.
  Wie fühlt sich diese Distanz an? Welche Impulse nehme ich in mir wahr?

- Dann zieh dich wieder auf deinen Ausgangspunkt zurück.
- Wiederholt diesen Ablauf noch zwei Mal.
  Die Stehende kann mit den Entfernungen experimentieren: den Partner ganz nahe heranlassen oder ihn auch schon ganz am Anfang abstoppen. Probiert Verschiedenes aus.
- Wechselt, mit demselben Ablauf.
- Nun tauscht euch verbal aus. Wie ist es euch ergangen?

Anmerkung: Nach dem verbalen Austausch kann es einen weiteren Durchgang geben, in dem die angesprochenen Erfahrungen und Erkenntnisse berücksichtigt werden oder vielleicht noch einmal etwas ganz anderes ausprobiert wird.

Im Gruppensetting ergibt sich die Möglichkeit, diese Übung zunächst mit anderen Teilnehmer*innen auszuprobieren.

4.5.10 Öffnen und schließen

Ziel: Die beiden gegensätzlichen Bewegungsformen begleiten uns: Blüten öffnen sich und schließen sich, was wir auch bei Muscheln beobachten können; Tiere haben den Rhythmus von Wachsein und Schlafen. Die Entwicklung des Menschen beginnt mit einer pulsierenden Bewegung der Zelle (die sich dabei öffnet und schließt). So begleitet uns dieses Bewegungsthema von Anfang an. Wir brauchen einen Rhythmus von Schlafen und Zurückziehen und Erwachen und Aktivsein. Wir brauchen das Bei-sich-Sein und das Zur-Welt-gewandt-Sein. Immer offen für alle und alles zu sein kann bald zu viel und überfordernd werden. Immer eingeigelt zu sein schneidet uns von Erfahrungen des Lebendig-Seins ab.

Im Öffnen und Schließen, auf der horizontalen Raumebene, treffen wir andere Menschen. Wir kommen in Kontakt oder ziehen uns zurück. Für die Partnerschaft ist es wichtig, beides zu kennen und zu können. Es gibt Zeiten, in denen ich mich dem Partner gegenüber öffne, aber auch solche des Rückzugs. Und es ist hilfreich, sich einander solche Phasen zu gönnen, auch wenn sie nicht synchron stattfinden. Wenn ich ganz in mir eingesponnen bin, kann die Partnerin mir aber auch zur Unterstützung werden, mich zu öffnen, einen Weg aus mir heraus zu finden.

Die Klient*innen sollen das Öffnen dem Partner gegenüber ganzheitlich nachvollziehen. Ebenso soll die Möglichkeit des Rückzugs eingeführt und legitimiert werden.

Ablauf:

- Standübung (4.1.11)
- Mach dich nun in deinem Eigenraum ganz eng, sodass kein Blatt zwischen deine Körperteile passt. Beginne dann auf einen Impuls (mit der Klangschale) hin, dich zu entfalten, langsam und ganz bewusst – bis du ganz weit bist und deinen Raum ganz ausfüllst.

Diese Bewegungssequenz wird mehrmals wiederholt.

- Nun „färbe" die Bewegung mit einer jeweils unterschiedlichen Dynamik ein. Zum Beispiel:
  - Öffne dich ganz langsam und schließe dich ganz plötzlich und schnell, und probiere es dann umgekehrt.
  - Öffne dich mit viel Kraft und Energie, so, als würdest du etwas ganz Schweres auseinanderziehen, und schließe dich wieder mit ganz leichter, zarter Energie, wie die einer Feder. Probiere dieselben Qualitäten umgekehrt aus, indem du dich mit ganz leichter Energie öffnest und mit großer Anspannung wieder schließt, als würdest du zusammengedrückt werden.
  - Öffne dich in einer langen, kontinuierlichen Bewegung und schließe dich in unterbrochenen, abgesetzten, kleinen Sequenzen.
  - Du kannst dich in verschiedene Richtungen öffnen und schließen: Öffne dich nach oben zum Himmel hin und schließe dich nach unten zur Erde hin – und umgekehrt.
  - Du kannst auch ganz kleine Bewegungen des Öffnens und Schließens machen: zum Beispiel Augen, Mund, Brustkorb öffnen und schließen, oder mach eine Faust und öffne sie ganz langsam.

- Nun mach dich ganz eng und weite dich wieder und trage diese Bewegung in den Raum hinein, dabei entsteht eine Drehung. Schließe dich in der Bewegung im Raum wieder zu und bleib in dieser Position. Nimm wahr, welche Körperteile miteinander in Kontakt sind. Dann öffne dich wieder in den Raum hinein, halte inne und nimm jetzt wieder die Position der Körperteile zueinander wahr. Komm nun in einen Rhythmus von Öffnen und Schließen und halte dazwischen immer wieder die Positionen.

Nun können verschiedene Körperhaltungen des Geöffnet- und Geschlossenseins ausprobiert werden. Zum Beispiel:

- Suche eine Haltung, die zu deiner augenblicklichen Stimmung passt. Ist sie eher verschlossen oder geöffnet? Spüre hinein: Welche Körperteile berühren einander? Beobachte deinen Atem – ist er eher flach oder tief? Wohin ist dein Blick gerichtet? Nimm es einfach wahr.

Ein nächster Schritt könnte sein:

- Spüre nach, ob du etwas verändern möchtest, wenn du in einer verschlossenen Haltung bist. Möchtest du dich ein Stück weit öffnen? Wenn du deine Haltung verändert hast, spüre in deinen Körper hinein und beschreibe, was du wahrnimmst (Atmung, Blick, Relation der Körperteile zueinander ...)

Der Partner wohnt dieser Sequenz als Beobachter bei. Er kann nach der Sequenz über sein Erleben sprechen: Was lösen die Haltungen bei mir aus? Was tut sich bei mir, wenn ich deine Veränderung von einer Position in die andere mitvollziehe?

Anmerkung: Diese Übung geht sehr tief in Körper- und Lebenserfahrungen hinein. Sie zeigt, dass beides zum Leben gehört, das Sich-Öffnen und das Sich-Schließen. Sie weitet so die Möglichkeiten, sich in einer Partnerschaft zu verhalten, gibt quasi die „Erlaubnis" dazu.

4.5.11 *Spiegeln*

Ziel: Die Fähigkeit, sich aufeinander einzuschwingen, ist uns Menschen mitgegeben. Wenn wir ein Baby im Kontakt mit der Mutter beobachten, sind wir erstaunt, wie genau es Mimik, Tonfall, Ausdruck spiegelt. Auf diese Weise entsteht Einfühlung bzw. Empathie. Die Fähigkeit mitzugehen, mitzuschwingen hat verständlicherweise in einer Paarbeziehung einen hohen Stellenwert für das Gelingen des Miteinanders.

In dieser Körperübung soll diese Fähigkeit geübt und auf eine bewusste Ebene gebracht werden.

Ablauf:

- Stellt euch einander gegenüber auf und stellt euch vor, dass zwischen euch eine Glaswand steht.
- Dann beginnt, eure flachen Hände aufeinander einzustellen.
- Einer führt die Bewegung an. Vielleicht hilft euch die Vorstellung, dass ihr Sensoren auf der Handfläche habt.
- Wechselt dann, sodass dann die andere die Bewegung anführt.
- Interessant ist es dann auch auszuprobieren, sich gemeinsam zu bewegen, ohne auszumachen, wer die Bewegung anführt.

Diese Übung kann sehr gut ohne Musik ausgeführt werden, aber Musik von z. B. Eric Satie inspiriert die Bewegungen sehr fein.

Musiktipp: Patrick Cohen, *SATIE – Pieces for Piano. Pieces froides:* **No 1.** *Airs a faire; Pieces froides* **No. 2.:** *Danses de travers: Passer*

4.5.12 *Reise durch meinen Körper*

Ziel: Wir sind es gewohnt zu funktionieren und erleben unseren Körper häufig als Mittel, um bestimmte Ziele zu erreichen, z. B. über die Straße gehen, ein Paket tragen, eine Strecke laufen … Die einzelnen Körperteile nehmen wir oft nur dann wahr, wenn sie uns Probleme machen, wenn sie sich sozusagen melden. In dieser Übung sollen einzelne Körperteile einfach wahrgenommen werden. Dabei richtet sich die Aufmerksamkeit mehr auf die Erfahrung „Ich bin mein Körper" als auf „Ich habe einen Körper".

Ablauf:

Stell dich gut geerdet hin, verteile das Gewicht auf beide Beine. Ich möchte dich zu einer kleinen Reise einladen, zu einer Reise durch deinen Körper. Der Körper ist dein Instrument, mit dem du dich durchs Leben bewegst, und es tut manches Mal gut, ihm Aufmerksamkeit zu schenken.

Bewege deinen Fuß. Rolle ihn von den Zehen über den Ballen zur Ferse ab. Kreise mit dem Fußgelenk. Die Füße tragen dich durchs Leben und durch die Welt. Gehe mit deiner Aufmerksamkeit über die Unterschenkel zum Knie – ein Scharniergelenk, das du beugen und strecken kannst. Wandere weiter zu deinem Oberschenkel – schwing nun das ganze Bein, hole weit aus, in alle Richtungen.

Das Becken ist der größte Raum deines Körpers, du kannst es z. B. nach vorne und nach hinten kippen, du kannst es kreisen. Im Becken sind deine Genitalien beheimatet, da entsteht Leben.

Streichle und massiere den Bauch rund um den Nabel, beklopfe ihn. Im Bauchraum findet die Verdauung statt, da gibt es Bewegung, die du nicht steuerst, da spürst du (Bauchgefühl). Der Bauchraum gilt in vielen Kulturen (z. B. in fernöstlichen) als Sitz des Lebens.

Der Brustkorb ist auch ein Raum. Du kannst ihn mit einer kleinen Bewegung öffnen und schließen. Im Brustkorb sind Herz und Lunge gut eingebettet. Vielleicht kannst du den Rhythmus deines Herzens wahrnehmen oder ihn durch Berühren mit der Hand spüren. Das Herz arbeitet auch im Rhythmus von Öffnen und Schließen, ebenso die Lunge. Nimm einen tiefen Atemzug und atme intensiv aus. Herz und Lunge sind miteinander verbunden. Wenn du einen Atemzug nimmst, massierst du gleichzeitig dein Herz.

Um die Wirbelsäule wahrzunehmen, lass deinen Oberkörper hängen und richte dich von der Lendenwirbelsäule aus Wirbel für Wirbel auf, den Kopf zuletzt. Schwinge deinen Oberkörper von links nach rechts.

Der Rücken ist nicht in deinem Blickfeld und wird deshalb oft etwas vernachlässigt. Im Gehirn gibt es für ihn auch ein relativ kleines Areal. Klopfe und streiche den Rücken entlang, so weit du ihn erreichst.

Zieh die Schultern hoch und lass sie wieder fallen, mit der Vorstellung, Sand hochzuziehen. Beim Loslassen rieselt der Sand durch die Arme und Finger auf den Boden. Der Schultergürtel ist nicht mit der Wirbelsäule verbunden. Die Schultern stehen dafür, dass wir einiges zu tragen haben in unserem Leben. Du kannst sie auch nach vorne rollen und nach hinten.

Über die Oberarme gelangst du zum Ellbogen. Wie das Knie ist er ein Scharniergelenk. Du kannst ihn beugen und strecken. Mit der Hand kannst du Tausende von unterschiedlichen Bewegungen durchführen. Sie besteht aus Handgelenk, Handrücken, Handfläche und den Fingern. Probiere verschiedene Möglichkeiten aus: Lass Finger zusammenkommen, balle die Hand zu einer Faust, öffne diese wieder ... Weil die Hand so komplex in ihren Bewegungsmöglichkeiten ist, steht ihr im Gehirn ein relativ großes Areal zur Verfügung. Bewege nun den ganzen Arm, nimm auch da die Reichweite wahr, die Variationsmöglichkeiten, mit denen du den Arm bewegen kannst.

Bewege deinen Kopf vorsichtig, wie eine Boje auf dem Wasser. Der Kopf ist ca. 6 kg schwer. Im Schädel liegt, gut eingebettet und geschützt, das Gehirn, die Schaltzentrale des Körpers. Von da aus werden Bewegungen gesteuert, aber umgekehrt wirken sich diese wieder auf das Geschehen im Gehirn aus. Im Kopf sind deine Sinne zu Hause – das Sehen, Hören, Riechen und Schmecken.

Und nun spür dich wieder als Ganzes, als ganzer Mensch von Kopf bis Fuß bzw. vom Fuß bis zum Kopf *(Zeit lassen)*.

Vertiefende Übung:

Nun spüre in dich hinein. Auf ein akustisches Signal hin (z. B. von einer Klangschale), berühre oder bewege einen Körperteil, der dir in dieser Reise wichtig geworden ist *(Zeit lassen)*.

Vielleicht gibt es auch noch einen anderen Körperteil, dem du Aufmerksamkeit schenken willst. Berühre oder bewege ihn. *(Mehrere Male wiederholen)*

Anmerkung: Diese Übung schafft eine gute Konzentration auf sich selbst. Teilnehmer*innen melden immer wieder zurück, dass sie sich danach kostbar fühlen. Sich selber als wertvoll zu erleben stärkt zum einen den Selbstwert, zum anderen fördert es auch die Haltung, die Partnerin als wertvoll und besonders zu erleben.

4.5.13 Kraft, Widerstand und sich fallen lassen können

Ziel: In den ersten Einheiten in diesem Modul geht es um Bewegungspraktiken, die helfen, sich für das Geschehen in der Therapie zu öffnen und bereit zu machen, sich auf einen eigendiagnostischen Prozess und auf diese nonverbale Form der Interaktion einzulassen. In der nun folgenden Einheit werden die Partner*innen angeleitet, auf das WIE der Bewegung, also auf die Dynamik in Zeit und Kraft zu fokussieren. Für das Beziehungsleben kann es sehr bereichernd sein, mit beiden Qualitäten spielen und umgehen zu können, mit der starken, kraftvollen Energie und mit der zarten, feinen sowie mit sämtlichen Nuancen dazwischen.

Das Gegensatzpaar kraftvolle und zarte Energie führt in den Bewegungsaspekt *Dynamik*. Begriffe wie fein, delikat, zart, sanft, federleicht und schwer, stark, energievoll, widerständig, powerful machen die beiden Qualitäten aus und werden in der Bewegung nachempfunden. Wenn Paare sich dieser Qualitäten bewusster werden und lernen, mit ihnen zu spielen und zu experimentieren, erhöht sich die Fähigkeit, körperliche Begegnung aktiv und lustvoll zu gestalten. Sexualberatung setzt hier an der Erweiterung des Erlebnis- und Handlungsspektrums an und nicht an der Behebung von Störungen. Erfahrungsgemäß lassen sich die Klient*innen auf diese Einheit tief und lustvoll ein.

Widerstand geben und spüren

Die Partner*innen stehen einander gegenüber, das rechte Bein ist dabei nach vorne gestellt, die rechten Unterarme sind bei beiden vor dem eigenen Körper überkreuzt, mit der linken Hand wird der Ellenbogen des abgewinkelten rechten Arms des Gegenübers gefasst. In dieser Haltung drücken beide gegeneinander. Es geht nicht darum, den Partner wegzudrücken, sondern einander gegenseitig Kraft und Energie spüren zu lassen.

Nach dem Drücken kehren beide in den eigenen Stand zurück, um erneut in diese Kraftübung und Begegnung hineinzugehen.

Insgesamt drei Wiederholungen; danach Austausch der Erfahrungen.

Sich in die Kraft der Partnerin / des Partners fallen lassen

Die Partner*innen stehen einander gegenüber, mit einigen Metern Distanz. Einer von beiden beginnt und bewegt sich rückwärts auf den Partner zu. Dieser ist bereit, seine Kraft zur Verfügung zu stellen, um den Gehenden, wenn er bei ihm angekommen ist, aufzufangen. Diese Position wird eine Zeit lang gehalten.

Beide spüren in sich hinein: der / die Gehaltene, wie es sich anfühlt, gehalten zu werden – der / die Haltende, wie es sich anfühlt zu halten. Der Gehaltene bewegt sich dann zurück zu seiner Ausgangsposition und lässt diese Begegnung noch einmal in sich nachklingen.

Dann Wechsel und danach Austausch der Erfahrungen.

Führen und geführt werden mit zarter Energie

Die Partner*innen stellen sich einander gegenüber auf, eine dreht ihre Handflächen nach oben, der andere legt seine Hände darauf und schließt die Augen. Zunächst einmal wird Vertrauen aufgebaut. Zu einer zarten, rhythmischen Musik beginnt die Sehende, den Partner durch den Raum zu führen, zunächst vorsichtig, dann beschwingter und in verschiedene Raumebenen. Wenn sich die Partner*innen aufeinander eingestellt haben, erleben sie vielleicht einen gemeinsamen Tanz.

Dann werden die Rollen gewechselt und anschließend die Erfahrungen ausgetauscht. Dabei werden Fragen in etwa folgender Art behandelt: „Wie geht es mir mit den Rollen, zu führen und geführt zu werden?“, „Kann ich mich fallen lassen und auf die Partnerin vertrauen?“, „Wie erlebe ich die zarte Körperqualität dabei?“

Musiktipp: Archie Shepp, *Mama Rose,* **Track 1** *Contracts*

4.5.14 Stabübung – entschiedener Akteur und standhaftes Gegenüber

Ziel: In dieser aus der Budo-Kampfkunst (Siegele 2018) übernommenen und adaptierten Übung geht es zum einen um den Aufbau psychischer Stabilität, um die Stärkung eines guten Selbstwertgefühls. Zum anderen begegnen die Partner*innen einander in ihrer Kraft, gewinnen eine Haltung von Achtsamkeit im Konfliktfall und unterstützen sich gegenseitig bei ihrer individuellen Entwicklung zu eigenständigen Persönlichkeiten. Die Stäbe geben dabei Sicherheit, verbinden mit der eigenen Kraft und geben ihr eine Richtung. Sie gehört zum Standardprogramm des 4. Moduls und korrespondiert mit dem spiegelnden Resonanzgespräch (4.3.2).

Ablauf:

Wir verwenden Stäbe in Besenstieldicke, ca. 1,6 m lang (z. B. Birkenholz), wenn möglich gehen wir mit dieser Übung ins Freie. Für die Durchführung im Praxisraum können aber auch kürzere Stäbe benutzt werden.

Es gibt zwei Positionen, die von den Partner*innen wechselweise eingeübt werden.

1. *Der entschiedene Akteur/die entschiedene Akteurin* hat die Aufgabe, das Ziel präzise zu platzieren, ohne den Partner, die Partnerin dabei zu verletzen. Dies erfordert Konzentration sowie die Fähigkeit, die eigene Kraft einzusetzen und zu begrenzen, sich selbst kontrollieren zu können.
2. *Das standhafte Gegenüber* hat die Aufgabe, den Schlag des entschiedenen Akteurs/der entschiedenen Akteurin aktiv abzuwehren, sich dagegen zu stellen – also sich nicht defensiv zurückzuziehen, sondern auszudrücken: Hier stehe ich und halte meine Kraft dagegen.

Zunächst einmal üben die Partner*innen den sicheren, stabilen Stand (s. Standübung, 4.1.11).

Die Übung selbst beginnt mit einem Achtsamkeitsritual. Die Partner stehen einander gegenüber, sie formen die rechte Hand zu einer Faust und zeigen damit: Ich habe Kraft, ich habe auch Zerstörungskompetenz.

Dann drücken sie die flache linke Hand vor dem Brustbein gegen die Faust und zeigen damit: Aber ich kann meine Kraft auch begrenzen und kontrollieren. Dann verneigen sich beide aus dem Becken heraus mit geradem Rücken (keine Verbeugung, die ein ‚sich verbiegen' impliziert).

Dieses Ritual induziert eine Haltung von Achtsamkeit und Zugewandtheit.

- Position 1 – entschiedener Akteur/entschiedene Akteurin: Hält den Stab senkrecht auf dem Rücken, entlang der Wirbelsäule. Die linke (bzw. bei Linkshändern rechte) Hand umfasst den Stab am oberen Ende, der kleine Finger liegt an der Oberkante des Stabs. Die rechte Hand umfasst den Stab von oben möglichst weit unten, in Höhe des Nackens. Die Akteurin führt den Stab kraftvoll mit einem Ausfallsschritt nach vorne über den Kopf und stoppt ihn abrupt, kurz bevor er den Stab des Partners berührt. Die Bewegung wird durch einen Ton aus dem Bauchraum verstärkt. Diese Position wird gehalten. Während der ganzen Übung besteht fester Blickkontakt mit dem Partner.
- Position 2 – standhaftes Gegenüber: Hält den Stab waagerecht vor sich, über den Augen. Die Arme sind leicht gebeugt, auf keinen Fall durchgestreckt. Zwischen den Händen, die den Stab umfassen, ist ein Abstand von ca. 80 cm. Wenn der Schlag des Akteurs kommt, bewegt das standhafte Gegenüber den Stab mit einem Ausfallsschritt nach vorne und verstärkt diese Bewegung auch mit einem Ton aus dem Bauchraum. Diese Position wird gehalten. Während der ganzen Übung besteht fester Blickkontakt.

- Durchführung: Nachdem beide Partner*innen die Positionen erlernt haben, entscheiden sie sich für eine Rollenaufteilung. Sie suchen nach einem guten Übungsabstand (der Stab der Akteurin überragt bei der Endposition den waagrechten Stab des Gegenübers um ca. 25 cm.)
- Die Partner*innen konzentrieren sich noch einmal auf den guten Stand und legen besondere Aufmerksamkeit auf ihren Atem. Sie vollziehen das Achtsamkeitsritual. Die Übung wird dreimal ausgeführt, dann erfolgt ein Rollenwechsel, und drei weitere Durchgänge werden ausgeführt, gefolgt vom abschließenden Achtsamkeitsritual.
- Anschließend findet ein verbaler Austausch der Partner*innen statt.

Anmerkung: Meist birgt diese Übung eine Fülle von Erkenntnissen zur eigenen Standfestigkeit, Durchsetzungskraft, zum eigenen Konfliktverhalten und zum typischen Beziehungsverhalten.

Oft erweist es sich als sinnvoll, die Übung in folgenden Beratungseinheiten wieder aufzugreifen und zu wiederholen. Dabei kann Erfahrenes und Erkanntes intensiviert und inkorporiert werden.

4.6 Abschluss der Paartherapie

Im Abschlussgespräch wird die Phase der therapeutischen Arbeit mit dem Paar zusammenfassend gewürdigt. Zum einen gilt es festzustellen, was die Klient*innen erreicht haben, zum anderen erhält der Therapeut eine Rückmeldung über die Qualität seiner Arbeit. Dieses geschieht einmal durch den standardisierten Fragebogen, der auch zu Beginn der Paartherapie zum Einsatz kam (4.1.9). Damit ist es möglich, quantitativ die Veränderungen zu beschreiben. Darüber hinaus kommt ein qualitativer Fragebogen (4.6.2) zum Einsatz, in dem die Klient*innen offen formulieren, was ihnen dieser Prozess bedeutet hat.

Seitens des Therapeuten ist es sinnvoll, darauf hinzuweisen, dass Probleme wieder auftauchen werden, dass aber die Klient*innen nun mit dem, was sie gelernt haben, vermutlich ganz anders damit umgehen werden. Insbesondere kann hier auf das spiegelnde Resonanzgespräch (4.3.2) verwiesen werden. Andererseits sollte aber auch auf die Möglichkeit hingewiesen werden, ggf. kurzfristig einen Termin für ein Update zu vereinbaren.

Ablauf:

1. Eingeleitet wird die letzte Sitzung mit der Imagination „Ich bin ein Adler" (4.6.1).
2. Dann wird in Einzelarbeit (ca. 20 bis 30 Minuten) der Fragebogen (4.6.2) ausgefüllt. Danach stellen die Partner*innen einander die Ergebnisse des Fragebogens vor.
3. Ausfüllen des Fragebogens zur subjektiven Einschätzung der partnerschaftlichen Situation (4.1.9).
4. Abschluss mit der Achtsamkeitsübung (4.1.6).

4.6.1 *Imagination: Ich bin ein Adler und ich fliege*

Zeit: ca. 20 Minuten

Benötigt werden: Decken als Unterlage.

Ziel: In dieser Imagination erlebt der Einzelne nochmals seinen oft mühevollen Weg, sein Leben hin zu Freiheit, Selbstvertrauen und Verantwortung zu entwickeln. Die Übung unterstützt dabei, diese Ziele weiterhin zu verfolgen, um aufzublühen.

Anleitung:

(Alles ganz langsam und mit vielen Pausen vorlesen.)

Nehmen Sie sich eine Decke und legen sich ganz bequem auf die Matte. Vielleicht brauchen Sie noch ein Kissen? Oder eine weitere Decke, um sich zuzudecken?

Falls es Ihnen nicht möglich ist, sich hinzulegen, dürfen Sie sich gerne auch auf einen Stuhl und an einen Tisch setzen.

Ganz wichtig ist, dass Sie alles nur richtig machen können! Gleich werde ich von der Anrede Sie zur Anrede Du wechseln; das hilft, die Entspannung zu vertiefen.

Lege dich ganz entspannt hin. Spüre, wie der Atem von ganz alleine kommt und geht, wie du einatmest und ausatmest. Jetzt gehe einmal mit deiner Aufmerksamkeit zu deiner linken Hand und balle sie zur Faust. Und dann löse ganz langsam wieder die Anspannung. Jetzt mache noch einmal eine Faust und löse sie wieder und spüre, wie du dich bei jedem Mal mehr entspannst.

Jetzt versuche einmal, beim Ausatmen in ein leichtes Tönen zu kommen, vielleicht wie das Nebelhorn eines Schiffs, wuuuu, ganz leicht und kaum hörbar, sodass du wahrnehmen kannst, wie dein Brustkorb leicht vibriert. Vielleicht spürst du dieses Vibrieren auch im ganzen Körper. Ich unterstütze dich, indem ich mitsumme *(ca. eine Minute)*.

Nun noch dreimal, dann kannst du das Summen wieder verklingen lassen.

Erinnere dich an dein Entspannungswort und lasse es nach einiger Zeit aufsteigen, wie einen Ballon in den Himmel. Nimm wahr, wie sich immer mehr Ruhe und Entspannung in dir ausbreiten. Vielleicht spürst du auch, wie dein Körper ganz schwer und ruhig auf dem Boden liegt, und der Atem kommt und geht.

Wenn du magst, kannst du dir jetzt vorstellen, dass du oben an einer Wendeltreppe stehst und mit jedem Ausatmen die Treppe eine Stufe hinabgehst. Bei jeder Stufe entspannst du dich mehr, und du gelangst zu deiner inneren Weisheit, die dich durch dein Leben leitet.

Stell dir einmal vor, du bist ein Adler und lebst auf einem Hühnerhof. Um dich herum gackern und krähen Hahn und Hühner im Kampf um die Körner. Das ist deine Welt, und du hast nie etwas anderes kennengelernt. Ein Adler unter lauter Hühnern. Manchmal hast du den Eindruck, dass irgendetwas nicht so ganz stimmt. Du schaust in den Himmel, du spürst ein Kribbeln in dir, eine Sehnsucht, für die du keinen Namen hast.

Eines Tages hörst du, wie der Bauer sich mit einem Fremden unterhält. Und dieser Fremde zeigt auf dich und sagt: „Da ist ja ein Adler unter lauter Hühnern." „Ja", antwortet der Bauer, „aber der Adler lebt wie ein Huhn. Er pickt die Körner auf und flattert mit den anderen durch die Wiese. Er ist ganz zufrieden so." Da geht der Fremde auf den Hühnerhof, zu dir, dem Adler, und nimmt dich auf seinen Arm. Er sagt zu dir: „Du bist ein Adler, und du kannst fliegen." Etwas unsicher schaust du dich um, springst dann wieder zu den Hühnern und scharrst in der Erde.

Der Fremde geht wieder, aber in dir bleibt die Sehnsucht, stärker als zuvor.

Einige Tage später kommt wieder der Fremde und sagt zu dem Bauern: „Er ist doch ein Adler, lass ihn fliegen." „Nein!", sagt der Bauer „Er sieht zwar aus wie ein Adler, aber im Herzen ist er ein Huhn." Da nimmt der Fremde dich wieder auf seinen Arm und trägt dich in die oberste Etage des Wohnhauses. Und plötzlich spürst du wieder diese Kraft und diese Sehnsucht in dir. Du weißt nicht, was du machen sollst. Der Fremde sagt zu dir: „Du bist ein Adler, steig in die Luft und fliege!" Ein Zittern geht durch deinen ganzen Körper. Aber du kannst nicht anders, du springst wieder zu den Hühnern, dort hast du dein Fressen, jeden Tag. Hier ist deine Welt, hier fühlst du dich sicher. Da hörst du den Bauern sagen: „Ich sag es doch, er ist ein Huhn, und er bleibt ein Huhn!"

Dieses Erlebnis lässt deine Sehnsucht immer stärker werden. Und insgeheim hoffst du, dass der Fremde eines Tages wiederkommen möge. Die Zeit geht ins Land, und der Sommer ist schon fast vorbei. Da kommt wieder der Fremde und sagt zu dem Bauern: „Lass mir noch einen Versuch mit dem Adler." Bereitwillig lässt sich der Bauer auf das Experiment ein, denn er weiß ja, du siehst zwar aus wie ein Adler, bist aber ein Huhn.

Und der Fremde nimmt dich wieder auf seinen Arm. Es ist noch ganz früh am Morgen. Er geht mit dir auf die Spitze eines hohen Berges. Als er den Gipfel erreicht hat, hält er dich hoch und lässt dich genau in die Sonne schauen. Du spürst wieder das Zittern in dir, und eine ganz große Kraft und Sicherheit. Du weißt und spürst: „Das ist es, was ich suche. Ich bin frei und kann fliegen und mein Leben genießen. Ich kann entscheiden, was ich tue. Ich stehe zu meinem Tun und Handeln und kann es verantworten."

Nun komm langsam mit deiner inneren Aufmerksamkeit wieder in diesen Raum zurück. Achte wieder auf deinen Atem und spüre, wie du einatmest und ausatmest. Spüre, wie du mit jedem Einatmen ein bisschen frischer und wacher wirst. Wenn du zuvor eine Wendeltreppe hinabgestiegen bist, so steige sie jetzt wieder langsam mit jedem Einatmen Stufe für Stufe hinauf. Jetzt gehe mit deiner Aufmerksamkeit in die linke Hand und balle sie zur Faust, ganz fest, und jetzt löse die Spannung wieder. Jetzt mache noch einmal mit der linken Hand eine Faust und löse die Spannung wieder. Und dann räkle und strecke dich, und wie nach einem tiefen erholsamen Schlaf bist du jetzt wieder ganz frisch und wach da.

4.6.2 Abschlussfragebogen

Bitte versetzen Sie sich emotional noch einmal in die Situation, als Sie sich entschieden haben, paartherapeutische Hilfe zu suchen. Dann vergleichen Sie einmal diese Lebenssituation mit der, in der Sie sich heute befinden. Was ist anders? Was haben Sie erreicht?

1. Welche Bedeutung hat dieser Prozess für mich ganz persönlich? Welche Erkenntnisse habe ich über mich selbst gewonnen? Was mache ich in meiner Beziehung, aber vielleicht auch in der Gestaltung meines Lebens anders?

____

____

____

2. Welche Bedeutung hat dieser Prozess für die Beziehung zu meinem Partner / meiner Partnerin? Welche Erkenntnisse habe ich über sie / ihn gewonnen? Was genau hat sich im Miteinander unserer Beziehung verändert?

____

____

____

3. Falls Sie Kinder haben: Welche Bedeutung hat dieser Prozess für das Miteinander in unserer Familie? Was bedeutet er für mein Verhalten meinen Kindern gegenüber?

____

____

____

4. Welche Anregungen können Sie mir als Therapeut*in noch geben? Was war hilfreich für Sie? Was könnte ich noch verbessern?

____

____

____

5. Was ist mir darüber hinaus zum Schluss noch wichtig, was möchte ich noch sagen?

____

____

____

Resümee und Ausblick

Verstrickungen und Verwicklungen in einer nahen exklusiven Beziehung lassen sich als Motor der persönlichen Entwicklung (Schnarch 2011) nutzen. Durch eine Klärung und Bewältigung (Grawe 1996) der Quellen, die zu maladaptiven Mustern in der Zwischenleiblichkeit führen, wird es möglich, diese von der bisherigen Weise des Spürens, Fühlens, Denkens und Handelns abzukoppeln. Gerade durch den Weg der Selbstermächtigung im Angesicht des Partners ist es möglich, alte Beziehungsaufträge aus Kindertagen, die einen zum Objekt gemacht haben, hinter sich zu lassen und sich zum Subjekt (Hüther 2018), zu einer souveränen Persönlichkeit zu entwickeln, die das Miteinander aus einer sozial bezogenen Autonomie (Fiedler 2007) heraus gestaltet. Das festigt das Band der Beziehung.

Angestoßen durch die ganz neuen Erfahrungen im Rahmen der Partnerschule können Menschen eine neue Bindungssicherheit („earned secure", Main 1995) erlangen, unabhängig davon, ob ihre ursprünglichen Bindungsrepräsentation vermeidend, ambivalent oder desorganisiert war. Empirisch bildet sich dies in hoch signifikanter Veränderung ihrer Lebenszufriedenheit ab, am deutlichsten bezogen auf Partnerschaft / Sexualität und gemeinsame Freizeitgestaltung. Diese positiven Entwicklungen wirken sich auch signifikant auf das Familienleben mit den Kindern und auf die Beziehung zu Freunden aus (Kröger 2006).

Die Grundlage für diesen therapeutischen Prozess ist das bio-psycho-soziale und ökologische Menschenbild der Integrativen Therapie (Petzold 1990). Eine Beziehungsgestaltung zwischen Paartherapeut*innen und den Klient*innen, die *auch* an persönliche Erfahrungsprozesse und persönliche Beziehungsmomente anknüpft, ermöglicht ein ausreichendes Maß an Intimität, Vertrautheit und Kontinuität, das zu einer Qualität führt, wie Ratsuchende sie für tragfähige Veränderungsprozesse im Entwicklungsverlauf brauchen (Lenz & Nestmann 2009). Eine solch gestaltete Bindungs- und Beziehungsarbeit ist nicht nur die oft angenommene Grundlage zu Beginn eines Hilfeprozesses, sondern vielmehr Medium, das sämtliche Explorations- und Veränderungsprozesse ermöglicht (Gahleitner 2019). Solcherart gestaltete Erfahrungen des Willkommenseins (Sanders 2020) ermöglichen den Paaren, sich auf therapeutische Wege einzulassen, die sie in ihrem ganzen Menschsein durch die Arbeit mit ihrem Körper, durch die Erschließung ihres musischen Raums und durch Förderung ihrer Mentalisierungskompetenz erreichen.

Das Gelingen einer nahen Beziehung, einer Partnerschaft, Ehe und Familie, hat für die psychische und physische Gesundheit der Partner*innen und insbesondere für deren Kinder höchste Relevanz (Bodenmann 2016). Insofern ist es Aufgabe einer Gesellschaft, Paare, die in „Schieflage“ sind, durch wirksame und nachhaltige therapeutische Angebote wieder aufzurichten. Darüber hinaus ist es wichtig, möglichst frühzeitig die Prävention in den Blick zu nehmen (Kröger & Sanders 2018, 2019). Nach den Erfahrungen des Autors hat es sich bewährt, einzelne Bausteine dieses Konzepts auch im Rahmen der Ehevorbereitung zu nutzen. Mittlerweile wurde dazu eine Masterarbeit (Slowik 2018) vorgelegt.

Paare lassen sich gerne auf das Angebot der Partner*schule* ein, sie erzählen im Familien- und Freundeskreis oder am Arbeitsplatz davon. Das Wort Schule intendiert: Was man noch nicht kann, kann man lernen. Neben der hier aufgezeigten Möglichkeit, die Partnerschule mit einem einzelnen Paar durchzuführen, sei insbesondere darauf hingewiesen, dass das Verfahren sich auch im Gruppensetting (Sanders 2006) sehr bewährt hat. So bietet es vor allem Beratungsstellen oder Kliniken die Möglichkeit, unter Berücksichtigung der Kosten-Nutzen-Relevanz Paaren ein Stundenkontingent zu ermöglichen, das angemessen ist für einen notwendigen therapeutischen Entwicklungsprozess.

Literatur

Adler, A. (1920). *Praxis und Theorie der Individualtherapie*. München: Bergmann.

Adler, A. (1927). *Studie über Minderwertigkeit von Organen*. München: Bergmann.

Allen, J. P. & Fonagy, P. (2002). *The development of mentalizing and its role in psychopathology and psychotherapy* (Technical Report No. 02-0048). Topeka Minniger Clinic, Research Department.

Antonovsky A. (1997). *Salutogenese. Zur Entmystifizierung der Gesundheit*. Dt. erweiterte Ausgabe von A. Franke. Tübingen: dgvt.

Bandura, A. (1977). Self-efficacy: Towards a unifying theory of behavioral change. *Psychological Review, 84*, S. 191–215.

Barwinski, R. (2020). *Steuerungsprozesse in der Psychodynamischen Traumatherapie*. Stuttgart: Klett-Cotta.

Bauer, J. (2002). *Das Gedächtnis des Körpers. Wie Beziehungen und Lebensstile unsere Gene steuern*. München: Piper.

Bechter D. (1993). *Wirkungsuntersuchung zur Paartherapie von 19841991. Eine Metaanalyse*. Unveröffentlichte Diplomarbeit, Bern: Institut für Psychologie.

Becker-Stoll, F, Beckh, K. & Berkic, J. (2018). *Bindung. Eine sichere Basis fürs Leben* München: Kösel.

Beer, R. (2006). *Partnerschaftsstudie „Theratalk" des Instituts für Psychologie der Universität Göttingen*. Wiedergeben in: *Focus* Nr. 19/ 8. Mai 2016, S. 140.

Berceli, D. (2018). *Körperübungen für Traumaheilung*. Norddeutsches Institut für Bioernegetische Analyse e.V. Papenburg: Eigenverlag.

Berner, W., Preuss, F., & Lehmann, E. (2008). Sexualität und Bindung. In: P. Strauß (Hrsg.): *Bindung und Psychopathologie*. Stuttgart: Klett-Cotta.

Bierhoff, H.-W. & Roman, E. (2010). Psychologie des Vertrauens. In: M. Maring (Hrsg.): *Vertrauen – zwischen sozialem Kitt und der Senkung von Transaktionskosten*. Karlsruhe: KIT Scientific Publications.

Bodenmann G. (2016). *Lehrbuch Klinische Paar- und Familienpsychologie*. Göttingen: Hogrefe.

Borgloh, B., Güllner, M., Wilking, K. & Andress, H-J. (2003). *Wenn aus Liebe rote Zahlen werden*. Berlin: Bundesministerium für Familie, Frauen, Senioren, Jugend.

Breit, S., Kupferberg, A., Rogler, G. & Hasler, G. (2018). Vagus Nerve as Modulator of the Brain-Gut Axis in Psychiatric and Inflammatory Disorders. *Front Psychiatry* 9: 44.

Brisch K. H. (Hrsg.) (2017b). *Bindungstraumatisierungen. Wenn Bindungspersonen zu Tätern werden*. Stuttgart: Klett-Cotta.

Brisch, K. H. (2006). Bindungsstörungen – Grundlagen, Diagnostik und Konsequenzen für sozialpädagogisches Handeln. *Blickpunkt Jugendhilfe, 11* (3), S. 43–55.

Brisch, K. H. (2014). *Säuglings- und Kleinkindalter. Bindungspsychotherapie*. Stuttgart: Klett-Cotta.

Brisch, K. H. (Hrsg.) (2017a). *Bindung und emotionale Gewalt*. Stuttgart: Klett-Cotta.

Brüderl, L. (2020). *Positive und negative Schemata. 75 Therapiekarten*. Weinheim: Beltz.

Buber M. (1962). *Werke* (Bd. I). Heidelberg: Schneider.

Buber M. (1983). *Ich und Du*. Heidelberg: Schneider.

Buchheim, A. & Strauss, B. (2002). Interview-Methoden der klinischen Bindungsforschung. In: B. Strauß, A. Buchheim & H. Kächele (Hrsg.): *Klinische Bindungsforschung. Theorien, Methoden, Ergebnisse*. Stuttgart: Schattauer, S. 27–53.

Busse, S. (2019). Mit dem Dritten sieht man besser – Triangulierung als beraterische Kompetenz. *INFO 236,* 15-30. München: DAJEB. (↗ https://dajeb.de/fileadmin/user_upload/info-236.pdf).

Cao, H., Zhou, N., & Leerkes, E. M. (2020). Childhood emotional maltreatment and couple functioning among women across transition to parenthood: A process model. *Journal of Family Psychology*. Elektronische Veröffentlichung vor dem Druck, doi: 10.1037/fam0000662.

Csikszentmihalyi, M. (2004). *Flow – Jenseits von Angst und Langeweile: Im Tun aufgehen.* Stuttgart: Klett-Cotta.

Damaschke, S. (2016). Einen neuen Anfang wagen – Geschichten aus der Partnerschule. *Beratung aktuell* 3, S. 33–57.

Dana, D. (2019). *Die Polyvagal-Theorie in der Therapie. Den Rhythmus der Regulation nutzen.* Lichtenau: G. P. Probst.

Demel, S. (1997). Zwischen Verdammung und Verherrlichung. Das Ehebild der alten Kirche und seine theologische Vertiefung durch Augustinus. In: A. P. Kustermann, R. Puza (Hrsg.): *Bilderstreit um die Ehe. Theologische und Kanonistische Erblasten eines aktuellen Konflikts*. Freiburg, Schweiz: Universitätsverlag, S. 15–34.

Dijksterhuis, A. (2010). *Das kluge Unbewusste. Denken mit Gefühl und Intuition*. Stuttgart: Klett Cotta.

Dornes M. (2015). *Der kompetente Säugling. Die präverbale Entwicklung des Menschen.* Frankfurt a.M.: Fischer.

Dorst, B. & Vogel, R. P. (Hrsg.) (2014). *Aktive Imagination: Schöpferisch leben aus inneren Bildern.* Stuttgart: Kohlhammer.

Dulz, B. (2009). Borderline-Störungen und Sexualität. *Metropole*, 19, S. 712–715.

Eibl-Eibesfeld I. (1970). *Liebe und Hass. Zur Naturgeschichte elementarer Verhaltensweisen.* München: Piper.

Epstein S. (1983). The unconscious, the preconscious, and the self-concept. In: J. Suls & A. Greenwald (Eds.): *Psychological perspectives on the self.* Hillsdale, NJ: Lawrence Erlbaum.

Ferenczi, S. (1982). Die Elastizität der psychoanalytischen Technik. In: S. Ferenczi, *Schriften zur Psychoanalyse.* Fischer: Frankfurt a.M. Ursprünglich veröffentlicht 1927/1928.

Fiedler P (2007). *Persönlichkeitsstörungen*. Weinheim: Beltz.

Fiedler, P. & Herpertz, S. C. (2008). *Persönlichkeitsstörungen.* Weinheim: Beltz.

Fleckenstein, M., Fleckenstein-Herr, M. Leiberg, S., Lüddeckens, T. & Breit, W. (2020). *Mit Stolz aus der Abhängigkeit. Leistungssensible Suchttherapie nach Fleckenstein und Fleckenstein-Heer*. Stuttgart: Schattauer.

Fletcher, G. J. O., Simpson, J. A., Campell, L. & Overall, N. C. (2015). Pair-bonding, romantic love, and evolution. The curious case of Homo sapiens. *Perspectives on psychological science*, 10(1), S. 20–36.

Foerster H. v. (1992). Entdecken oder Erfinden. Wie lässt sich Verstehen verstehen? In: H. Gumin, H. Mayer (Hrsg.): *Einführung in den Konstruktivismus*. München: Piper, S. 41–88.

Fonagy, P. & Target, M. (2006): *Psychoanalyse und die Psychopathologie der Entwicklung.* Stuttgart: Klett-Cotta.

Fonagy, P. (2009). Soziale Entwicklung unter dem Blickwinkel der Mentalisierung. In: J. G. Allen Fonagy (Hrsg.): *Mentalisierungsgestützte Therapie. Das MPT Handbuch-Konzepte und Praxis*. Stuttgart: Klett-Cotta, S. 89–152.

Franklin, Eric (2011). *Locker sein macht stark. Wie wir durch Vorstellungskraft beweglich werden*. München: Kösel.

Frederikson, B. L. (1998). What good are positive emotions? *Review of General Psychology*, 2, S. 300–319.

Freund, H. & Lehr, D. (2020). *Dankbarkeit in der Psychotherapie. Ressource und Herausforderung*. Göttingen: Hogrefe.

Fritzsche, K. & Hartman, W. (2019). *Einführung in die Ego-State-Therapie*. Heidelberg: Carl-Auer-Verlag

Fritzsche, K. (2014). *Praxis der Ego-State-Therapie*. Heidelberg: Carl-Auer-Verlag.

Fuchs, C. & Holzner, F. (2005). *Kunst als komplexes, dynamisches System. Selbstorganisation der Informationsgesellschaft*, Wolfgang Hofkirchner, Hrsg. Verfügbar bei SSRN: ↗ https://ssrn.com/abstract=707144. Letzter Zugriff 03.04.20

Fuchs, T. (2003). *Non-verbale Kommunikation: Phänomenologische, entwicklungspsychologische und therapeutische Aspekte*. URL: ↗ https://www.klinikum.uni-heidelberg.de/fileadmin/zpm/psychatrie/pdf/non_verbal.pdf Abruf am 21.09.2020

Fuchs, W. (2010). Achtsamkeitsbasierte Gestaltung der Sexualität in Paarbeziehungen. Ein Lernprogramm für Paare. *VPP, Verhaltenstherapie und Psychosoziale Praxis*. 42, S. 925–932.

Gahleitner, S. B. (2019). *Professionelle Beziehungsgestaltung in der psychosozialen Arbeit und Beratung*. Tübingen: DGVT.

Geissler, P. (2014). Intersubjektivität in der Körperpsychotherapie. In: Potthoff, P., Wollnik, S. (Hrsg.): *Die Begegnung der Subjekte. Die intersubjektiv-relationale Perspektive in Psychoanalyse und Psychotherapie*. Gießen: Psychosozial-Verlag.

George, C., Kaplan, N., & Main, M. (2016). Adult Attachment Interview. In: G. Gloger-Tippelt (Hrsg.) *Bindungen im Erwachsenenalter*. Bern: Hogrefe, S. 419–440.

Gloger Tippelt, G. (Hrsg.) (2016). *Bindungen im Erwachsenenalter*. Bern: Hogrefe.

Gottman, J. (1995). *Glücklich verheiratet?* München: Heyne.

Gottman, J. M. & Silver, N. (2014). *Die Vermessung der Liebe. Vertrauen und Betrug in Paarbeziehungen*. Stuttgart: Klett-Cotta.

Gottman, J. M. (1994). *What predicts divorce*? Hillsdale, NJ: Erlbaum.

Grawe K. (1995). Grundriss einer Allgemeinen Psychotherapie. *Psychotherapeut*, 40, S. 130–145.

Grawe K. (2000). *Psychologische Therapie*. Göttingen: Hogrefe

Grawe K. (2004). *Neuropsychotherapie*. Göttingen: Hogrefe.

Grawe K., Donati R. & Bernauer F. (1994). *Psychotherapie im Wandel, Von der Konfession zur Profession*. Göttingen: Hogrefe.

Grawe, K. (1987). Psychotherapie als Entwicklungsstimulation von Schemata – ein Prozess mit nicht voraussehbarem Ausgang. In: F. M. Caspar (Hrsg.): *Problemanalyse in der Psychotherapie*. Tübingen: DGVT, S. 72–87.

Grawe, K. (1996). Klärung und Bewältigung: Zum Verhältnis der beiden wichtigsten therapeutischen Wirkprinzipien. In: H. Reinecker & D. Schmelzer (Hrsg.): *Verhaltenstherapie, Selbstregulation, Selbstmanagement*. Göttingen: Hogrefe, S. 49–74.

Greenberg, L. S. (2011). *Emotionsfokussierte Therapie*. München: Reinhardt.

Grimmer, B. & Neukom, M. (2010). Coaching und Psychotherapie: Grenzen und Gemeinsamkeiten. *Coaching Magazin* 3, S. 44–48.

Grossmann K. & Grossmann K.E. (2012). *Bindungen – das Gefüge psychischer Sicherheit.* Stuttgart: Klett-Cotta.

Grossmann, K. (2002). Praktische Anwendungen der Bindungstheorie. In: M. Endres & S. Hauser (Hrsg.), *Bindungstheorie in der Psychotherapie.* München: Reinhard, S. 54–80.

Gruber, F. (2002). Empathisches Menschsein. Eine Skizze zur theologischen Anthropologie. *Theologisch-Praktische Quartalschrift* 150, 4, S. 381–392.

Grüne Liste Prävention (2016). „Communities That Care – CTC". Landespräventionsrat Niedersachsen (LPR) Niedersächsisches Justizministerium. ↗ https://www.gruene-liste-praevention.de/nano.cms/datenbank/programm/96?a=partnerschule (Aufruf 18.11.20)

Grünewald-Zemsch, G. (2019). *Thinking under fire. Die psychoanalytische Ausbildungssupervision.* Gießen: Psychosozial-Verlag.

Hahlweg K. (1996). *Fragebögen zur Partnerschaftsdiagnostik (FPD).* Göttingen: Hogrefe.

Hahlweg K. (2016). *FPD Fragebogen zur Partnerschaftsdiagnostik. 2., neu normierte und erweiterte Auflage.* Göttingen: Hogrefe.

Hahlweg, K. & Kaiser, A. (2018). Kommunikations- und Problemlösetraining. In: J. Margraf & S. Schneider (Hrsg.): *Lehrbuch der Verhaltenstherapie.* Band 1. Berlin: Springer, S. 487–498.

Hahlweg, K. & Markmann, H.J. (1988). Effectiveness of behavioral marital therapy: Empirical status of behavioral techniques in preventing and alleviating marital distress. *Journal of Consulting and Clinical Psychology*, 56, S. 440–447.

Haken H. (2014). *Synergetik.* Berlin: Springer.

Halbfas, H. (2018). *Kurskorrektur. Wie das Christentum sich ändern muss, damit es bleibt. Eine Streitschrift.* Ostfildern: Patmos.

Hantke, L. & Görges H.J. (2012). *Handbuch Traumakompetenz. Basiswissen für Therapie, Beratung und Pädagogik.* Paderborn: Junfermann.

Hasler, G., (2019). *Die Darm-Hirn-Connection. Revolutionäres Wissen für unsere psychische und körperliche Gesundheit.* Stuttgart: Schattauer.

Hauke, G. (2013). *Strategisch behaviorale Therapie (SBT): Emotionale Überlebensstrategien – Werte – Embodiment.* Berlin: Springer.

Hausmann, B. Neddermeyer, R. (2011). *Bewegt sein. Integrative Bewegungs- und Leibtherapie. Erlebnisaktivierung und Persönlichkeitsentwicklung.* Wiesbaden: Reichert Verlag.

Heckhausen, H. (1989). Leistungsmotivation. In: H. Heckhausen (Hrsg.): *Motivation und Handeln* (2. Aufl.). Berlin, Heidelberg: Springer, S. 231–278.

Heidegger, M. (1977). *Sein und Zeit*, 1927, in: Gesamtausgabe, Band 2, Frankfurt/M: Vittorio Klostermann.

Helg, F. (1992). Begegnung und Kontakt. Der Einfluss Martin Bubers auf Fritz Perls und die Gestalttherapie. *Integrative Therapie 3.*

Herrigel, E. (1983). *Zen in der Kunst des Bogenschießens.* Bern: Scherz.

Hofer-Moser, O. (2018). *Leibtherapie. Eine neue Perspektive auf Körper und Seele.* Gießen: Psychosozial-Verlag.

Hofmann, H. (2010). Embodiment – Körpererfahrungen für Entwicklungsprozesse in der Paarberatung nutzen. *Verhaltenstherapie und Psychosoziale Praxis,* 42, S. 919–924.

Höhmann-Kost, A. (Hrsg.). (2018). *Integrative Leib- und Bewegungstherapie (IBT). Theorie und Praxis.* Bern: Hogrefe.

Holmes, E.A. & Mathwes, A. (2010). Mental imagery in emotion and emotional disorders. *Clinical Psychology Review,* 30, S. 349–362.

Horn, A.B., Mehl, M.R., & Grosse Deters, F. (2015). Expressives Schreiben und Immunaktivität – gesundheitsfördernde Aspekte der Selbstöffnung. In: Schubert C. (Hrsg.): *Psychoneuroimmunologie und Psychotherapie (2. Aufl.)*. Stuttgart: Schattauer, S. 245– 264.

Howe D. (2015). *Bindung über die Lebensspanne*. Paderborn: Junfermann.

Hüther G. (2001). *Bedienungsanleitung für ein menschliches Gehirn*. Göttingen: Vandenhoeck & Ruprecht.

Hüther, G. (2018). *Würde – Was uns stark macht als Einzelne und als Gesellschaft*. München: Knaus.

Isaacs, W. (1999). *Dialogue. The Art of Thinking Together*. New York: Random House.

Isaacs, W. (2002). *Dialog als Kunst, gemeinsam zu denken*. Köln: EHP – Andreas Kohlhage.

Johnson, S. M. (2009). *Praxis der Emotionsfokussierten Paartherapie*. Paderborn: Junfermann.

Johnson, S. M. (2011). *Halt mich fest*. Paderborn: Junfermann.

Johnson, S. M. (2005). *Emotionally focused couple therapy with trauma survivors. Strengthening attachment bonds*. New York: Guilford Press.

Johnson, S. M. (2015). Emotionally focused couple therapy. In A. S. Gurman, J. L. Lebow & D. K. Snyder (Eds.): *Clinical handbook of couple therapy*. New York: Guilford Press, S. 97–128.

Kanfer, F. H., Reinecker, H. & Schmelzer, D. (2012). *Selbstmanagement-Therapie*. Berlin: Springer.

Kaufmann, J-C. (1994). *Schmutzige Wäsche. Zur ehelichen Konstruktion von Alltag*. Konstanz: Universitätsverlag.

Kern, Ernst (2014). *Personenzentrierte Körperpsychotherapie*. München: Reinhardt.

Keupp, H., Röhrle, B., (1987). *Soziale Netzwerke*. Frankfurt: Campus.

Keyes, C. L.M. (2007). Promoting and Protecting Mental Health as Flourishing. *American Psychologist, 62* (2), S. 95–108.

Kirn, T., Echelmeyer, L. & Engberding, M. (2015). Imagination im Anwendungsfeld der klinischen Psychologie und Psychotherapie. In: T. Kern, L. Echelmeyer & M. Engberding (Hrsg.): *Imagination in der Verhaltenstherapie* (2. Aufl.). Heidelberg: Springer, S. 3–16.

Klann N. & Hahlweg K. (1994): *Beratungsbegleitende Forschung – Evaluation von Vorgehensweisen in der Ehe-, Familien- und Lebensberatung und ihre spezifischen Auswirkungen*. Stuttgart: Kohlhammer.

Klann, N. & Scholl, E. (2017). Empirische Ergebnisse zu Bewältigungsstrategien von Paaren nach Verletzungen. In: von Tiedemann, F. (Hrsg.): *Versöhnungsprozesse in der Paartherapie*. Paderborn: Junfermann, S. 263–286.

Klann, N. (2002). *Institutionelle Beratung – ein erfolgreiches Angebot. Von den Beratungs- und Therapieschulen zur klientenorientierten Intervention*. Freiburg: Lambertus.

Klees, K. (2018). *Traumasensible Paartherapie: Mit dem Traum(a)-Haus-Konzept aus der Beziehungskrise*. Paderborn: Junfermann.

Kliem, S., Job, A., Kröger, C., Bodenmann, G., Ströbel-Richter, Y., Hahlweg, K. & Brähler, E. (2012). Entwicklung und Normierung einer Kurzform des Partnerschaftsfragebogens (PFB-K) an einer repräsentativen deutschen Stichprobe. *Zeitschrift für Klinische Psychologie und Psychotherapie,* 42, S. 81–89.

Knapp, M. (1999). *Glaube – Liebe – Ehe. Ein theologischer Versuch in schwieriger Zeit*. Würzburg: Echter.

Kossack, H-C. (2020). Hypnose. In: F. Petermann (Hrsg.): *Entspannungsverfahren – das Praxishandbuch*. Weinheim: Beltz.

Krause, F. & Storch, M. (2018). *Ressourcen aktivieren mit dem Unbewussten. Manual und ZRM-Bildkartei*. Göttingen: Hogrefe.

Kröger C. & Sanders R. (2002). Klärung und Bewältigung von Partnerschaftsstörungen in und mit Gruppen. Effektivität und Effizienz des paartherapeutischen Verfahrens Partnerschule. *Beratung Aktuell*, 4, S. 176–195.

Kröger, C. & Sanders, R. (2005). Paarberatung in und mit Gruppen – eine wirksame Intervention? *Zeitschrift für Klinische Psychologie und Psychotherapie*, 34, S. 47–53.

Kröger, C. & Sanders, R. (2018). Prävention psychischer Störungen durch paarorientierte Interventionen. In: B. Röhrle, D. Ebert & H. Christiansen (Hrsg.): *Prävention und Gesundheitsförderung. Band VI: Entwicklungen und Perspektiven.* Tübingen: DGVT, S. 365–390.

Kröger, C. & Sanders, R. (2019). Paare unterstützen – psychische Störungen verhindern?! Das Potential paarorientierter Interventionen zur Prävention psychischer Störungen. *Beratung Aktuell*, 20, S. 26–52.

Kröger, C. (2006). Evaluation. In: R. Sanders: *Beziehungsprobleme verstehen Partnerschaft lernen. Partnerschule als Kompetenztraining in Ehe und Familienberatung*. Paderborn: Junfermann. ↗ http://www.partnerschule.de/files/pdf_document/wirksamkeit_partnerschule2006.pdf (Zugriff 14.12.20).

Kröger, C., (2020). Was wirkt wirklich? Paar- und Familienberatung im Spiegel theoretischer Überlegungen und empirischer Befunde zur Wirksamkeit. In: Paare und Familien – Wirkungsvoll beraten! *INFO Informationsrundschreiben* Nr. 237. München: DAJEB. ↗ https://www.dajeb.de/publikationen/informationsrundschreiben. (14.12.20), S. 7–23.

Kröger, C., Hahlweg, K. & Klann, N. (2007). Welche Auswirkungen hat Ehe- und Paarberatung auf die Sexualität und die sexuelle Zufriedenheit? *Zeitschrift für Klinische Psychologie und Psychotherapie,* 36, S. 121–127.

Kuhl, J. (2001). *Motivation und Persönlichkeit, Interaktionen psychischer Systeme*. Göttingen: Hogrefe.

Laban, R. (1988). *Der moderne Ausdruckstanz in der Erziehung. Eine Einführung in die kreative tänzerische Bewegung als Mittel zur Entfaltung der Persönlichkeit.* Wilhelmshaven: Florian Noetzel.

Lang, H. (2011). *Die strukturale Triade und die Entstehung früher Störungen*. Stuttgart: Klett-Cotta.

Langer, SK. (1942). *Philosophy in a New Key: A Study and Symbolism of Reason, Right and Art.* Cambridge MA: Harvard University Press.

Lenz, K. & Nestmann, F. (2009). Persönliche Beziehungen – eine Einleitung. In: K. Lenz & F. Nestmann (Hrsg.): *Handbuch Persönliche Beziehungen*. Weinheim: Juventa, S. 9–25.

Lévinas, E. (2012). *Die Spur des Anderen: Untersuchungen zur Phänomenologie und Sozialphilosophie*. Freiburg: Alber.

Levine, P. (2012). *Sprache ohne Worte*. München: Kösel.

Lissy-Honegger, R. (2015). Paare in Bewegung. Körperarbeit in der Partnerschule. *Beratung Aktuell*,16, S. 27–60.

Lissy-Honegger, R. (2015). *Paare in Bewegung. Körperarbeit in der Partnerschule*. Masterarbeit. Karl-Franzens-Universität Graz. ↗ http://www.partnerschule.de/bewegung.pdf

Lorenzer, A. (1983). Szenisches Verstehen. Zur Erkenntnis des Unbewussten. *Psyche* 37, S. 97–115.

Löwen, B. (2016). *Die Bedeutung von Autonomie und Verbundenheit für gelingende, lebenslange Partnerschaft.* Masterarbeit Kath. Hochschule NRW, Abt. Paderborn. ↗ https://partnerschule.de/autonomie.pdf (14.12.20).

Magistretti, C. (2019). *Salutogenese kennen und verstehen. Konzept, Stellenwert, Forschung und praktische Anwendung*. Bern: Hogrefe.

MAIER, S. F. & SELIGMANN, M. E. (1976): Learned helplessness. Theory and evidence. *Journal of Experimental Psychology; General,* 105, S. 3–46.

MAIN, M. (1995). Desorganisation im Bindungsverhalten. In: Spangler, G. & Zimmermann, P. (Hrsg.): *Die Bindungstheorie*. Stuttgart: Klett-Cotta.

MAIN, M. B. & GOLDWYN, R. (1969). *Adult Attachment Scoring and classification systems*. Unpublished manuscript. Berkeley, C.A: University of California.

MASS, R. & BAUER, R. (2016). *Lehrbuch Sexualtherapie*. Stuttgart: Klett-Cotta.

MELZER, H. (2018). *Scharfstellung: Die neue sexuelle Revolution*. Stuttgart: Klett-Cotta.

MERLEAU-PONTY, M. (1994). *Keime der Vernunft. Vorlesungen an der Sorbonne 1949–1952*. München: Wilhelm Fink.

MÜLLER, C. M. & ROLLNICK, S. (2015). *Motivierende Gesprächsführung*. Freiburg: Lambertus.

MÜLLER-POZZI, H. (1995). *Psychoanalytisches Denken. Eine Einführung*. Bern: Huber.

MÜLLER-SCHNEIDER, T. (2019). *Liebe, Glück und menschliche Natur. Eine biokulturelle Analyse der spätmodernen Paargesellschaft*. Gießen: Psychosozial-Verlag.

NAUER, D. (2010). *Seelsorge Sorge um die Seele*. Stuttgart: Kohlhammer.

NEISSER, U. (1996). *Kognition und Wirklichkeit*. Stuttgart: Klett-Cotta.

NESTMANN, F. (2008). Die Zukunft der Beratung in der Sozialen Arbeit. *Beratung Aktuell*, 9, S. 72–97.

NESTMANN, F., (1988). *Die alltäglichen Helfer*. Berlin: de Gruyter.

NEUMANN, E. & NAUMANN-LENZEN, M. (Hrsg.) (2017). *Psychodynamisches Denken und Handeln in der Psychotherapie. Eine intersubjektive und verfahrensübergreifende Sicht*. Gießen: Psychosozial-Verlag.

ORIGINES (1976). *Vier Bücher von den Prinzipien*. Herausgegeben von Herwig Görnemanns & Heinrich Karpp. Darmstadt: Wissenschaftliche Buchgesellschaft.

ORLINSKY, D. E., GRAWE, K. & PARKS, B. K. (1994): Process and outcome in psychotherapy. In: Bergin A. E. & Garfield S. L. (Hrsg.): *Handbook of psychotherapy and behavior change*, 4th ed. New York: Wiley.

PAPST FRANZISKUS (2016). *Amoris Laetitia – Freude der Liebe: Nachsynodales apostolisches Schreiben Amoris Laetitia über die Liebe in der Familie*. Freiburg: Herder.

PÁSZTOR, S. & GENS, K-D. (2004). *Ich höre was, das du nicht sagst. Gewaltfreie Kommunikation in Beziehungen*. Paderborn: Junfermann.

PAULI-POTT, U. & BADE, U. (2002). Bindung und Temperament. In: B. Strauß, A. Buchheim & H. Kächele (Hrsg.): *Klinische Bindungsforschung. Theorien, Methoden, Ergebnisse*. Stuttgart: Schattauer, S. 129–143.

PAULS, H. (2013a). Das biopsychosoziale Modell – Herkunft und Aktualität. *Resonanzen. E-Journal für biopsychosoziale Dialoge in Psychotherapie, Supervision und Beratung*. Bd. 1, Nr. 1: Biopsychosoziale Dialoge – ‚State of the Art', Entwicklungen und Perspektiven. ↗ https://www.resonanzen-journal.org/index.php/resonanzen/article/view/191 [9.12.2021].

PAULS, H. (2013b). *Klinische Sozialarbeit. Grundlagen und Methoden psycho-sozialer Behandlung*. Weinheim: Beltz Juventa.

PETERMANN, F., KUSS, M. & ULRICH, F. (2020). Imagination. In: F. Petermann (Hrsg.): *Entspannungsverfahren das Praxishandbuch*. Weinheim: Beltz.

PETZOLD, H. G. & ORTH, I. (1990). *Die neuen Kreativitätstheorien*. Paderborn: Junfermann.

PETZOLD, H. G. & SIEPER. J. (2012). Über sanfte Gefühle, Herzensregungen, „euthyme Erfahrungen" und „komplexe Achtsamkeit" in der Integrativen Therapie. *FPI Publikationen: POLYLOGE,* 28, S. 23– 42. ↗ https://www.fpi-publikation.de/polyloge/28-2012-petzold-h-sieper-j-2012e-ueber-sanfte-gefuehle-herzensregungen-euthyme-erfahrung (24.11.20).

Petzold, H. G. (1965–2019): Die Jahreszahlen beziehen sich auf Texte in der Gesamtbibliografie Hilarion G. Petzold, POLYLOGE 1/2014a, 1/2019a, ↗ http://www.fpi-publikation.de/polyloge/alle-ausgaben/index.php.

Petzold, H. G. (1990). *Integrative Bewegungs- und Leibtherapie*. Paderborn: Junfermann.

Petzold, H. G. (1993). *Integrative fokale Kurzzeittherapie (IFK) und Fokaldiagnostik – Prinzipien, Methoden, Techniken*, in: H. G. Petzold & J. Sieper (1993a, 1993b). ↗ https://www.fpi-publikation.de/artikel/textarchiv-h-g-petzold-et-al-/petzold-h-g-1993p-integrative-fokale-kurzzeittherapie-ifk-und-fokaldiagnostik.html (14.12.20).

Petzold, H. G. (1996). Diskurs und Ko-respondenz, der „Andere" – der Fremde und das Selbst. Tentative, grundsätzliche und persönliche Überlegungen für die Psychotherapie anlässlich des Todes von Emanuel Levinas (1906–1995). *Integrative Therapie* 2–3, S. 319–349.

Petzold, H. G. (2003). *Integrative Therapie. Modelle, Theorien und Methoden einer schulenübergreifenden Psychotherapie*. Paderborn: Junfermann.

Petzold, H. G. (2009). Körper-Seele-Geist-Welt-Verhältnisse in der Integrativen Therapie. Der „Informierte Leib", das „psychophysische Problem" und die Praxis. *Psychologische Medizin* 20. Wien: Facultas Universitätsverlag, S. 20–33.

Petzold, H. G. (2012). Integrative Therapie – Transversalität zwischen Innovation und Vertiefung. Die „Vier Wege der Heilung und Förderung" und die „14 Wirkfaktoren" als Prinzipien gesundheitsbewusster und entwicklungsfördernder Lebensführung. Integrative Therapie, 8(3). Online verfügbar unter ↗ https://www.fpi-publikation.de/downloads/?doc=textarchiv-petzold_petzold-2012h-integrative-therapietransversalitaet-innovation-vertiefung-vier-wege-14-wirkfaktoren.pdf [letzter Zugriff am 06.01.2020].

Petzold, H. G., Ellerbrock, B. & Hömberg, R. (Hrsg.) (2019) *Die Neuen Naturtherapien. Handbuch der Garten-, Landschafts-, Wald- und Tiergestützten Therapie, Green Care und Green Meditation. Band I: Grundlagen – Garten- und Landschaftstherapie*. Bielefeld: Aisthesis.

Petzold, H. G., Leeser, B. & Klempnauer, E. (2017). *Wenn Sprache heilt: Handbuch für Poesie- und Bibliotherapie, Biographiearbeit und Kreatives Schreiben*. Festschrift für Ilse Orth. Bielefeld: Aisthesis.

Peyton S. (2019). *Selbstresonanz. Im Einklang mit sich und seinem Leben. Erkenntnisse aus Neurobiologie, GFK und Traumaforschung*. Paderborn: Junfermann.

Phillips, M. & Frederick, C. (2007). *Handbuch der Hypnotherapie bei posttraumatischen und dissoziativen Störungen*. Heidelberg: Carl-Auer-Verlag.

Plessner, H. (2003). *Conditio humana. Gesammelte Schriften VIII*. Frankfurt a. M.: Suhrkamp.

Plitt, H. (2020). *Mentalisierungskompetenz für Paare*. Gießen: Psychosozial-Verlag.

Porges, S. W. (2010). *Die Polyvagal-Theorie. Neurophysiologische Grundlagen der Therapie. Emotionen, Bindung, Kommunikation & ihre Entstehung*. Paderborn: Junfermann.

Powers, W. T. (1973). *Behavior: the control of perception*. New York: Aldine.

Preuss, S. (1995). *Ökopsychosomatik. Umweltbelastungen und psychovegetative Beschwerden*. Heidelberg: Asanger.

Rahm, D. & Meggyesy, S. (Hrsg.) (2019). *Somatische Erfahrungen in der psychotherapeutischen und körpertherapeutischen Traumabehandlung. Wie wir durch heilsame Begegnungsprozesse lernen können, unsere Nervensysteme zu regulieren und uns wieder sicher und aufgehoben zu fühlen. Der Einfluss der Neurobiologie auf unser Sein und Heilen*. Lichtenau: G. P. Probst.

Reinelt, T. (1996). Spüren – Fühlen – Denken. Entwicklungspsychologische Anmerkungen zur Prophylaxe, Psychotherapie und Rehabilitation. In: R. Hutterer-Krisch, V. Pfersmann & I. S. Farag, (Hrsg.): *Psychotherapie, Lebensqualität und Prophylaxe. Beiträge zur Gesundheitsvorsorge in Gesellschaftspolitik, Arbeitswelt und beim Individuum*. Wien: Springer.

Renggli, F. (2018). *Früheste Erfahrungen – ein Schlüssel zum Leben. Wie unsere Traumata aus Schwangerschaft und Geburt ausheilen können.* Gießen: Psychosozial-Verlag.

Revensdorf, D. & Freudenfeld, E. (2016). Hypnose in der Paar- und Sexualtherapie. In: Maß, R. & Bauer, R. (Hrsg.): *Lehrbuch Sexualtherapie.* Stuttgart: Klett-Cotta.

Riggs, S. A. (2017). Der Zyklus des emotionalen Missbrauchs im Bindungsnetzwerk. In: Brisch (Hrsg.): *Bindung und emotionale Gewalt.* Stuttgart: Klett-Cotta.

Roediger, E. (2016). *Praxis der Schematherapie. Grundlagen – Anwendungen – Perspektiven.* Stuttgart: Schattauer.

Roediger, E. (2018). *Was ist Schematherapie? Eine Einführung in Grundlagen, Modell und Anwendung.* Paderborn: Junfermann.

Roesler, C. & Sanders, R. (2010). Die Konzeptualisierung der Paarbeziehung als Bindung in der Emotionsfokussierenden Paartherapie (EFT) und die Vorhersage ihrer Entwicklung anhand des Paarinterviews zur Beziehungsgeschichte. Eine Pilotstudie. *Verhaltenstherapie und Psychosoziale Praxis.* 4, S. 943 –956.

Roesler, C. (2019). Die Wirksamkeit von Paarberatung in Deutschland: Ein Überblick über die Wirkungsforschung und Ergebnisse einer aktuellen bundesweiten Studie. *Beratung Aktuell,* 20, Nr. 2, S. 4–25.

Rosa, H. (2019). *Resonanz. Eine Soziologie der Weltbeziehung.* Berlin: Suhrkamp.

Roth, G. & Ryba, A. (2016). *Coaching, Beratung und Gehirn. Neurobiologische Grundlagen wirksamer Veränderungskonzepte.* Stuttgart: Klett-Cotta.

Roth, G. & Strüber, N. (2017). *Wie Gehirn die Seele macht.* Stuttgart: Klett-Cotta.

Roth, G. (2019). *Warum es so schwierig ist, sich und andere zu ändern. Persönlichkeit, Entscheidung und Verhalten.* Stuttgart: Klett-Cotta.

Rüsch, N., Angermeyer, M. C. & Corrigan, P. W. (2005). Mental illness stigma: Concepts consequences, and initiatives to reduce stigma. *European Psychiatry,* 20, S. 529–539.

Russell, J. (1975). *Creative dance in the primary school.* Plymouth: Macdonald & Evans Ltd.

Ryba, A. (2018). *Die Rolle unbewusster und vorbewusst-intuitiver Prozesse im Coaching.* Göttingen: Vandenhoeck & Ruprecht.

Sachse, R. (2019). *Persönlichkeitsstörungen. Leitfaden für die psychologische Psychotherapie.* 3., aktualis., erw. Ausg. Göttingen: Hogrefe.

Sachsse, U. (2009). *Traumazentrierte Psychotherapie: Kritik, Klinik und Praxis.* Stuttgart: Schattauer.

Sanders, R. & Kröger, C. (2013). Die Partnerschule als schematherapeutisch orientierter und emotionsfokussierender Beratungsansatz für Paare. *Beratung Aktuell.* 14 (1), S. 20–44.

Sanders, R. (1997). *Integrative Paartherapie. Grundlagen – Praxeologie – Evaluation. Eine pädagogische Intervention zur Förderung der Beziehung von Frau und Mann als Partner.* Frankfurt: Peter Lang.

Sanders, R. (2004). Die Beziehung zwischen Ratsuchendem und Berater. In F. Nestmann, F. Engel & U. Sickendiek (Hrsg.): *Das Handbuch der Beratung. Band 2: Ansätze, Methoden und Felder.* Tübingen: DGVT, S. 797–809.

Sanders, R. (2009). Ehe und Beziehungstraining. In: K. Lenz & F. Nestmann (Hrsg.): *Handbuch Persönliche Beziehungen.* Weinheim: Juventa, S. 879–900.

Sanders, R. (2013). *Kinder als implizite Zeugen der Ehetherapie ihrer Eltern.* In B. Röhrle & H. Christiansen (Hrsg.): *Prävention und Gesundheitsförderung Bd. V, Hilfen für Kinder in schwierigen Situationen.* Tübingen: DGVT (Nachdruck und kostenloser Download in *Beratung Aktuell* 2/2013).

Sanders, R. (2015). Eheberatung – Gefährtenschaft im Abenteuerland. Die Partnerschule als bindungsbasierte Paar- & Eheberatung. *Beratung Aktuell*, 16 (1), S. 13–25.

Sanders, R. (2017a). Abschied vom Dampfkessel-Modell. Bindungsorientierte und achtsamkeitsbasierte Sexualtherapie. *Beratung Aktuell, 18 (2)*, S. 16–34.

Sanders, R. (2017b). Destruktive Muster in Paarbeziehungen. Erkennen, Verstehen, Intervenieren. In: DAJEB (Hrsg.): Das Tabu in der Beratung – das Fremde in uns. *Informationsrundschreiben 234*, S. 50–63. ↗ https://www.dajeb.de/publikationen/informationsrundschreiben (14.12.20).

Sanders, R. (2018). Empowerment – Hilfe zur Selbsthilfe – in der Ehe- und Familienberatung am Beispiel des „Netzwerk Partnerschule e.V. *Beratung Aktuell* 1, S. 35–51.

Sanders, R. (2019a). Partnerschule – Fokale Kurzzeittherapie für Paare im Integrativen Verfahren. *POLYLOGE* 21. ↗ https://www.fpi-publikation.de/polyloge/21-2019-sanders-r-partnerschule-fokale-kurzzeittherapie-fuer-paare-im-integrativen-verfahren.

Sanders, R. (2019b). Integration – Eine Schlüsselkompetenz zur Fülle des Lebens. *Beratung als Profession*, 3, S. 2–4. ↗ https://www.dajeb.de/publikationen/online-zeitung (13.12.20).

Sanders, R. (2020). Willkommenskultur – der Türöffner für gelungene Beratungsprozesse. *Beratung als Profession* 4. ↗ https://www.dajeb.de/publikationen/online-zeitung (13.12.20)

Sassmann, H. & Klann, N. (2002). *Es ist besser das Schwimmen zu lehren, als Rettungsringe zu verteilen. Beratungsstellen als Seismografen für Veränderungen in der Gesellschaft*. Freiburg: Lambertus.

Sassmann, H. & Klann, N. (2004). Wünsche der Ratsuchenden und Erfahrungen von BeraterInnen als Orientierung für eine bedarfsgerechte Planung. *Beratung Aktuell*, 5, S. 151–164.

Sassmann, H. (2001). *Die Beziehungsgeschichte: Das ewig gleiche Lied – oder der kleine Unterschied?* Münster: Verlag für Psychotherapie.

Sassmann, H. (2010). Diagnostik in der Paarberatung: Ein Interview zur Beziehungsgeschichte (PIB). *Beratung Aktuell*, 11, S. 26–39.

Schellenbaum, P. (2006). *Das Nein in der Liebe: Abgrenzung und Hingabe in der erotischen Beziehung*. München: dtv.

Scheuerle, H. J. (2016). *Das Gehirn ist nicht einsam. Resonanzen zwischen Gehirn, Leib und Umwelt*. Stuttgart: Kohlhammer.

Schiepek, G., Eckert,H. & Kravanja, B., (2013). *Grundlagen systemische Therapie und Beratung. Psychotherapie als Förderung von Selbstorganisationsprozessen*. Göttingen: Hogrefe.

Schipperges, H. (1986). Der Arzt als Pädagoge. *Integrative Therapie* 4.

Schmid, W. (2010). *Die Liebe neu erfinden*. Berlin: Suhrkamp.

Schmidt, G. (2014). *Das neue Der, Die, Das. Über die Modernisierung des Sexuellen*. Stuttgart: Klett-Cotta.

Schnarch, D. (2011). *Intimität und Verlangen*. Stuttgart: Klett-Cotta

Schnarch, D. (2012). Schlechter Sex ist ein Segen. ↗ https://www.zeit.de/lebensart/partnerschaft/2012-05/schnarch-partnerschaft-sexualitaet/komplettansicht.

Schockenhoff, E. (2019). Vortrag auf dem Studientag „Die Frage nach der Zäsur. Studientag zu übergreifenden Fragen, die sich gegenwärtig stellen", zur Frühjahrs-Vollversammlung der Deutschen Bischofskonferenz am 13. März 2019 in Lingen: Pressemitteilungen der Deutschen Bischofskonferenz vom 13.03.2019, S. 4; Internetfundstelle: ↗ https://www.dbk.de/presse/aktuelles/meldung/studientag-zum-thema-die-frage-nach-der-zaesur-zu-uebergreifenden-fragen-die-sich-gegenwaertig-stel (14.12.20).

SCHUBERT, C. (2018). Bewusstwerden als Heilung – die Wirkung künstlerischen Tuns auf das Immunsystem. In: von Spreti, F.,Martius, P. &Steger, F. (Hrsg.): *KunstTherapie. Wirkung – Handwerk – Praxis.* Stuttgart: Schattauer.

SELIGMAN, M. E. P. (2005). *Der Glücks-Faktor. Warum Optimisten länger leben.* Köln: Bastei-Lübbe.

SELIGMAN, M. E.P. (2010). *Erlernte Hilflosigkeit.* Weinheim: Beltz.

SHOTTER, J. (2015). On being dialogical: An etics of "attunement". *Context,*137, S. 8–11.

SIEGELE, F. (2018). Budotherapie. Kampfkunst in der integrativen Leib- und Bewegungstherapie. In: A. Höhmann-Kost (Hrsg.): *Integrative Leib- und Bewegungstherapie (IBT). Theorie und Praxis.* Bern: Hogrefe, S. 145–154.

SIEPER, J. (1971). Kreativitätstraining in der Erwachsenenbildung – „art therapy" und „action methods", *Volkshochschule im Westen* 2, S. 220–221.

SLOWIK, S. (2018). *Prävention als Dimension der Ehepastoral. Kriterien einer wirksamen Ehevorbereitung und -begleitung am Beispiel des Beziehungs-Kompetenzen-Trainings Partnerschule.* Masterarbeit an der Ruhr-Universität Bochum. ↗ https://partnerschule.de/ehevorbereitung.pdf (14.12.20).

SNYDER, D. K., WILLS R. M. & GRADY-FLETCHER, A. (1991). Long-term effectiveness of behavioral versus insight-oriented marital therapy, A 4-year follow-up-study, *Journal of Consulting and Clinical Psychology,* 59, S. 138–141.

SÖLLE, D. (1976). *Die Hinreise.* Stuttgart: Kreuz.

SPITZER, M. (2018). *Einsamkeit, die unerkannte Krankheit.* München: Droemer.

SPITZER, M. (2019). *Die Smartphone-Epidemie. Gefahren für Gesundheit, Bildung und Gesellschaft.* Stuttgart: Klett-Cotta.

STAAS, C. (2019). Im Glashaus. *DIE ZEIT,* Nr. 20, 9.5.2019, S. 20 f.

STAVEMANN, H. H. (2015). *Sokratische Gesprächsführung in Therapie und Beratung: Eine Anleitung für Psychotherapeuten, Berater und Seelsorger.* Weinheim: Beltz.

STAVEMANN, H. H. (2018). *Im Gefühlsdschungel: Emotionale Krisen verstehen und bewältigen.* Weinheim: Beltz.

STERNBERGER, D. (1983). *Über den Tod.* Berlin: Insel.

STORCH, M. (2011). *Das Geheimnis kluger Entscheidungen. Von Bauchgefühl und Körpersignalen.* München: Piper.

STORCH, M. & TSCHACHER, W. (2015). *Embodied Communication. Kommunikation beginnt im Körper, nicht im Kopf.* Göttingen: Hogrefe.

STORCH, M., CANTIENI, B., HÜTHER, G. & TSCHACHER, W. (2006). *Embodiment – die Wechselwirkungen von Körper und Psyche verstehen und nutzen.* Bern: Huber.

STRÜBER, N. (2016). *Die erste Bindung. Wie Eltern die Entwicklung des kindlichen Gehirns prägen.* Stuttgart: Klett-Cotta.

TAFLER, C. (2008). Die Bedeutung von Bewegung und Körpererfahrung in der therapeutischen Arbeit mit Klienten. *Beratung Aktuell* (9), S. 202–216.

TENBRINK, D. (2000). Musik als Möglichkeit zum Ausdruck und zur Transformation präverbaler Erlebnismuster. *Zeitschrift für Individualpsychologie,* 25, S. 243 –254.

THOMAS, E.-M. (2020). *Beziehungs-Tango. Wie wir unbewusst die Liebe sabotieren.* Bern: Hogrefe.

TRAUTMANN-VOIGT, S. & VOGT, B. (2020). *Grammatik der Körpersprache. Ein integratives Lehr- und Arbeitsbuch zum Embodiment.* Stuttgart: Schattauer.

VAAS, D. (2002). *Georg Simmel: Formale Soziologie. Die Form der Triade und die soziologische Bedeutung von Streit.* München: Grin.

Van der Kolk, B. (2015). *Verkörperter Schrecken. Traumaspuren im Gehirn, Geist und Körper und wie man sie heilen kann.* Lichtenau: G. P. Probst.

Vlamynck, A. (2019). *Klopfen für die Selbstwertstärkung. Wie Energetische Psychologie hilft.* Stuttgart: Klett-Cotta.

von Spreti, F., Martius, P. & Steger, F. (2018). *KunstTherapie. Wirkung – Handwerk – Praxis.* Stuttgart: Schattauer.

Vorgrimler, H (2000). *Neues theologisches Wörterbuch.* Freiburg: Herder.

Waibel, M. & Jakob-Krieger, C. (2009). *Integrative Bewegungstherapie. Störungsspezifische und ressourcenorientierte Praxis.* Stuttgart: Schattauer.

Wallin, D. J. (2016). *Bindung und Veränderung in der psychotherapeutischen Beziehung.* Lichtenau: G. P. Probst.

Wilbertz, N. (2003). Ehe-, Familien- und Lebensberatung – heimlicher Liebling von Kämmerern, Sozialpolitikern und Unternehmensmanagern? *Beratung Aktuell*, 4, S. 220–229.

Williams, L. A. & DeSteno, D. (2008). Pride and perseverance: the motivational role of Pride. *Journal of Personality and Social Psychology*, 94, S. 1007–1017.

Winterhoff, M. (2015). *Mythos Überforderung. Was wir gewinnen, wenn wir uns erwachsen verhalten.* Gütersloh: Gütersloher Verlagshaus.

Witt, A., Sachser, C., Plener, P. L., Brähler, E. & Fegert, J. M. (2019). Prävalenz und Folgen belastender Kindheitserlebnisse in der deutschen Bevölkerung. *Deutsches. Ärzteblatt* 116, S. 635–642.

Witt, M. (2020). Vom langen Weg zur kindeswohlorientierten Gleichberechtigung in der Erziehung. *Beratung Aktuell* (21), S. 4–35.

Wunsch, A. (2013). *Die Verwöhnungsfalle: Für eine Erziehung zu mehr Eigenverantwortlichkeit.* München: Kösel.

Wurmser, L. (2017). *Die Maske der Scham. Psychoanalyse von Schamaffekten und Schamkonflikten* (7. Aufl.). Hohenwarsleben: Westarp Science.

Young, E. Y. & Klosko, J. N. (2006). *Sein Leben neu erfinden. Wie Sie Lebensfallen meistern.* Paderborn: Junfermann.

Zeifman, D. M. & Hazan, C. (2016). Pair bonds as attachments. In: J. Cassidiy & P. R. Shaver (Hrsg.): *Handbook of attachment. Theory, research, and clinical applications.* New York: Guilford Press, S. 416–434.

Zilbergeld, B. (1994). *Die neue Sexualität der Männer.* Tübingen: DGVT.

Index

Informationen zur Fortbildung, zu paartherapeutischen Seminaren und Veröffentlichungen finden Sie unter

↗ **http://www.partnerschule.eu**